中醫藥教材 01 (CG01)

中藥概論

中國醫藥大學
藥學博士 李昭瑩 編著
Edited by Chao-Ying Lee, Ph. D.

文興印刷事業有限公司
Published by Wenhsin Print

⊙ 目 錄 ⊙

總論

⊙ 目 錄 ⊙

各論

作者序

中藥歷經數千年的淬鍊，博大精深。儘管西方藥學迅速崛起，並取代世界大多數國家的民族藥學，但中藥學仍能屹立不搖，為當今世界所重視，顯示出其堅實的臨床基礎和確切療效，確有其獨到之處。

著者有感於現今社會到處充斥中藥，如藥膳、健康食品等等，其氾濫可想而知，為使之有正確之概念，再加上莘莘學子對艱深的古文無法理解，一直視研讀中藥學為畏途。為使修習學生等能早日融入中藥領域，數十年來積極蒐集正確、易懂又有趣味性的中藥相關入門的科目內容，有系統地整理而集結成本書。

中醫使用中藥的目的就是要恢復各種不良因素導致身體的陰陽平衡失調。其治療的基本原則是虛者補之，實者瀉之，熱者寒之，寒者熱之。用之得當，能達到防病和治病的作用，用之不當，輕者無效，重者會產生相反作用，如洗腎、換肝病人等等。

中藥畢竟也是藥，它不同於一般食品那麼平和，適當用之即為藥，反之是為毒，我們需要認清身體的偏性，然後使用合適的中藥來調節身體平衡的偏差。準備應用中藥及其相關製品來治病或保健的朋友，能事先諮詢中醫師或藥師等專業人士會更穩當一些。

本書概略分為兩部分，前半部為介紹中藥基本知識，從中藥的起源、栽培、分類、四氣五味的中醫理論，到中藥的配伍、炮製、應用、鑑定、藥理、副作用、相關法規，並提供一般民間有關中藥的小故事、俚語，提高研讀的趣味性幫助記憶。後半部則為中藥材的分類及其略述，提供修習學生對中藥有鮮明的初步認識。

本書適合對中藥有興趣的同好研讀，或在茶餘飯後稍相關作翻閱，亦可當作醫藥相關科系學生學習中醫藥的入門書籍，內容深入淺出、易學易懂，必能奠定學習者未來研讀中醫藥的基礎。而本書成書雖已詳加校正，但難免有遺漏疏忽之處，還望各界先進不吝給予批評指正，以供未來修訂之參考。

中國醫藥大學藥學系副教授

李昭瑩 謹誌 2017/ 1/15

總　論
§ 第一章 中藥的起源及發展

第一節　緒言

一、藥物

凡能治療、預防，甚至是診斷疾病的物質，統稱之。

二、民間藥

1.人們經長期與自然、疾病纏鬥中，逐步認識和發現者。

2.民間地方習用，性能了解得不十分確切，而尚未為本草所收載的植物、動物及礦物藥材。

3.例如：臺灣的牛樟芝。

三、中藥

1.由民間藥發展起來，並經過大量歷史的事實和實地調查材料證明者，而為中醫師習慣使用的藥物。

2.中國普遍長期習用，性能了解得比較確切，而為歷代本草所收載的植物、動物及礦物藥材。

3.例如：穿心蓮便是在長期使用中，發現其在抗菌、消炎與治療老年慢性支氣管炎等方面療效顯著，而逐漸從不見「經、傳」的民間草藥中，發掘出來的。

中藥的應用充分反映了中國歷史、文化、自然資源等方面的若干特點，有著獨特的理論體系和應用形式，所以古代相沿把藥學稱之為"本草學"。而"本草學"也相對應地稱為"中藥學"或"中草藥學"。"中草藥學"就是專門介紹各種中藥的採製、性能、功效及應用方法等知識的一門學科。

四、中藥材

未經精製的中藥習慣上稱為"中藥材"。即中醫歷年來所用的藥物，習稱為"藥材"，絕大多數的藥材是國產品，只有極少數是進口的藥材。因此，這些經祖先長期以來擇取、流傳、使用的藥物，人們習慣上常稱之為中藥、國藥或藥材，而鄰國則多以漢藥和東洋藥稱之，以利與西方醫藥作一區別。

中藥的來源主要包括：植物藥、動物藥和礦物藥三大類，其中以植物藥佔極大多數，使用也較普遍。

廣義的中藥包括了藥材及其製劑～丸、散、膏、丹、湯、露以及現在通用的浸膏劑、顆粒劑和注射劑等；狹義的中藥則僅指中國藥材而言。

近來由於藥學科學研究的進步，以及人類追求迅速療效和便利性等多重因素的刺激，中藥漸漸走向「科學中藥」之途，亦即是提煉、利用傳統藥材中的有效成分以製成濃縮顆粒劑。但是不論其劑型如何改變，或其取得方式如何改進，中藥最初仍導源於自然物，並且也是從其中得到蛻變的。

五、科學中藥

所謂科學中藥即是濃縮中藥。它利用中藥原藥材先煎出藥汁，藥汁再依照比例濃縮，濃縮後的藥汁再加入賦形劑，而做成粉末或膠囊顆粒。所以它的成分與煎劑（水藥、藥帖）是相同的，但是它有服用方便、使用量小、無需花時間煎煮及藥效快等優點，是最合乎現代人要求的。

六、成藥、指示藥、處方藥的分別

臺灣藥品分「成藥」、「指示藥」、「處方藥」三級。

1.凡藥品藥性弱，不需要經醫師或藥事人員指示使用者，皆是成藥，如：綠油精、面速力達姆等。

成藥即因其藥效緩和，無蓄積性，耐久儲存，使用簡便，且具有效能、用法、用量、成藥許可證字號等的明顯標示，所以使用上不需經過醫師或藥事人員指示，就可用來治療疾病。民眾可於一般社區藥局或藥品販賣業中自由取得，依說明書上的用法、用量而正確服用。

2.凡藥品藥性溫和，由醫師或藥事人員（藥師、藥劑生）推薦使用，並指示用法，即為指示藥，如：保力達、維士比、香港腳藥膏等。

指示藥只能於藥局或藥事人員執業的處所內，經醫藥專業人士指導下，才可購得。雖然不需要處方箋，但使用不當，仍不能達到預期療效，所以民眾於備用時，仍要切記詢問專業人員的指示與說明。

3.凡使用過程需由醫師加強觀察，有必要由醫師開立處方，再由藥局藥事人員確認無誤後，調配之藥，稱處方藥。

家庭常備藥中常見的有感冒藥、解熱鎮痛藥、胃腸藥、外用藥、營養劑等，多屬於指示藥或成藥。

將藥品分級是世界潮流，就如同轉診制度的精神～大病看大醫院，小病看小醫院。處方藥是用來治療需要醫師診斷，也需要醫師持續觀察治療過程的病，成藥是用來治療可以自我判斷、自我處理的小問題。這樣的做法，可以避免浪費醫療資源，讓醫院的專業人員能夠花更足夠的時間去照顧更病重的人。同時，也減少保險費用的浪費，不讓全民健康保險的保險費無止盡地提高。

「預防勝於治療」對於藥物引起肝損害最貼切，消極面來說應避免使用不必要的藥物，積極面則是推廣正確的用藥觀念，必須使用可能引起肝毒性藥物時，先測肝功能，以作為劑量調整或評估肝功能的依據，並於使用期間定期監測肝功能。診斷一旦確定為藥物引起的肝損害，首先應立即停止懷疑的藥物，並採其他肝疾病之治療相同的支持療法。

國人雖是愛吃藥的民族，而且對於用藥之認識並不正確，藥物的不良反應更為大家漠視。藥物所致的肝毒性，原因很多，不但與藥物特質、劑量有關，更與遺傳因素息息相關，況且在肝病已成為我國「國病」的現況下，建立國人藥物不良反應通報系統實在是醫藥界當務之急。

第二節 中藥的起源

中國醫藥學是一個偉大的寶庫，而中藥是中醫的重要環節，它的發生與發展，有著極其悠久的歷史，在上古原始時代，人類為了生活，得向大自然尋覓食物，當時人類對動植物的認識缺乏，經常會誤食某些有毒的東西，而產生一些不良反應，如：引起嘔吐、腹瀉、昏迷等症狀，甚至死亡，從而使他們對食物的有毒、無毒有了初步的認識。

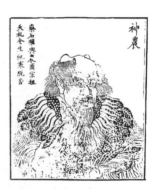

炎帝神農氏

如此不斷總結成功與失敗的經驗，經過長期的生產活動、生活經驗和早期醫療經驗的累積，逐步地熟悉並掌握有關物質的特性和效用，能加以辨別食物與毒物，後來當生病時，就會根據過去的經驗，試服某些動植物來解除病痛，如：便秘時即利用瀉藥，神昏時就用開竅藥。在經過實踐的證實，這些物質就成為治病之藥物。這即是中藥的起源，亦即為藥物知識的開端。

根據《淮南子‧修務訓》中云：“神農乃教民播種五穀......，嚐百草之滋味......，當此之時，一日而遇七十毒”；又如《史記‧補三皇本紀》有：“神農氏以赭鞭鞭草木，始嘗百草，始有醫藥”等的記載。可理解古代人類對藥物之知識是在“嘗”的過程中發現的，其實，神農氏可能非真有其人，應是無數世代先

民形象的概括。由此說明，先民的臨床實驗，為醫藥知識的真正泉源。

藥物知識是隨著文化的發展而增進的，當人類從採集、狩獵生活進入農業、畜牧時代後，人們在栽培植物與飼養動物過程中，認識了更多的植物藥與動物藥，擴大了藥物的來源和供應。採礦工業之發展，更促進了礦物藥的使用，如：朱砂、雄黃、石膏、滑石等，為利用開礦技術而採集的，冶金製鹽的發展，也促進了藥物加工的技術，如：食鹽、黃丹、樟腦等。同時在礦物藥的使用中，經配合煉丹術，又發明了如輕粉之藥物。因此，可說人類在生活中逐漸去開發及認識中藥。

第三節　中藥學的發展概況

中藥學是研究和闡述中藥"認"、"採"、"種"、"製"、"用"的科學。是在本草的基礎上發展起來的。據統計，從漢代到清代的這一千多年間，本草著作就有二百多種，其中較重要而有代表性的如下表：

	朝　代	出書時間	編者及書名	收載中藥
1	漢代（後漢時）	283 B.C.	神農氏（假托？）《神農本草經》	365 種
2	梁代（南北朝時）	536 A.D.	陶弘景《本草經集注》	730 種
3	唐代（顯慶 4 年）	659 A.D.	蘇敬等《新修本草》	844 種
4	宋代（元祐間）	1107 A.D.	唐慎微《經史證類備急本草》	1744 種
5	明代（萬曆 4 年）	1596 A.D.	李時珍《本草綱目》	1898 種
6	清代（乾隆 30 年）	1765 A.D.	趙學敏《本草綱目拾遺》	921 種
7	鴉片戰爭以後到民國時期		生藥學、藥用植物學	

第四節　歷代本草簡介

幾千年來，中草藥一直被中國人民用作防治疾病的主要工具，日漸積累寶貴的用藥知識，並形成一整套中藥理論體系。本草者，乃中國古代之藥書或為中國古代之藥學，茲謹將重要本草概述於後：

先秦時期，已有不少關於藥物的文字記載。

後漢時期，約於東漢末期（公元二世紀），我國第一部藥物專書"即為我國最早之本草典籍，亦是現存最早的藥學專著"成書，當推《神農本草經》，是漢以前藥學知識和經驗的總結。書中簡要而完備地記述了藥學的基本理論。本書或為漢人托神農之名而著，原書已佚，現有的各種版本是經明清以來的學者考訂、輯佚、整理而成。書中收載 365 種藥物的別名、藥性、功效，如：大黃瀉下、麻

黃定喘、當歸調經、常山抗瘧、海藻治癭等，均為根據治病經驗而得到的總結，其中植物藥 237 種，動物藥 65 種，礦物藥 43 種，其它 20 種。書中亦按照藥物作用（性能和功效）和毒性的不同，將藥物分為上、中、下三品，"上藥 120 種為君，主養命以應天，無毒，多服久服不傷人，欲輕身益氣，不老延年者，本上經。中藥 120 種為臣，主養性以應人，無毒有毒，斟酌其宜，欲遏病補虛羸者，本中經。下藥 125 種為佐使，主治病以應地，多毒不可久服，欲除寒熱邪氣，破積聚愈疾者，本下經。"此外，尚有序錄，敘述藥物學全盤之問題，如：三品之特性，君臣佐使之別，藥物之配伍，藥性氣味，調劑法則，毒藥之用法，疾病與藥性，服藥時間等，給我們提供了寶貴之研究資料，同時也奠定了我國藥學的基礎。其中，麻黃治喘、常山抗瘧、楝實驅蟲、大黃瀉下等，都是有價值的科學記錄。

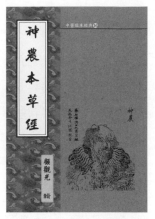

神農本草經（清・顧觀光／重輯版本；2006 年，文興出版事業有限公司／重刊）

隨著人類社會的發展，民間藥物的應用日趨廣泛。後漢三國間，名醫華佗的弟子吳普和李當之著有《吳普本草》和李當之《藥錄》， 但兩書已經失傳，僅能散見於後世各家本草中。

南北朝時期，雷斆著《炮炙論》敘述各種藥物通過適宜的炮炙，可以提高藥效，減輕毒性或烈性，從而發展了藥物加工技術。

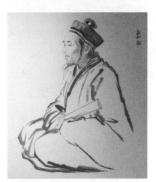

雷斆畫像（此圖典藏於中國醫藥大學・立夫中醫藥展示館）

從魏晉至南北朝時期，由於連年戰亂，不只本草的著作極少流傳，就是當時所存的《神農本草經》，各地出現各種抄本，所收藥品數也不一定，而呈現"三品混揉，冷熱舛錯，草石不分，蟲獸無辨"等情況，梁代陶弘景（公元 456 ～ 536 年）見此情形，即取《神農本草經》藥品 365 種，又進《名醫別錄》副品 365 種，合為 730 種，分

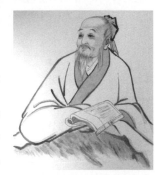

陶弘景畫像（此圖典藏於中國醫藥大學・立夫中醫藥展示館）

為七卷，加以注釋，不僅增加了藥物品種，並按玉石、草、木、蟲獸、果菜、米食、有名未用等自然來源分類，開創了本草學藥品的自然分類法，而成《集注神農本草經》，此實為後世以藥物性質分類的導源，也一直為後世本草，如：《證類本草》、《本草綱目》等所效法。更在序錄中設"諸病通用藥"一欄，將藥物

依主治作用分類，對處方、臨床辨證用藥、參考及檢索上，甚為方便。書中除了對分類有所改進外，不但在製藥方法上有進一步的發展，且對藥材採集季節、貯藏、保管、真偽鑑別、炮製方法、製藥規範及用藥方法等方面也有不少獨創的見解，達成了藥學史上的承先啟後。本書是《神農本草經》後的第一次增補改編，對魏晉以來三百餘年間藥學的發展作了總結，也是我國藥物學第二次總括，並為後代本草奠定了藥物按自然屬性分類法的基礎。

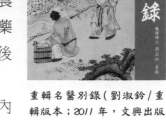

重輯名醫別錄（劉淑鈴／重輯版本；2011年，文興出版事業有限公司／重刊）

公元七世紀，本草學著作已近三十種，編寫體例和內容取材出現了某些重覆，證治和解說也互有短長，急待整理提升。唐朝政府對醫藥方面比較重視，因此，於高宗顯慶二年（公元 657 年）任命蘇敬和李勣等廿二人主持編纂了《新修本草》，後代稱之為《唐本草》，書於顯慶四年（公元 659 年）完成，本書捲帙浩博，收載中國和外國輸入藥物，以《集注神農本草經》為藍本，增加新注，並新增藥物 114 種，合計收載藥物 844 種，正文二十卷，並收集了全國各地藥材標本繪圖，即別有藥圖廿五卷、圖經七卷與《新修本草》同時刊行，本草附有藥圖即於此時開始，《新修本草》成為我國第一部由政府頒布的藥典。國外最早的藥典是公元 1542 年紐倫堡政府刊行的《紐倫堡藥典》，而《新修本草》比它早 877 年，所以也可以說是世界上最早的一部藥典，它對於國內外的影響甚大。又唐朝海運發達，因此和南洋、印度、阿拉伯、波斯等國的貿易通商日漸頻繁，中外藥物的交流，也得到很大發展。因此，《新修本草》記載了不少的國外藥品，如：安息香、胡椒、阿魏等藥，使本草的內容更加充實。唐代尚有許多私人著作，其中較有名者，如：孟詵的《補養方》，張鼎增補為《食療本草》、甄權的《藥性論》、李珣的《海藥本草》、楊損之的《刪繁本草》、李含光的《本草音義》等。

開元年間（公元 713～741 年），陳藏器編成了《本草拾遺》，書中將各種藥物功用概括為十類，從而提出了著名的"十劑"，為中藥臨床分類最早的設想。

五代時，較有名的本草著作，如：《蜀本草》（又稱《重廣英公本草》）是由後蜀孟昶命韓保昇參考《新修本草》，增補注釋，編為廿卷，此書對中藥形態的描寫，頗為精富。

宋代，由於印刷術的發明，對醫藥的促進，起了很大作用。北宋時期，更為

重視整理重校古代醫籍，以本草著作來說，太祖詔劉翰、馬志等編著《開寶新詳定本草》，於開寶六年（公元 973 年）完成，次年又重加詳定，稱為《開寶重定本草》，後來簡稱《開寶本草》，至宋仁宗嘉祐六年掌禹錫等敕撰《嘉祐補注本草》收載藥品總數達 1084 種。因鑑於唐代藥圖已經散佚，因此嘉祐七年蘇頌編纂《圖經本草》，後由陳承將《嘉祐本草》與《圖經本草》合併，名為《重廣補注神農本草並圖經》。 宋代較完備、最具代表性的本草為四川名醫唐慎微所著的《經史證類備急本草》（後世稱為《證類本草》，收載藥物 1744 種，乃合《嘉祐》與《圖經》兩本草為一，並引用各家名方秘錄為其特色，它是李時珍以前五百年間一直流行的大型綜合的藥物學書，也是一部研究中藥的寶貴參考資料，受到此後歷代醫家的重視。《經史證類備急本草》在大觀二年（公元 1108 年）經醫官艾晟等校正刊行，稱為《經史證類大觀本草》，簡稱《大觀本草》，政和六年（公元 116 年）再由醫官曹孝忠等再行校訂，稱《政和新修經史證類備用本草》，總之，《證類本草》最初是唐慎微的私人著作，後來才被作為官本而刊行。

宋朝先後幾次由國家派人修訂，續出《經史證類大觀本草》、《政和新修經史證類備用本草》等，後世將上述二書統稱為《證類本草》，這是一部集宋以前本草學大成的藥書，保存了許多古代名著的精華，保留了早期文獻的原貌，是《本草綱目》問世以前一直流行的大型本草，被作為研究本草學的範本。書中所引的古代醫書有的現已失傳，而從本書尚能窺其概略，所以它不但有較大的實用價值，而且還具有重要的歷史文獻意義。

元代，綜合性本草著作的編纂，在歷史上進入了低谷時期。忽思慧所著《飲膳正要》，總結和發展了飲食療法。

明代是中草藥發展史上最輝煌的時期。劉文泰等奉命編纂《本草品匯精要》，取材簡明精當，是政府組織編寫的本草書之一。稍後，明末李時珍（公元 1518～1593 年）鑑於《證類本草》之後五百年間出版多種本草學著作，湧現大量實用藥物，對藥的功能主治又有新的發展，加以他本人積累豐富的採藥、辨藥、製藥和用藥的實踐經驗、乃於嘉靖卅一年（公元 1552 年），對古代本草學作了全面整理、總結和提升，並吸取了大量的民間藥和外來藥，並以《證類本草》為藍本，參考了經史

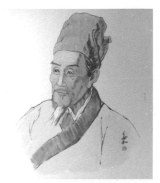

李時珍畫像（此圖典藏於中國醫藥大學・立夫中醫藥展示館）

百家圖書八百多種，再經親自治病經驗或親到產地地區採訪、研究和觀察藥材形態，加以鑑別真偽、論述辨正，增藥 376 種，共收載藥物 1898 種，搜集附方達 11096 首，藥圖 1160 幅，按藥物的自然屬性，分為十六綱、六十類，於 1576 年編成了偉大的藥學巨著《本草綱目》52 卷，於 1590 年初刻於金陵，這種科學的分類法，是中國古代本草學最完備的分類系統。此書總結了我國十六世紀以前本草學的成就，出版後三百多年來歷經多次翻刻，已有拉丁文、日、英、德、法、俄等外國文字的譯本，蜚聲國內外，不但成為世界上有名的醫學藥學文獻之一，並為研究動植礦物學的參考資料，影響深遠。

清代的本草著作很多，繼李時珍之《本草綱目》問世後，清代學者從不同角度在它的基礎上撰寫了與其有關的本草學著作，著名的如：張璐的《本經逢原》、刪繁就簡的《本草綱目摘要》、《本草匯纂》，還有，內容以臨床實用為主的小型本草：汪昂的《本草備要》、吳儀洛的《本草從新》等，編寫以簡明扼要著稱，所以流傳很廣。乾隆三年後，浙江趙學敏（約公元 1719 ～ 1805 年）對民間草藥作了廣泛搜集和整理，增補糾誤，於 1765 年刊行《本草綱目拾遺》，係收集《本草綱目》未載的藥物為主，載藥 921 種，新增藥物達 716 種之多。

此外，特別值得提出的是吳其濬著的《植物名實圖考》，雖非藥物專書，但其中有很多是藥用植物，是研究中藥不可缺少的參考資料。作者以實物為依據，精繪藥圖，清晰逼真，修正了古代本草圖繪的錯誤，該書“長編”部分（《植物名實圖考長編》）摘錄了歷代本草及文史雜書中的有關記載，具有很大的參考價值，普遍受到國內外學者的重視。

中藥學自漢代到清代，各個時代都有它的成就和特色，而且歷代相承，日漸繁複。到了現代，空前鉅著要屬《中華本草》，此書為大陸中醫藥管理局主持編纂的，其於 1999 年以全套 10 冊發行，總結了中華民族二千多年來傳統藥學成就，也反映了 20 世紀中藥學科發展水平的綜合性本草著作。全書共 34 卷，其中前 30 卷為中藥，後 4 卷為民族藥專卷（藏藥卷、蒙藥卷、維吾爾藥卷、傣藥卷），共收載藥物 8980 味，插圖 8534 幅，用字約 2200 萬字，引用古今文獻（包含臺灣）1 萬餘種，是目前為止所收藥物種類最多的一部本草專著，代表了中國當代中醫藥研究最新水平。本書內容豐實，項目設置全面，舊識新知兼貫博通，充分呈現本草學發展的歷史軌跡，對於促進中醫藥走向世界具有十分重大的歷史意義。

§ 第二章 中藥的產地、栽培、採收和命名

中藥的產地、栽培、採集季節和方法、時間、貯藏條件和加工方法對其有效成分的含量與療效有著密切的關係。茲逐項討論如下：

第一節 中藥的產地

中藥的來源有植物、動物及礦物等，大部分來自植物。自然界的生態環境，對動、植物來說各有適宜條件，才能保證動、植物的品質和維持一定產量。由於藥材自然的生長環境具有一定的區域性，中國土地遼闊，江河湖海、山陵丘壑、平原沃野，地理狀況十分複雜，各地區的土壤、水質、氣候、雨量、日照等自然條件存在著差異，不同程度地影響植物生長和開花等一系列生態過程，尤其是土質成分明顯影響著內在成分的質和量，故地區不同，藥材的效用就有差異，南北迥異，差別很大。因此，藥物的產地對於中藥的質量和療效有直接的關係，往往因地理、生態環境的不同而差異，為歷代醫家所注意。《本經》：「採造時月、生熟、土地所出，真偽陳新，並各有法。」具體說明產地、採收季節、加工炮製及藥材的真偽陳新，對療效是十分重要的，所以從《神農本草經》就已注明產地。

藥理作用決定於中藥成分的質和量，成分則受地區的自然環境和栽培條件的影響。自古以來強調『道地藥材』，其原因即此。例如：人參產於東北長白山脈一帶，現在吉林、遼寧、黑龍江都有栽培，此區野生和栽培品基本相同，但長白人參所含人參的皂苷量和朝鮮人參、日本栽培人參就有所不同。1980年，柴田丸等研究黨參由於產地不同而被稱之為文黨、潞黨和板橋黨三種，毒性都很弱，對離體迴腸、呼吸系統、循環系統的作用，三種黨參沒有顯著差別，

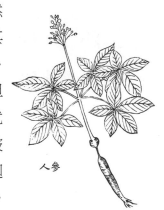

人參

但降體溫作用及抗角叉菜膠浮腫的作用，以潞黨的作用最顯著；板橋黨有一定程度的鎮痛作用；文黨則有顯著的鎮痛作用。又如：四川的川芎、黃連、附子，廣東的陳皮，東北的人參、細辛、五味子，河南的地黃，山西的黃耆、黨參，山東的阿膠……等，都是古今公認的「道地」藥材。

為此，長期以來，許多學者從事對道地藥材的研究，對藥材的栽培條件、氣候、土壤等等生態條件進行研究，目的是提高道地藥材產地的產量和保證品質。

此外，還透過研究掌握藥材生產的條件，以尋找和擴大道地藥材產地的可能。

另一方面，對道地藥材的概念也不應「絕對化」，只要藥材能保證療效，就不應拘泥於藥材必須是其產地地域的限制。特別是當今不少藥材產量較少，不能滿足醫療的需求，現代科學技術發展迅速，應該用以研究解決藥材短缺品種的生產新技術新方法，例如：用生物技術生產的冬蟲夏草就是途徑之一，在某種程度上解決了臨床的需要。當然，真正能否解決許多短缺藥材的數量和品質問題，還有待進一步深入研究。特別是要從中醫藥理論角度，確保原有藥材的性能功效。

中國的幅員遼闊，在各地所產的藥物，也有了不同的療效。近年來，已可在不影響藥效的前提下，就地生產、就地供應，不必過分強調道地藥材的要求。

第二節 中藥的栽培

一、播種季節及品種選擇：

(1) 播種季節：根據栽培季節、氣溫條件和市場需求，選擇適宜播種期。

(2) 品種選擇：選用優質、豐產、商品性佳、適合市場的品種栽種。

(3) 種子質量：純度不低於 95%，淨度不低於 99%、發芽率不低於 90%，水分不高於 8%。

(4) 播種量：根據植物植株的種植密度決定。

二、選地與基肥：

(1) 選地：如：深根作物，要求土層深厚、土質疏鬆、排水良好、肥沃的砂質壤土，對氣候條件要求不嚴，適應性很強。香草植物偏好排水良好的鬆質土壤。

(2) 整地：生產用地要選擇土層深厚、土質肥沃、排灌方便、PH 值中性略酸的沙壤為宜。

(3) 水肥管理：以絲瓜種植為例，早春種植早熟品種，苗期應施肥促苗，並打瓜仔，勤施追肥，促進植株生長。夏秋季栽培，苗期應控肥控水，出現雌蕾才開始追肥。

三、繁殖方法：

可用種子繁殖，直播或育苗移栽法。例如：

(1)山藥有兩種繁殖方法：蘆頭繁殖和珠芽繁殖。4月上旬，當氣溫上升至15℃左右時，取出砂藏的蘆頭，選擇粗壯完好的作種栽，栽時先在畦面上按行距 30 厘米開橫溝，溝深 10 厘米，寬 20 厘米，再按株距 20 厘米，將蘆頭朝同一方向平擺溝底。栽後覆土厚 5 厘米，再蓋一層厩肥，然後澆水。每畝用種栽 100 千克左右。

(2)絲瓜移栽成活率較低，一般採用直播模式。播種宜選擇晴天進行。

四、栽培密度：

以絲瓜栽培為例，植株調整及時摘除病、老、黃、密的葉片和過多的雄花，還有畸形瓜、僵化瓜、病瓜、蟲蛀瓜、過密瓜等。另外，進行人工輔助授粉可提高座果率，增加產量。

五、田間管理：

(1)苗期，每星期追肥 1 次。結果期，每採收 1 ～ 2 次，追肥 1 次，肥料以人畜糞尿和復合肥為主。整個生長期，經常進行中耕除草、培壟。

(2)依託獨特的自然氣候條件，選准突破口：

①是興樣板、強輻射，做到「點燃一盞燈、照亮一大片」。

②是大力推廣中藥規模化、區域化、標準化種植。

③是引進和推廣新品種，與企業建立中藥種植。

④是開展實用技術培訓，提高中藥發展的科技含量。

六、留種：

在種植前後，依植物不同要掌握住三個關鍵技術：採收清理、種子乾燥、種子儲藏。

七、病蟲害防治：

在高溫高濕的情況下，花腐病或綿疫病均可造成爛花現象的發生。藥農朋友可選擇克露、安克、雷多米爾等藥劑進行葉面噴施，或在蘸花藥中加入部分藥劑防治病害。霜霉病，為害葉子。白粉病是一種常見的真菌性病害，被害作物葉片或組織初期僅產生小斑點，受害部位逐漸擴大並覆滿白色粉末，影響光合作用，對作物品質影響甚劇。黃守瓜蟲，成蟲為害葉子，幼蟲為害根。還有瓜蚜（瓜絹螟），為害嫩莖和葉子。煙粉虱不僅刺吸植物汁液，使葉片變黃、褪綠、萎蔫，

甚至全株枯死；而且還分泌大量蜜液，嚴重污染葉片和果實，引起銀葉病，傳播多種病毒病，特別是番茄黃化曲葉病毒病。

八、適時採收。

第三節　中藥的採收

中藥的採收季節、時間、方法和貯藏等對中藥的品質好壞和療效，有著密切的關係，是保證藥物質、量的重要環節。因此，採藥要根據不同的藥用部位，有效成分含量最高的季節，有計劃地來進行採製和貯藏，這樣才能得到較高的產量和品質較好的藥物，以保證藥物的供應和療效，滿足人民保健上的需要。如：植物的根、莖、葉、花、果實、種子或全草都有一定的生長成熟時期，所以各種中藥適宜的採收時間和方法，隨著植物的種類和入藥部位而有所不同。又其有效成分之含量也與季節而有不同，所以儘量選擇有效成分最多時來採收，才能得到品質較好之藥材；動物藥材也同樣有一定的捕捉與加工時期。

又在中國北方的採藥習慣，如：「春採茵陳夏採蒿，知母黃芩全年刨，九月中旬摘菊花，十月上山採連翹。」然而把北方的經驗搬到南方就不一定適用，江南氣候溫暖濕潤，春天來得早，所以有「正月茵陳二月蒿，三月蒿子當柴燒」的經驗，故採藥時間應因地制宜。古代醫藥學家對藥物採收時間很重視，如：集注本草經序錄說：「凡採藥時月，……其根物多以二月八月採者，謂春初津液始萌，未衝枝葉，勢力淳厚故也；至秋，枝葉乾枯，津潤歸流於下。今即事驗之，春寧宜早，秋寧宜晚。花實莖葉乃各隨其成熟爾。歲月亦有早晚，不必都依本文也。」李東垣《用藥法象》：「凡諸草木昆蟲，產之有地，根葉花實，採之有時，失其地則性味少異，失其時則氣味不全。」陳嘉謨《本草蒙荃》更具體指出：「實已熟，味純；葉採新，力倍。」古人這些寶貴經驗，今日仍有其實用價值。

由於藥物的作用與其有效成分含量的多少一致，我們可用植物化學的方法來測定不同時期入藥部位有效成分含量的高低，以確定藥物採收時間。如：臭梧桐葉要在開花前採摘，有效成分含量高，藥理活性大，臨床療效好；槐花在花蕾時蘆丁（Rutin）含量最高；薄荷在部分植株開始有花蕾時，揮發油量大；紅花要採花冠由黃變紅者；車前子、紫蘇子要在完全成熟後採收；青蒿則以七月中旬至八月中旬花蕾出現前青蒿素含量最高，花蕾出現後，含量下降，故應在開花前採收。

再以人參為例，季節變化對其有效成分皂苷含量有顯著影響，一月為7％，四月為10.1％，六月為20.3％，八月為22.6％，十月為16.2％，十二月為7.8％，故應在六～九月採，而不應在冬天採收，可見藥物的採收時間對藥物品質有相當的影響，也證明了古人論述的正確性。由古今之研究，可知我們一定要選擇植物有效成分含量最高時採收，有效成分含量之高低隨季節、不同之入藥部位和植物各部分的不同生成期而異。目前多數中藥的採收為依傳統經驗結合生物生長過程、營養物質消長的一般規律而制訂。

除某些藥物所含的有效成分在採製和貯藏方面有特殊的要求外，一般藥物的採收原則如下：

一、植物類藥材

中藥的根、莖、葉、花、果、種子及全草等藥用部位，具有一定的生長成熟期。在不同時期，其有效成分的含量不同，會直接影響到藥效的強弱，因此，採收藥材必須有適當的季節。俗話說：「當季是藥，過季是草」。一般流傳說 ：「三月茵陳四月蒿，五月砍來當柴燒，九月中旬採麻黃，十月山區五味找，知母、黃芩全年採，唯獨春秋質量高」。這就很通俗地說明按季節適宜採收的重要性。

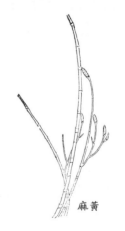

麻黃

一般植物類藥物的採集原則，按不同藥用部位採收，大致有以下幾方面：

1.根皮或樹皮類：普通以春、夏期間剝取較適宜，這時候形成層分裂旺盛，即正值植物生長旺盛期，從根部吸收的營養，充分在皮部供給生長，皮肉養分充足，漿液較多，並且皮部與木部容易剝落採取。惟採收（剝）樹皮時要注意不能將樹幹整個一圈剝下（不可環剝，只可縱剝側面部分較適宜）， 以免影響樹幹的輸導系統，以保持植物的生長，避免造成樹木的死亡。如：杜仲、秦皮、黃柏、厚朴等。又如：肉桂宜在清明前後雨天採收。但有些根皮則在秋季採收較適宜，挖取部分根而剝取根皮用之，因秋後植物的養分多貯於根部，有效成分較多。如：桑白皮、牡丹皮、地骨皮、椿根皮、桑皮、苦楝根皮等。有些木本植物的生產周期長，應注意保護藥源，採取環剝樹皮以利再生，避免砍伐樹木取皮，如：杜仲要生長十五至二十年始可採皮等。

2.根及根莖類（即地下部分）： 根為植物之貯藏器官，在植物地上部分開始生長時，往往會消耗根中之養分，故一般是在秋末至春初採集。秋季植物地上部分開始枯萎到早春植物抽苗時（春初長苗以前）採集，此期間為多年生植物的休眠期，這時植物的養分多貯藏在根或根莖部分，有效成分含量較高，所採的藥物產量多，品質最好。所以在這季節採收最宜，如果過早採收則漿水不足，曬乾後質地鬆軟；過晚則苗已長高，養分消耗，流向枝葉，影響根和根莖的品質，如：栝樓根、南沙參、黨參、丹參、丹皮、天麻、黃芩、柴胡、大黃、桔梗、地榆、玉竹、葛根等。其中，葛根在秋末及冬季採收才為堅實粉性的，如：至春天採收，則完全無粉質。需在早春地上剛發芽來採的，如：防風、黨參以春天採收。當然也有例外的，有些根及根莖，如：延胡索等則在穀雨～立夏間（即四月下旬至五月上旬）採收，孩兒參、半夏在夏天為宜。多數的根及根莖類藥物需生長一年或二年以上才能採收供藥用。一般為二年到五年；如：黃耆在二～三年以上、白芍需生長三～四年、人參要五～七年。採收最好在雨後，易於挖掘。

3.花類：少數在花未開放的花蕾時期或剛開時候（即含苞待放或花綻開時）採收，大多在剛開的時候摘取，若過遲，花全開，易使香味散失散、花瓣易散落或變色，影響質量，如：野菊花、金銀花在五～六月間摘取花蕾，槐花、辛夷、丁香、芫花等亦均採花蕾等。由於植物的花期一般很短，有的在花盛開時採集，如；菊花、旋覆花；有的剛開放時最宜，如：玫瑰花、月季花；有的宜在花初開及半開放時採集，如：除蟲菊花；有的要分次採集，如：紅花則要在花冠由黃色變橙紅色的花瓣時採收最合時宜（不宜在變紅色時採）。款冬花必須在冬至採收，這是因為它的花在入冬時才在根部長出，過早花不成形，氣味不足，過遲則花殘瓣缺，氣味散失。採花最好在晴天的早晨，以保持花朵完整，以便採後迅速陰乾或曬乾，保持最佳品質。陰天不易乾燥，花易霉爛。

4.花粉類：均要在花朵盛開季節採集，如：蒲黃、松花粉等。

5.果實類：除少數藥材要在果實未成熟時採用，如：青皮、梅子、桑椹、豆蔻、枳實、烏梅等外，一般應在果實充分成熟時採集，如：栝樓在霜降至立冬果實成熟採收，枸杞、香櫞亦是。在果實成熟而未完全成熟時桑椹、覆盆子、馬兜鈴、銀杏、牛蒡子、車前子等。

6.種子類：通常在果實初熟至完全成熟間採收，以避免種子散落，不易收集。以種子入藥的，如果同一果序的果實成熟期相近，可以割取整個果序，懸掛乾燥

通風處，以待果實全部成熟，然後脫粒。有些蒴果或乾果成熟後很快脫落，或果殼容易裂開，種子散失，如：茴香、豆蔻、牽牛子、急性子（鳳仙花子）、決明子、地膚子、望江南子等，則最好在果實成熟而未開裂時採集。有些既用全草、又用種子的藥物，則可在種子成熟時，割取全草，將種子打下後分別曬乾貯藏，如：車前子、紫蘇子等。有些應在完全成熟後方能採取，如：杏仁於夏季果實成熟時採收，去果肉及核殼，取種子；枳殼亦在完全成熟時採收。某些容易變質的漿果，如：枸杞子、女貞子，在略熟時於清晨或傍晚採收為佳。

7.全草類：大多在夏秋季節，植物生長充分茂盛、繁茂或開花期間採收。多年生草本植物常割取地上部分即可，如：益母草、豨薟草、荊芥、薄荷、紫蘇、澤蘭、蒲公英等。一年生或較小植物則宜連根拔起全草，如：車前草、柴胡、小薊等。有的須用嫩苗或帶葉花梢，如：夏枯草、茵陳之類，更要適時採收。麻黃中生物鹼的含量春天很低，以後逐漸增加，到秋季

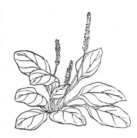

車前草

最高可達 1.3%，故麻黃宜在秋季採收。一些莖較柔弱、植物矮小及必須帶根用的藥物則連根拔起，如：紫花地丁。

8.枝葉類：大多在夏秋季節，植株充分成長、生長最旺盛、莖葉茂盛，葉最綠或花蕾將開放或正當花盛開時期（均表生活力旺盛），有效成分充盈枝莖及全株，最宜採集，如：大青葉在七～十一月採收；人參葉在夏季採收，葉濃綠；紫蘇、艾葉、蒲公英、紫花地丁、火炭母草等應在生長旺季採收。但有些植物的葉亦有在秋冬時採收的。如：枇杷葉則以秋季落葉前採收為佳，桑葉亦在秋天採收。也有在開花前採收的，如：佩蘭、青蒿等；也有某些葉類須在經霜後採收入藥，如：桑葉。

以上只舉其一般而言，當然並不完全如此。因為節氣的遲早，氣候的變化，地區的不同，均足以影響植物的生長，所以應以實際情況而定。

二、動物類藥材

關於動物類入藥問題，應根據種類的不同，採集也應有所區別，這也是保證藥材品質的重要環節。現今必須特別重視動物保護的有關法規，有些已規定不得入藥，其中以哺乳動物為多，對珍稀動物更是禁用。

大動物雖然四季皆可捕捉，但一般宜在秋冬季獵取。如：熊膽則在冬季獵取，此時膽汁充足；不過鹿茸一般在清明節後 45～60 天（五月中旬至七月上旬）之間鋸取（必須在雄鹿幼角未角化時採取），此時鹿茸只有兩岔，品質最優，過時則角化而不是茸了；驢皮以冬採者為佳，取其皮厚脂多，稱為冬板。

一般動物及蟲類多在其活動期捕捉，因此時數量多，如：地龍在六～八月捕捉。也有在剛開始活動時捕捉，如：蜈蚣，在清明前後捕捉較好。而潛藏在地下的小動物，宜在夏秋季捕捉，如：蚯蚓、蟋蟀等。

昆蟲類藥材，其孵化發育，都有一定時間。如：桑螵蛸（即螳螂卵），應在三月中採收，過時便會孵化。

一般有翅的蟲類大都在早晨露水未乾時棲息於植物上，此時不易起飛，易捕捉，如：斑蝥。

其他有些為動物的副產品，則根據需要而定，如：雞內金，無一定之採集時期。

三、礦物類藥材

其中包括礦石、鹽、凝石、硝等，一般全年皆可採收。礦物類藥材的品質優劣，在於選礦，一般應選擇雜質少含量高的礦石供作藥用。不必考慮採集時間，但須注意加工方法。

此外，在採收藥物時還須要注意天氣變化，如陰雨時採集，往往不能及時乾燥，以致腐爛變質。在採集藥物時，應該重視保護藥源，既要考慮當前的需要，又要考慮長遠的利益。因此，還須要注意下列幾點：

1.留根保種：有些多年生植物，地上部分可以帶根用的，盡量不要連根拔；必須用根或根莖的，應該注意留種。有些雌雄異株的植物如栝樓，在挖掘天花粉時，一般應只挖取雄株的塊根。用全草的一年生植物，大量採集時應留下一些苗壯的植株，以備留種繁殖。用葉的藥物不要把全株葉子一次採光，應盡量摘取密集部分，以免影響植物的生長。

2.充分利用：根、莖、葉、花都可入藥的多年生植物，應多考慮用地上部分和產量較多的部分。此外，可結合環境衛生大掃除、墾地填洪和伐木修枝，隨時注意將可作藥用的樹皮、根皮、全草等收集起來，認真地加以整理，以供藥用。

3.適當種植：根據實際需要，對於本地難以採集或野生較少的品種，可以適

當地進行引種繁殖，以便採用。

第四節　中藥的命名

中藥材來源廣泛，品種繁多，它的名稱都有一定意義。名稱的由來有多方面依據，現歸納起來，大致可分為以下幾方面：

1. 以產地命名：一般說來，藥名附以產地者很多。藥物的產地作為藥物名稱多為道地藥材。如：

    (1) 具有致嘔、截瘧作用的常山，主產於恒山，恒有常之意，故名常山。

    (2) 理氣藥甘松，主產於四川松州，又因味甘，故名甘松。

    (3) 川芎、川烏、川椒等主產於四川；黃連以川產者為佳，稱為川連、川黃連。

    (4) 產於四川之貝母，稱川貝母、川貝，產於浙江的為浙貝母，因生長地區不同，在品質或性能上便有所差別。

    (5) 細辛以東北產者為正品，故名北細辛。

    (6) 橘皮以廣東新會產的最好，名之為新會皮、廣陳皮。

    (7) 蘇合香原產於古蘇合國（伊朗）等。

    (8) 懷牛膝、遼細辛、巴豆、蜀椒、潞黨參、化橘紅等，都是在藥名前冠以產地名。

2. 按生長環境（特性）命名：有些藥物是根據它們生長的特性而命名的。如：

    (1) 祛痰止咳藥沙參，宜生長於沙地，而功能如參，故名沙參。

    (2) 利水滲濕藥車前草，多生長於道旁牛馬車迹之處，故名。

    (3) 澤瀉因生長於水澤地旁，又有利水泄熱之功，故名澤瀉。

    (4) 夏枯草，該草到夏至花葉即自行枯萎，故名。

    (5) 冬蟲夏草，是麥角菌科植物的寄生菌，它寄生在蝙蝠蛾科昆蟲蝙蝠蛾幼蟲的菌座，因此冬天似蟲，夏天似草，因此而得名。

    (6) 半夏的塊莖，成熟於仲夏。

    (7) 桑寄生寄生於桑樹。

    (8) 忍冬、冬青、麥冬經冬不凋等。

3. 以形態命名：根據形態相似而命名。如：

(1) 利水藥木通，因莖有細孔，頭尾相通而得名。

(2) 熄風止痙藥鈎藤，因其枝條有刺，狀如彎曲的鈎，故名。

(3) 清熱燥濕藥白頭翁，其果實、根莖處密生白茸，狀如白頭老翁而名之。

(4) 烏頭，形似烏鴉之頭。

(5) 乳香，因樹脂垂滴如乳頭。

(6) 貝母，形似聚貝子。

(7) 冰片，為龍腦樹脂的結晶體，白瑩如冰，呈薄片狀。

(8) 馬兜鈴，葉脫時果尚垂，狀如馬項之鈴。

(9) 牛膝、木蝴蝶、狗脊，均為取其形象相似。牛膝，其莖節膨大似牛之膝關節；木蝴蝶，形如蝴蝶之翅。

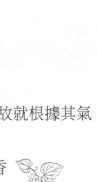

4. 以顏色命名：根據藥物顏色而命名。如：

(1) 清熱藥黃連，其色黃，根莖連珠而生，故名黃連。

(2) 紫草，原植物的花紫、根紫，可以染色為紫，故名紫草。

(3) 天花粉，根可作粉、潔白如雪，故名之。

(4) 金銀花，花初開者，蕊瓣俱色白如銀，經數日變為黃色如金，新舊花相參，黃白相映，如銀如金，故名金銀花。

黃連

(5) 藥材顏色紅者多冠以紅、赤、丹、朱，如：紅花、丹參、朱砂等。

(6) 色黃者冠以黃金，如：黃芩、黃耆。

(7) 色白者冠以白銀，如：白朮、白芍、白芷、白芨、銀耳。

(8) 黑色者有玄參。

(9) 青黛色藍青。

(10) 赭石色如豬肺色等。

5. 以氣味命名：以藥物的味命名。有的藥，因有特殊的氣味，故就根據其氣味的特點而命名。如：

(1) 按藥物的香氣命名，如：沉香、木香、丁香、茴香、麝香之香等。

(2) 甘草之甘、味甘甜，苦參之苦、味苦，細辛之辛、味辛，辣蓼味辛辣，淡竹葉其味輕而淡薄等。

魚腥草

(3) 魚腥草有特殊的魚腥味。

(4) 酸棗仁有酸味。

(5) 五味子因其皮肉酸、甘，核味辛、苦、鹹，五味俱全而得名。

6. 以人名故事（人名傳說，人物傳說，紀念人名）命名：某些藥，是因故事傳說或以發現人的名字命名。如：

(1) 使君子，相傳古時有醫生名郭使君者，善用該藥治療小兒蟲積等疾患出名，後人稱此藥為使君子。

(2) 何首烏，相傳為何姓老人，見植物藤夜間自行纏繞，挖掘其根食之，不僅身強力健，且紅顏烏髮（白髮轉黑），將藥傳至子、孫，何姓祖孫三代常服此藥，得高壽多子，皆至百餘歲而仍頭髮鬍鬚烏黑，故將該藥稱為何首烏。即以功效為人名，又以人名為藥名。

(3) 劉寄奴，據《本草綱目》稱宋代劉寄奴者，在公元 420～423 年，南朝宋武帝劉裕夢見童子搗藥給蛇敷傷，醒後即遣人採集此藥，果然其效顯著，遂取名叫劉寄奴（為劉裕的乳名）。或謂：遇一大蛇射之，後知蛇係神替身，用此藥草治癒，為紀念而命名。

(4) 杜仲、徐長卿等，都是以最先發現這一藥物的人名而命名的。

7. 以藥用部位命名：以入藥部位命名的最為廣泛，因為大多數藥物，都是僅取用植物或動物的一部分。

(1) 在植物方面，如：

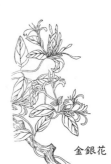

金銀花

①以根或根莖入藥而命名的葛根、板藍根、白茅根、山豆根、蘆根等。

②以莖枝入藥而命名的桂枝、桑枝等。

③以葉入藥而命名的大青葉、桑葉、蘇葉、荷葉等。

④以植物的花入藥而命名的紅花、菊花、芫花、金銀花、密蒙花、玫瑰花等。

⑤以根或果的皮入藥而命名的橘皮、丹皮、地骨皮等。

⑥以果實或種子入藥而命名的枳實、杏仁、紫蘇子、五味子、牽牛子、車前子、砂仁、薏苡仁、桃仁等。

(2) 在動物方面，如：虎骨、鹿茸、犀角、獺肝，牛黃，蟬衣，鱉甲等。

8. 以功效命名：有些藥是根據其主要性能來命名。如：

(1) 遠志能強志，益智仁有利於益智，澤瀉能滲濕利水，升麻其藥性上升。

(2) 肉蓯蓉其功補而不峻，有從容和緩之意等等。

(3)防風為治諸風（如：風寒、風熱）要藥。

(4)益母草主治婦女疾病。

(5)決明子功能明目。

(6)續斷（又名六汗）能續筋骨等。

9. 進口藥材命名：其意義都是用以表明這些藥，當初並非國產。

古時稱外國為胡、番、安等等，故凡進口的藥物均冠以胡、番、安等字樣。

如：胡荽、胡椒、胡黃連、番紅花、番木鼈、番瀉葉、安石榴等。

10. 以譯音或諧音命名：其意義都是用以表明這些藥，當初並非國產。

國外輸入的某些藥物，即以譯音為名。如：

(1)訶黎勒、曼陀羅、畢澄茄、金雞納等。

(2)山漆（諧音三七）

11. 藥材經加工後形成特有體質而命名，如：

(1)驢皮膠、鹿角膠等加工製成的膠類等。

(2)六神麴、沉香麴等因加工後而形如麴。

(3)炙甘草、槐花炭等是因炮製加工後改變形狀、性能而得名。

§ 第三章　中藥的資源、分類與品種

第一節　中藥的資源

　　凡能提供中藥材商品或作為製備中成藥原料的植物、動物、礦物均為中藥資源。

　　中藥材的品種，據初步統計現已達六千種以上；舉凡平原、丘陵、山林、草原、沙漠、江河湖海，無一不有中藥資源的分布，尤其是深山密林，更是多種中藥的集中生產地區。中國中藥資源豐富的地區，則以四川、浙江、河南、甘肅、湖北、安徽等省為最。以前認為中國不產而依靠進口的中藥材，如：胡黃連、馬錢子、阿魏、安息香、沉香等，通過普查，已發現野生資源可以利用；另有一些中藥材，如：金銀花、釣藤、蒲黃等，過去僅來源於一、二個種，現在發現同屬的其他種也能藥用。這些例子說明中國的野生藥材資源，有很大的潛力。

　　除對自然資源開發利用外，根據可能條件逐步將野生藥用植物或動物轉為人工栽培和飼養，這是中國多年來發展藥材生產的重要措施之一。近十年中，隨著衛生保健事業的蓬勃發展和中醫中藥在國際上信譽的提高，對中藥材的需求量大幅度增加；另外，還由於對野生資源採集不夠合理、生態環境變遷等因素，有些藥材的產量不穩定。因此，採用人工方法擴大藥源，提高產量和質量，已成為當務之急。擴大藥源需要從多方面努力，主要有以下一些途徑：

　　1. 發展重點藥材生產基地。一些有悠久歷史的地道藥材，如：甘肅岷縣的當歸，四川江油縣的附子及石柱縣的黃連，浙江寧波地區的浙貝母，河南懷慶縣的地黃、牛膝，寧夏中寧縣的寧夏枸杞，廣西百色和雲南文山地區的三七，吉林撫松縣的人參等，已建立生產基地，每年均可提供大量的商品藥材。有些地道藥材，如：地黃、延胡索、寧夏枸杞、浙貝母、川芎等，除在原地擴大生產外，並在其它省（區）進行引種栽培，從而擴大了產區，增加了產量。

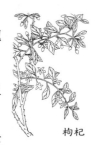

枸杞

　　2. 變野生藥用植物、動物為家種家養。經過多年的引種馴化，野生藥用植物變為家種的種類已日益增多，其中，如：半夏、丹參、栝樓、續斷等已能提供較大量的商品。在野生動物家養方面，也有比較大的進展，其中，鹿的養殖發展最快，現在全國飼養的鹿約有 30 萬頭；馬爾康、佛子嶺等地建立了養麝場，1958

年就成功的進行了活麝取香；全蠍、地鱉蟲、蜈蚣、蛤蚧、白花蛇、珍珠、海馬等都有人工養殖；人工培植牛黃的研究也基本獲得成功。

3.藥用植物的引種。對一些原產於熱帶國家的藥用植物，如：丁香、爪哇白豆蔻、清化肉桂、檀香等，已在廣東海南島：廣西南寧、雲南西雙版納等地引種，並初見成效；原產南歐的番紅花、原產北美的西洋參也均引種成功，改變了長期以來單純依靠進口的局面。

4.藥用真菌的培養。真菌類藥材過去多依靠野生，現在茯苓、靈芝、銀耳、猴頭菌等均已進行人工栽培，由於栽培方法不斷改進，產區逐步擴大，產量顯著提高。研究了天麻與蜜環菌的關係以後，天麻栽培也進展較快。其它如對冬蟲夏草菌、白僵菌的研究，同樣取得了一定成果。

5.對一些藥用植物進行了擴大藥用部位的研究。如：鉤藤除採用其帶鉤莖枝外，還可利用其莖；砂仁除用果實外，其葉可提製砂仁揮發油；牡荊除用果實和宿萼提製牡荊油外，用葉提製的葉油也可代替果油入藥，使資源得到充分利用。

6.對國內不產或來源特別稀少的動物藥，如：犀角、羚羊角、虎骨、海狗腎等，正在進行代用品的研究。

7.不斷尋找新的和治療價值高的藥物。如：治療慢性氣管炎的矮地茶，是紫金牛科紫金牛屬植物，但其有效成分矮地茶素的含量甚低，僅為 0.2 ～ 0.3 %。以所含成分為線索進行篩選，發現虎耳草科的落新婦屬、岩白菜屬、鬼燈檠屬，大戟科的野桐屬，金縷梅科的蠟瓣花屬牛鼻栓屬、楓香屬植物均含有這一成分，擴大了生產矮地茶素的資源。此外，還可通過半合成途徑來擴大新藥源，如：延胡索中的鎮痛有效成分延胡索乙素含量僅為 0.1 ～ 0.2%，而從黃藤莖中提出的掌葉防己鹼（Palmatine）再經氧化成延胡索乙素，則可大大提高產量，並能降低成本。

綜上所述，可見中藥資源的開發和利用，是一項多學科滲透而且綜合性很強的工作。另一方面，在努力開發新藥源和提高產量的同時，對野生藥用資源的保護和更新，也有很大的實際意義。專業科學工作者研究認為，對野生藥用植物可用採挖和分片輪回封山的措施，保證個體的恢復和發展，並結合人工採種、播種、移苗等方法，擴大其繁殖系數。對某些野生藥用動物，也可採用封育、管理、扶持的半人工方法，爭取較快的取得成效。在人工擴大中藥資源方面，還必須把農業和生物科學中的新技術和新方法引入到中藥生產中來，培育穩產高產和有效成分含量高的新品種，並儘快建立中藥種子基因庫，防止優良藥材出現新種和退化

現象。也可逐步採用組織培養技術進行某些中藥的生產，以期迅速開創中藥資源工作的新局面。

第二節　中藥的分類

一、中藥的分類

　　中藥的來源廣闊，種類繁多，為了便於學習、應用和整理研究，將眾多的藥物，按照一定的系統，進行恰當的歸納分類，是一項非常必要和學術性較強的工作。不同的分類方法，各有不同的特點，採用何種分類方法為宜，取決於不同的目的和要求。現代中藥學著作所採用的分類法，主要有如下數種：

　　1. 上中下三品分類法：

　　中藥分類的方法，隨著醫藥學的發展而不斷改進。最早的中藥學專著《神農本草經》把 365 種藥物，劃分為上、中、下三品。列入上品藥的標準是：〝無毒，多服久服不傷人〞，可以〝輕身益氣，不老延年〞；列入中品藥的標準是：或無毒，或有毒，用於〝遏病，補虛羸〞；列入下品藥的標準是：〝多毒，不可久服〞，專用於〝除寒熱邪氣，破積聚，愈疾〞。　這是最早按藥物功能分類的方法。梁代陶弘景所撰《本草經集注》，在《神農本草經》基礎上增藥一倍，將藥物分為玉石、草木、蟲獸、果、菜、米食等類。每一類再分為上、中、下三品。這種方法雖然也比較簡單，但較三品分類是一大進步，為後世本草按藥物自然屬性分類奠定了基礎。此後唐代的《新修本草》，宋代的《開寶本草》、《嘉祐本草》、《經史證類備急本草》，乃至明代的《本草品匯精要》等，在將近千年的歷史中，所有主要本草，基本上都是沿用陶氏的分類方法。到了李時珍編著《本草綱目》時，分類方法有了重大的發展。他把藥物分為水、火、土、金石、草、穀、菜、果、木、服器、蟲、鱗、介、禽、獸、人等 16 部，再把各部藥物分成 62 類。如：金石部分為金類、玉類、石類、鹵石類；草部分為山草、芳草、濕草、毒草、蔓草、水草、石草、苔類、雜草；禽部分為水禽、原禽、林禽、山禽等等。李氏的分類方法，不僅更趨細致，而且歸類安排，也更為科學。以草部藥物為例，主要是按植物的生長環境和形態特徵等進行分類的，其中有不少藥物的排列、同現代植物分類學的歸類排列，基本相似。

　　2. 按中藥的主要功能分類：

　　有以藥物四性分類、以藥物主要歸經分類及針對病證分類的，也都屬於功能分類的範疇。

　　按中藥主要功能分類，是在中醫理論影響下進行的，同中醫辨證施治的原則有著密切聯系，因此，這種分類法，對學習、研究中藥學和中醫臨床辨證用藥，起到執簡馭繁的作用。

　　由於絕大部分中藥都具有多種功能，故一般按最主要的功能歸類，以反映該藥作用的特點，便於臨床選用。這種分類法，通常分為解表、清熱、溫中袪寒、瀉下、理氣、活血袪瘀、消導、補益、袪風濕、利水濕等。某些大類還分成若干小類，如：清熱藥再分為清熱瀉火藥、清熱涼血藥、清熱燥濕藥、清熱解毒藥；補益藥再分為補氣藥、補血藥、補陰藥、補陽藥等。

　　3.臟腑經絡：

　　歷代本草按藥物功能分類的，還有唐代陳藏器的〝十劑〞分類，將藥物歸納為宣、通、補、泄、輕、重、滑、澀、燥、濕十類。金代張元素創〝臟腑虛實標本用藥式〞，則將藥物根據臟腑受病的標本、寒熱、虛實歸類。這兩種分類法，對後世都有一定影響。又，如：明代賈九如《藥品化義》按肝、心、脾、肺、腎、氣、血及痰、火、燥、風、濕、寒分類，近於〝臟腑虛實標本用藥式〞的分類法；清代黃宮繡《本草求真》把藥物分為補、瀉、散、血、收澀等七劑，各劑再分成30類，如：補劑分為溫中、補火、平補、滋水、溫腎；散劑分為散寒、驅風、散濕、散熱、吐散、溫散、平散等。這又是在〝十劑〞基礎上的發展。

　　4.按自然屬性和親緣關係分類：

　　按自然屬性和親緣關係分類，則有利於對藥物來源及其品種的鑑定。由於同一科屬的藥物（主要是植物、動物類藥物）， 其形態、內部構造、化學成分及醫療作用，往往有相近之處，故通過親緣關係這一線索，也便於調查研究，從而發現和擴大新的藥源。

　　即將中藥區分為植物、動物和礦物等類。植物和動物類藥物，根據其親緣關係分類排列，也就是按植物、動物的科屬歸類。植物藥，如：黃連、白頭翁屬毛茛科，當歸、柴胡屬繖形科，大黃、何首烏屬蓼科；動物藥，如：羚羊角的原動物羚羊，牛黃的原動物黃牛，均歸屬哺乳動物牛科；蛤蚧、守宮屬爬行動物壁虎科，斑蝥、芫青屬昆蟲類芫青科等。礦物類藥物，則根據礦物中所含主要的或含量最多的某種化合物分類，如：朱砂、輕粉屬汞化合物類，磁石、赭石屬鐵化合

物類，雄黃、砒石屬砷化合物類，膽礬、銅綠屬銅化合物類等。

5. 按藥用部分分類：

按藥用部分分類，是便於研究藥材的外形和顯微特徵，以利對品種異同、質量優劣的比較鑑別；且因同一植物的不同入藥部分，採收、加工、貯藏等方法亦各有不同，故按藥用部分分類，也有利於對這些問題的研究和處理，保證藥材的質量。

主要使用於植物類藥物，如：大薊、小薊、蒲公英、益母草等屬全草類，人參、大黃、龍膽草、川芎等屬根及根莖類，木通、雞血藤、通草等屬莖木類，桑白皮、牡丹皮、杜仲、黃柏等屬皮類，側柏葉、大青葉屬葉類，辛夷、金銀花、菊花等屬花類，五味子、木瓜、杏仁、砂仁等屬果實種子類等。

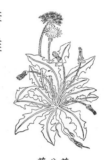

蒲公英

6. 按藥物化學成分分類的。

採用這種分類法，有利於研究藥物的有效成分及其化學鑑定。

7. 筆劃

二、方劑分類概況

方劑的分類方法很多，七方說、十劑說、按病證分，按臟腑分，按治法分等。

1. 七方說：大、小、緩、急、奇、偶、複。

2. 治法分類：

解表劑，瀉下劑，溫裏劑，清熱劑，理氣劑，理血劑，祛痰劑，補益劑，安神劑，開竅劑，消導化積劑，驅蟲劑，固澀劑，湧吐劑，和解劑，祛暑劑，表裏雙解劑，治風劑，祛濕劑，治燥劑，癰瘍劑。

第三節　中藥的品種

中藥的品種，一般指藥品的種數而言。品、種、味，都可作中藥數目的計量單位。不過「品」還可以作為中藥分類的名詞，如《本經》中的上品、中品等。品種繁多也是中藥的一大特點，對於中藥品種的計數方法，各本草書籍不盡一致。有以條目為單位的，有以藥品（處方名、入藥部位）為單位的。

中藥品種繁多，在古代經典之中，散記的藥物甚少，如《詩經》、《山海經》所載藥名，多為百餘種而已。到了漢代，中國現存的第一部本草專著《神農本草

經》，則載藥已達 365 種；其後，梁代陶弘景的《本草經集注》收載藥物就增加到了 730 種；唐代《新修本草》發展為 844 種（或作 850 種）；而後，宋代唐慎微的《證類本草》，增至 1744 種；明代李時珍的《本草綱目》更集 16 世紀以前本草學之大成，收載藥物達 1892 種（實為 1897 種）；清代趙學敏的《本草綱目拾遺》，又在《本草綱目》的基礎上新增了大量的民間藥物，使本草典籍所載藥物達到 2600 餘種。中華人民共和國在 50 年代至 80 年代中，進行中藥大普查，總計達 12807 種。

就其發展的形式而言，概括起來主要有以下幾種情況。

（一）搜集整理民間用藥經驗，不斷增加新的品種。

這是中藥品種發展的主要形式。

（二）增加原來藥物的藥用部位，擴大藥味新品種。

有些藥物首先只用其一個部位，而後來增加了其他入藥部位，形成了新的品種。最典型的要算「蓮」了，在《神農本草經》中只有蓮實（即蓮子），到了《名醫別錄》又增加了藕節，後世進而擴大到蓮鬚、蓮心、蓮蕊、荷葉、荷梗、荷蒂等共 15 個部位入藥，增加到 15 個品種。

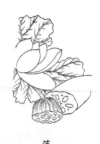

蓮

（三）從正種的附藥中和多來源藥物中獨立成為新的品種。

在古代本草中，往往把新發現的形態或藥效相近的藥物附在原有藥物之後，稱為附藥。如《神農本草經》的乾薑，後世分出了生薑、炮薑、薑皮等。

（四）從親緣相近的藥物或生物中分列或尋找新的品種。

在古代本草中往往把親緣相近的物種當作一種藥物論述。如《神農本草經》中的「朮」，後世分發展為白朮、蒼朮等。從近緣物種尋找新藥種也是一條重要途徑。如近年從人參的近緣植物中找到了與其功效相近的刺五加，是一個更為典型的例子。從含有相同類的有效成分的植物中尋找新的藥物，是現代天然藥物研究的方法，應用這種方法來尋找和發現新的中藥品種，近年也取得了可喜的成果，如矮地茶的有效分為矮地茶素，而該成分在矮地茶中含量較低，現發現從虎耳草科的落新婦、岩白菜中提取，含量更高。從而為化痰止咳藥物增添了新的品種。

（五）不斷吸收國外經驗，豐富中藥品種。

古代本草中凡冠有「番」、「胡」字樣的藥物，多是從當時的國外傳來的。中藥品種的增多，豐富和擴大了中藥來源。但也帶來了新的問題，出現了同名異

物，同物異名的情況，導致不少中藥品種混亂，名不副實，進而影響臨床用藥的安全有效，對中醫藥事業的發展帶來嚴重影響。有的藥物品種未變，但藥名已經變更，或被作為另一種藥物處理。因此，我們既要了解中藥品種的發展，也要了解中藥的變遷。中藥品種的變遷，情況甚為複雜，概括起來，通常有如下數種形式：

1. 淘汰：中藥的品種並不是直線上升、只增不減的，而是在不斷增減中發展的。如《本經》中的有些藥物，在現代的中藥書籍中已經消失。

2. 取代：中藥的品種也不是一成不變的，不少品種往往為其他品種所取代。有的藥物因療效欠佳，故而被後世更優的品種所取代：如漢代的積實原為枸橘；有的藥物因古代描述不詳而被後世新品種所取代：如巴戟天；也有一些原屬外來的藥物而被國產品種所取代：如早期進口的蓽澄茄屬胡椒科植物，後世則以國產樟科的山雞椒的果實取代之；還有因當時採伐過度，資源匱乏，而被同屬近緣品種所取代：如秦皮古代用小葉梣的樹皮，而現代則以大葉梣或尖尾梣的樹皮取代之。

3. 同名異物：本草中的品種，在不同的歷史時期，同一品名所用的藥物名實不一，如《本經》中的通草，實為後世的木通；或同一品名，所用藥物的其主次地位發生改變，如白附子古代主要用關白附，而現代主要用禹白附。

4. 同物異用：還有一種情況，即在不同時期、不同的本草書籍中，把同一品種當作不同品名的藥物處理。如瑞香科的狼毒，《本經》、《別錄》均稱其為「狼毒」，而《滇南本草》則以之作「綿大戟」用。

5. 範圍伸縮：不同時期、不同的本草文獻，對某些藥物品種的範圍概念不同。如獨活與羌活，在《本經》中是混為一談的，但直至《本草備要》才將其分為兩條；又如虎掌與天南星，宋以前本草，分別記為兩種藥物，而李時珍則將其合二而一，現時亦將虎掌與天南星混用。

此外，還有無根據地誤用，如以苘麻子作冬葵子用就是典型例子。綜上所述，中藥的品種，隨著歷代本草的更遞，兼受種種因素的影響，其所載藥物品種在不斷地發生變化。就整個藥物種數而論，多數藥物由於其療效確切而被沿襲應用；而一部分品種則被淘汰，同時也有新的品種不斷被增補進來。因此，中藥的品種是在歷代本草不斷地變遷中逐漸發展起來的。

memo

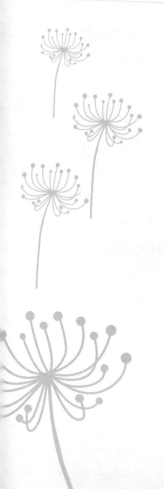

§ 第四章　中藥的性能

　　中藥的性能，簡稱藥性，主要是指中藥所各自具有的性質及由性質所產生的功能。中藥正因為有各自的特殊的性質，所以才能有其本身的功能，才能防治疾病。中藥性能的理論是研究藥物性能對人體的作用及對疾病治療機理，中藥性能的理論是中藥基礎理論的重要組成部分。

　　中藥基礎理論是現代的術語，其內容是指藥性理論中的主要內容。藥性理論包括內容極為廣泛，其中有基礎藥性理論，如：抽象藥性（藥性陰陽、五行、易理、運氣等）、形性藥性（包括：形質、性味、臭、色、有毒、無毒等）、向位藥性（包括：歸經、氣血營衛、升降浮沉等）、功能藥性（藥物治療作用的概括）、綜合藥性（如：藥類法象、用藥法象、辨藥八法…等）、配伍理性（七情、引經、藥對、十八反、十九畏等包括在內）、方劑藥性（包括：君臣佐使、七方等等）、禁忌（包括：藥忌、服藥禁忌、妊娠禁忌等）。　除上述基礎藥性理論外，還有採製應用藥性理論（如：採收理論、修製理論、製劑與劑型理論、服用理論等）。　由上可知藥性理論的內涵非常豐富非常廣泛。中藥基礎理論主要是指上述藥性理論中的基礎藥性理論。這些理論也是中醫藥學的現代發展的關鍵。而本章所述「中藥藥性」又是中藥基礎理論中最重要的組成部分之一。

　　藥性理論含意廣泛，本章中藥性能的內容擬定狹義的藥性，只重點介紹中藥的性能（四氣五味）、升降浮沉（作用趨向）、歸經（作用部位）、補瀉、有毒無毒等內容。

　　研究藥物的性能，即為研究藥物的藥理作用。人體在生理功能正常之下，陰陽是互相制約、平衡和協調。如：陰或陽的一方偏衰，勢必導致另一方的相對亢盛；陰或陽的一方偏勝，勢必導致另一方的虛衰，使陰陽失去了正常的互相制約關係，出現了偏勝或偏衰，而發生疾病。

　　藥物治病的基本作用是祛除病邪，消除病因，恢復臟腑功能的協調，糾正陰陽偏盛偏衰的病理現象，使之在最短時間能恢復到正常狀態。藥物之所以能達到治病的目的，是因為各種藥物都各自具有其特性和作用，也可說藥物的偏性。以藥物的偏性，可調整機體內部糾正疾病的陰陽的偏盛或偏衰的病理現象。藥物的性能，是前人在長期實驗中逐漸認識、歸納，然後概括、累積而來的，已成為中醫藥理論體系中的一個重要組成部分。

中藥品種眾多，每一種藥物都有一定的適應範圍，例如：紫蘇可以治療感冒，大黃可以治療便秘，蒲公英可以治療熱癤、疔瘡，黃耆可以治療氣虛……，不同的病症就需要選用不同的中草藥來治療，這就是因為它們各自具備特有的性能。

中藥的性能，可以從多方面來認識，疾病有寒性、熱性的區別，藥性也有寒、熱的不同；病勢有向上向下、在表在裡的差異，藥性也有升、浮、沉、降的區別；疾病發生部位在各個臟腑經絡不同，藥性也有歸入某經的區分……等等。

認識藥物的性能，並不是某一個人在某一時期"天才"地發現的。它是我國人民在長期與疾病作鬥爭的過程中，逐漸積累了藥物治病的豐富經驗，並把它上提升為理論的結果。這些理論，雖然還有待於進一步研究、提高，但長期以來，對中醫用藥曾發揮一定的作用。因此，中醫治療疾病，除了必須對患者的病情作出正確的診斷以外，還必須較為熟練地掌握中草藥的性能，才能正確用於臨床。

第一節　性味

性和味是藥物性能的最重要標誌。每種藥都具有性和味，代表藥物的藥性和滋味兩個方面。其中的"性"又稱為"氣"，是古代通用、沿襲至今的名詞。通常認為性有四種，味有五種，所以通稱為四氣五味。性和味的作用，既有區別，又有聯繫。

陰陽用於疾病的治療，不僅用於確立治療原則而且也用來概括藥物的性味功能，作為臨床用藥的依據。治療疾病，不但要有正確的診斷和確切的治療方法，同時還必須熟練地掌握藥物的性能。根據治療方法，選用適宜藥物，才能收到良好的療效。

中藥的性能，是指藥物具有四氣、五味、升降、浮沈的特性。四氣（又稱四性），有寒、熱、溫、涼。五味有酸、苦、甘、辛、鹹。四氣屬陽，五味屬陰。四氣之中，溫熱屬陽，寒涼屬陰。五味之中，辛味能散、能行，甘味能益氣，故辛甘屬陽，如：桂枝、甘草等；酸味能收，苦味能瀉下，故酸苦屬陰，如：大黃、芍藥等；淡味能滲瀉利尿（物質的濃淡對比而言，濃屬陰、淡屬陽）故屬陽，如：茯苓、通草。鹹味藥能潤下，故屬陽，如：芒硝等。按藥物的升降浮沈特性分，藥物質輕，具有升浮作用的屬陽，如：桑葉、菊花；藥物質重，具有沉降作用的屬陰，

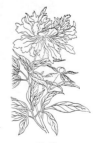

芍藥

如：龜板、赭石等。治療疾病就是根據病情的陰陽偏盛、偏衰確定治療原則，再結合藥物的陰陽屬性和作用，選用相應的藥物，以糾正由疾病所引起的陰陽失調，從而達到治癒疾病的目的。

第一項　四性

性有寒、涼、溫、熱四種不同的藥性。一般也稱為四氣。它是根據藥物作用於機體所發生的反應而得之結論。溫、熱和寒、涼是屬於兩類不同的性質，是對立的兩種藥性；溫、熱屬陽，寒、涼屬陰。熱和溫之間、寒和涼之間，則分別具有共性，只是程度上的不同，也就是說藥性相同，但在程度上有差別。寒甚於涼、寒涼還有微寒、大寒之分，熱甚於溫、溫熱還有微溫、大熱之別。一般認識是：微寒即涼，涼次於寒，寒次於大寒；微溫次於溫，溫次於熱，熱次於大熱。

除上述四性（氣）外，還有一種平性的藥物，這類藥物作用較緩和，溫熱或寒涼之偏勝之氣不很顯著，沒有副作用，即性質和平，故稱之為平性。但所謂平性，並非絕對，實質上，仍有微溫、微寒之偏，仍未越出四性範圍，所以在實際上，雖有寒、熱、溫、涼、平，而一般仍稱四性或四氣，而不稱〝五性（氣）〞。

藥物四氣的不同，其治療疾病的種類也不同。神農本草經中說：「療寒以熱藥，療熱以寒藥」。說明溫熱藥可以減輕和消除寒證，反之可以減輕或消除熱證的藥物，其性屬寒涼。

藥物的四氣是從長期醫療實驗中所得的規律，至今仍影響著中醫的臨床用藥。但是從古今書籍中可以發現，對同一藥物的性味記載往往有不一致的。例如：天仙子，神農本草經載：「味苦、寒」；藥性論載：「苦辛、微溫，有大毒」；現代中藥大辭典載「苦辛、溫，有毒」。升麻，神農本草經：「微寒」；張元素稱：「性溫」。人參，神農本草經：「甘，微寒」；名醫別錄：「微溫」：本草備要：「生甘苦微涼，熟甘溫」等等。這類記載有差異，甚至完全相反的例子甚多，即使在現代許多著作中也佔相當比例。這種情況一方面說明性的記載是經驗，本身也有不完善處，加之代代相傳，可能出現差錯；也有的按臨床不同體會，就有不同結論。如何正確理解，應由當代醫藥學家進一步以現代科學方法進行研究。

藥性的寒、熱、溫、涼，是藥物作用於人體發生的反應歸納出來的，凡能減輕或治療熱證的藥物，均屬於寒性或涼性；凡能減輕或治療寒證的藥物，均屬於熱性或溫性。例如：若表現為形寒肢冷、面色蒼白、口不渴喜熱飲、關節冷痛、

感受風寒、怕冷發熱、流清涕、小便清長、大便稀溏、脈微弱、舌苔白、全身功能衰退、能量新陳代謝降低，甚而心臟衰竭等，這是寒的症狀，這時必須用溫熱藥，如用：附子、肉桂、乾薑、吳茱萸、紫蘇、生薑等溫裏祛寒藥，煎了湯飲服後，可以使病患發一些汗，就能消除上列症狀。如果，病人表現面紅目赤、身熱口渴、煩燥譫語、發狂、精神亢奮、胸腹灼熱、痰黃粘稠、小便黃短，大便秘結或瀉而氣臭、腹痛拒按、舌質紅、舌苔發黃、脈洪數、療瘡、熱療、局部紅腫疼痛，或有發熱等，這就是熱的症狀，這時，就必須用寒涼藥，如：石膏、知母，黃芩、黃連、金銀花、菊花等來治療，可以得到治癒。

中藥的藥性，通過長時期的臨床實踐，絕大多數已為人們所掌握，如果我們熟悉了各種藥物的藥性，就可以根據神農本草經"療寒以熱藥、療熱以寒藥"和內經所說"熱者寒之、寒者熱之"的治療原則針對病情適當應用。一般言之，寒涼藥，大多具有清熱、瀉火、解毒兼具抗菌、消炎、鎮靜等抑制性質的作用，常用來治療熱性病症。溫熱藥，大多具有溫中、散寒、助陽兼具興奮性質等作用，常用來治療寒性病症。

目前雖用科學方法去研究四氣，但只為初步，尚未全面，茲僅將已知者述於下：如發現熱證病人不論是肺炎（辨證：肺熱喘咳）、急性胰腺炎（辨證：濕熱中阻）或潰瘍出血（辨證：胃熱出血），其交感神經有增強的表現，且尿中兒茶酚胺排出量也明顯增多，反之，寒證病人（類風濕關節炎，慢性胰腺炎或潰瘍病，辨證為寒脾或脾腎陽虛或脾胃虛寒），其神經系統均表現為交感活動不足，尿內兒茶酚胺排出量和 17- 羥皮質類固醇（17-OHCS）的排出量均減少。以上說明熱證病人交感—腎上腺功能偏亢，寒證病人交感—腎上腺功能偏低。寒證者經溫熱藥為主的方劑治療後，寒象緩解；熱證者經寒涼藥為主的方劑治療後，熱象漸退，此時這二類病證相反的病人，神經平衡指數和尿內兒茶酚胺及 17-OHCS 的排出量漸趨正常。

又實驗證明溫熱藥鹿茸能提高腦、肝、腎等組織的耗氧量，促進糖的分解。烏頭能促進腎上腺皮質激素的分泌和磷酸酶活性增加，而增強糖、蛋白質和脂肪的代謝。細辛煎劑對貓瞬膜和血壓有腎上腺素樣作用。麻黃、桂枝、乾薑、肉桂和麻黃附子細辛湯均能提高實驗小鼠的耗氧量。附子、細辛、吳茱萸、蜀椒、高良薑等均含消旋去甲烏藥鹼，有強心作用，因而表現出溫熱之性。以上均證明藥性的寒熱溫涼都與交感—腎上腺系統功能偏亢偏低、體內產熱量過多與不足有密

切關係。

　　同一藥物對不同機能狀態的個體可能產生不同的結果，如：洋地黃對正常心臟並無明顯的強心作用，催產素對妊娠末期的子宮明顯地促進收縮。中藥也有相似情形，溫熱藥對交感─腎上腺系統和能量代謝的促進作用對寒證患者明顯，而對正常機體的結果不完全一致。如：對11種典型的熱藥：仙茅、仙靈脾、補骨脂、麻黃、桂枝、細辛、乾薑、吳茱萸、附子、烏頭、肉桂等進行觀察表明，在正常小鼠，麻黃、桂枝、乾薑、肉桂能增加耗氧量，仙茅、仙靈脾、吳茱萸、烏頭、補骨脂降低耗氧量，細辛、附子引起耗氧量的變化並不明顯。又如：熟附片對於休克狀態的動物，可使血壓上升，而對正常動物卻反使血壓下降。川烏對交感神經亢進者易中毒，反之，對疲勞、出血、飢餓的動物毒性反而減弱。

　　又寒藥在冬季、熱藥在夏季應用時，在劑量上應加以控制，即中藥作用與時令有關係，如：實驗證明：在20℃以下，以麻黃附子細辛湯連續餵飼小鼠一週，可使體重和抗凍（於零下3～5℃）能力較對照組明顯增加，但在夏季 25 ℃以上，則體重反較對照組明顯減輕，抗凍能力反而減弱。此外，實驗證明，附子在不同氣溫條件下，對動物的作用也不同，室溫18℃以上時，附子冷浸液的毒性較18℃以下時明顯增加，離體心臟實驗也證明，5～9月氣溫較暖的季節，附子冷浸液引起心傳導障礙增加，而11月～次年3月的寒冷期則主要出現強心作用。

　　對於由細菌、病毒、寄生蟲等病原引起的急性感染，中醫辨證一般屬熱，需以寒涼藥為主的方劑治療。如：清熱藥中的金銀花、連翹、黃連、黃芩、黃柏、大黃、青蒿、魚腥草、地錦草等，辛涼解表藥中的牛蒡子、菊花、柴胡等，清熱通淋藥中的木通、車前草、萹蓄等，此三類寒涼藥中前所列之藥物均具有一定的抗感染作用。惡性腫瘤的臨床表現，如：局部腫、痛、潰瀾、惡臭和發熱等也是屬於熱（毒），　目前已證明部分寒涼藥具有抗腫瘤作用，如：山豆根、山慈姑、大黃、白花蛇舌草、喜樹，青黛等。

第二項　五味

　　味，有辛、甘、酸、苦、鹹五種不同的滋味，通稱五味。有些藥物有淡味或澀味。淡即平淡之意，一般淡味多和甘味聯用，有〝淡附於甘〞之說。澀味往往和酸味有類似的作用，所以習慣均稱五味。它主要是由味覺器官辨別出來的，或是根據臨床治療中反映出來的效果而確定的。

內經：「辛散、酸收、甘緩、苦堅、鹹軟」，後世醫家，加以補充為「辛能散、能行，甘能補、能和，苦能燥、能瀉，酸能收、能濇，鹹能軟、能下。」

五味也分別有其陰陽屬性：辛、甘、淡屬陽，酸、苦、鹹屬陰。五種滋味各有其作用功效特點，其具體的內容，如下：

一、辛

凡辛味具有散、行的功能。即有發散、行氣或潤養等作用。散，指發散，可開腠發汗，解表散邪。一般發汗的解表藥物與行氣的藥物，大多數有辛味。如：麻黃、生薑、薄荷、紫蘇、荊芥等多具有辛散作用。行，指有行氣、行血作用。可助氣血運行，疏通鬱滯，消腫止痛。如：陳皮、木香、香附、豆蔻、砂仁等，味辛行氣滯而解除疼痛，又紅花及某些滋補藥，如：菟絲子，味辛行血，萊菔子味辛消食積，全蠍味辛散結。

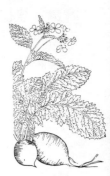

萊菔

二、甘

甘味具有補、和的功能。即有補益（補養、滋補）、和中、緩急（緩和拘急疼痛）、潤燥等作用。補，可補益陰陽氣血之虛。如：人參、黨參、黃耆味甘補氣，鹿茸味甘補陽，當歸補血，熟地味甘補陰、補血，麥冬之養陰。和，可緩和拘急疼痛，調和藥性，緩解毒性。如：白芍味甘可緩四肢拘攣疼痛；大棗味甘調和諸藥；甘草、飴糖的味甘可緩急，和中，調和藥性，解多種藥物、食物及毒物的中毒。很多消導藥為味甘，如：雞內金味甘、麥芽味甘，山楂味酸甘，萊菔子味甘平、神麴亦為味甘。甘味藥大多質潤而善於潤燥。

一般滋補性的藥物及調和藥性的藥物，大多數有甘味。

三、酸

酸味具有斂、澀的功能。即有收斂、固澀等作用。斂，可斂氣、斂汗；澀，可固澀止陰的排泄，具體表現在平喘、止汗、止血、止瀉、止帶、固精、縮尿等作用。如：山茱萸、五味子、金櫻子等能澀精斂汗，治遺精、白帶、經多、虛汗等。訶子、石榴皮、五倍子等能澀腸止瀉，治久痢脫肛；烏梅止咳止瀉等。

一般帶有酸味的藥物，大都具有止汗、止瀉等作用。

四、苦

苦味具有燥、泄的功能。即有瀉火、燥濕、通泄、下降等作用。泄的含義有三：一指通泄，如：大黃瀉實熱而通便，適用於熱結便秘；有指降泄（下降）的，如：

杏仁，適用於肺氣上逆的喘咳；有指清泄，如：梔子，適用於熱盛心煩。至於燥，可祛濕，故用於濕證。濕證有寒濕和濕熱的不同，如：蒼朮（燥濕健脾）為溫性的苦味藥，可用於寒濕證，而黃連（燥濕瀉火）則為寒性的苦味藥，適用於濕熱證。泄，有通泄、降泄、清泄等作用，如：大黃適用於熱結便秘，此為通泄作用；桃仁味苦通經，木通味苦利尿，王不留行味苦通乳

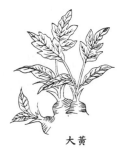

大黃

等均屬通泄作用。如：杏仁適用於肺氣上逆的喘咳及葶藶子味苦平喘作用，半夏味苦有止嘔作用則屬降泄作用。又如：梔子為寒性苦味藥，適用於熱盛心煩等證，此為清泄作用。另外，還有〝苦能堅陰〞之說，如：黃柏、知母用於腎陰虛虧而相火亢盛的痿證，即為泄火存陰（堅陰）的意義。

一般具有清熱、燥濕、瀉下和降逆作用的藥物，大多數有苦味。

五、鹹

鹹味具有軟堅、散結、潤下、瀉下等功能。多用以治療瘰癧、痰核、痞塊和熱結便秘等證。如：昆布、海藻、海浮石等味鹹可治痰核、瘰癧、癭瘤；鱉甲味鹹可消癥瘕；芒硝味鹹可瀉下通便；瓦楞子軟堅散結等。

一般能消散結塊的藥物和一部分瀉下通便的藥物，帶有鹹味。

在五味以外，還有淡味、澀味，它們的意義和作用是這樣的：

六、淡

就是淡而無味，有滲濕、利尿作用。多用以治療水腫、小便不利等證。如：茯苓、豬苓、通草、滑石之類，均味淡可滲濕利尿。

一般能夠利水滲濕、通利小便的藥物，大多數是淡味。

七、澀

有收斂止汗、固精、止瀉及止血等作用。和酸味藥的作用相似。多用以治療虛汗、泄瀉、尿頻、滑精、出血等證，如：龍骨、牡蠣澀精，赤石脂澀腸止瀉。

由於淡味，沒有特殊的滋味，所以一般將它和甘味並列，稱〝淡附於甘〞；同時，澀味的作用和酸味的作用相同，因此，雖然有七種滋味，但習慣上仍稱〝五味〞。

藥物的味，也和氣一樣是前人經過長期的經驗而累積出來的。一般認為藥物的味是經前人口嚐而得，但也有認為味的來源既有口嚐記載相傳下來，也有很多是從臨床經驗推理而得。事實上，自從《神農本草經》開始直至清代在本草著作

中已收載藥物二千七百多種藥物，怎麼可能每個藥都經口嚐而記載？從六十年代開始，有很多篇報導，經口嚐所得滋味與一些書籍記載的味，幾乎一半以上是不一致的。因此歷代本草著作中，乃至現代著作中對藥物的味常有不同，這是不足為奇的。因為這畢竟是經驗，歷史條件的限制，在那些朝代時，不可能有今天的現代科學方法來證實和記述。雖然這樣，我們仍應充分遵循實驗的經驗，因為它們對現今的中醫臨床應用仍是指導用藥的主要理論依據，並且是行之有效的。

第三項　性、味的相互關係

氣和味的關係是非常密切的，由於每種藥物的性能，是由性和味綜合而成，即每一種藥物，都包含了氣和味，每一種藥物既具有一定的氣，又具有一定的味。由於氣有氣的作用，味有味的作用，故認識藥物的功能，必須將性和味的作用綜合起來看待，不能只從性或單看味。如有兩種藥物，同性異味或同味異性，其作用必有差異，當然在某些方面可能有共同性，但又必然每個藥物有其特性。例如：同為溫性藥，但一個味辛，一個味甘，則前者（辛溫）就袪寒、行氣血或發散作用，後者甘溫則側重補益作用。用為辛味解表藥，如一為辛溫，一為辛寒（涼），則其功效前者為辛溫解表，後者以發散風寒為主，屬辛寒（涼）解表藥，患者所表現證候是不同的。例如：紫蘇性味辛溫，辛能發散，溫能散寒，所以可知紫蘇的主要作用是發散風寒；蘆根性味甘寒，甘能生津，寒能清熱，所以可知蘆根的主要作用是清熱生津……等。

而藥物與藥物間，一般說，性味相同的藥物，其主要作用也大致相同；性味不同的藥物，功能也就有所區別；性同而味不同、或味同而性不同的藥物在功效上也有共同之處和不同之點。例如：同樣是寒性藥，若味不相同，或為苦寒，或為辛寒，其作用就有所差異，如：黃連苦寒、可以清熱燥濕，浮萍辛寒、可以疏解風熱。又如：同一溫性，有生薑（辛溫）、半夏（辛溫有毒）之辛，遠志（辛苦溫）、厚朴（苦、辛溫）之苦，黃耆（甘溫）、熟地（甘而微溫）之甘，烏梅（酸澀而溫）、木瓜（酸澀而溫）之酸，旋覆花（鹹、苦辛，溫）、蛤蚧（鹹平）之鹹等。同樣是甘味藥，但氣有所不同，或為甘溫，或為甘寒，其作用也不一樣，如：黃耆甘溫‧可以補氣，蘆根甘寒、能清熱生津。又，同一辛味，有石膏（辛寒）、薄荷（辛涼）之寒涼，乾薑、附子之溫熱。

再者，藥物的性味，一般是性只有一種（溫、熱、寒、涼、微寒、微溫、大

熱必有其一），而味可以是一種，也可以兼有兩種或更多味者。因此判斷藥物性能時，不能簡單地將性和味相加來說明藥物的功能。應對藥物的性、味全面分析，綜合判斷，找出其中的主導方面。有取其性者（性佔主導地位）；有取其味（味佔主導地位）者；有數種味者，僅取其一種或兩種；也有性、味俱取者。一般補益藥多取其味，清熱藥、溫裏藥、解表藥等多取其性。五味子五味俱有僅取其酸、甘；豬苓甘淡僅取其淡；又如：麻黃辛苦溫、性味皆取；再如：當歸甘辛、芍藥酸苦，生地苦甘而寒，桂枝辛甘，鬱金苦甘兼辛等。這種錯綜的情況，即是用以說明藥物具有多種作用及藥物的性能，在相同之中，仍有不同的特點。因此，認識藥物的性能必須首先了解性和味的各自特性，綜合分析，同中求異，異中求同，才能全面了解藥物的性能。所以，在辨識藥性時，不能把藥物的氣與味孤立起來。

在臨床具體應用時，一般都是既用其氣、又用其味的，而在特殊應用的時候，配合其他藥物，則或用其氣，或用其味。

然而，儘管一方中的藥味可能很複雜，但多半是由一種或兩種味起主要作用。關於藥物的性味理論，既是中藥基礎理論中的重要部分，又是至今尚有許多爭議的問題。其爭議主要有兩方面：一是為什麼歷代本草及現今中藥學著作中，性味記載有許多不一致？說明並不科學；二是各種性、味的主要功效應如何認識？

在當今科學發達的時代，應該開展科學研究，以科學的論據來加以闡明。但因為性味理論是前人千百年的經驗，長期影響著臨床應用，而且至今仍是按此理論進行辨證論治，選藥組方，療效確切。行之有效的經驗是科學的，中醫中藥學作為傳統醫學，今天仍能屹立於世界。不科學的東西是經不起時間考驗的，必然早就被唾棄和消滅。

經對目前最常用的近 500 種中藥進行過統計分析，找到一些規律，雖然是粗淺的，但也能說明有一定的道理。在此簡介如下：

以藥物的性而言，在按功效用途分類的各類中藥中，大多既有寒涼藥，也有溫熱藥。但清熱藥、抗瘧藥、利水滲濕藥等只有寒涼藥或平性藥，沒有溫熱藥；而芳香化濕藥、行氣藥、溫裏藥等則只有溫熱藥，沒有寒涼藥；消食藥和安神藥則以平性藥為主。由此也可看出中藥的性和臨床辨證用藥的一致性。

以藥物的味而言，辛味藥在解表、芳香化濕、行氣、開竅、麻醉止痛五類藥中居多，這說明辛味能行能散的特點；甘味藥在補益藥及消食、安神藥中佔了絕大多數，而抗瘧，芳香化濕、行氣、開竅、麻醉止痛藥中則沒有甘味藥，這又顯

示甘味藥補益、和緩、調胃、養心、安神等作用功效；清熱、抗瘧、瀉下、驅蟲、抗風濕、抗腫瘤、麻醉止痛藥中則以苦味藥為主；酸味藥主要歸於收澀藥這一類中；鹹味藥則在化痰止咳、平喘、活血化瘀藥中為多；這些都說明了苦、酸、鹹味藥的功能特點。

至於寒、熱、溫、涼四氣及辛、甘、苦、酸、鹹五味與化學成分的關係從統計分析也有一定規律，但尚缺乏系統的實驗數據。

掌握中藥的性能，除明確四氣外，尤須知道五味之作用，因為疾病除了陰陽寒熱外，更有各種複雜的情況，例如：同一溫熱病，治法宜用寒涼，但由於病情的機轉不同，表現的症狀各異，用藥就有一定的步驟，如：溫邪初起，病在上焦，但熱不惡寒，咳嗽口渴，應用辛涼解表，如：薄荷、牛蒡子之類；若病邪入裏，熱在中焦，大便燥結者，便須用鹹苦瀉下的方法，如：芒硝、大黃等藥；熱甚燥渴者，胃津受傷，便須用甘寒生津，如：麥冬、西洋參、沙參之類；若熱傷陰液，可用清熱生津中加入鹹寒，如：阿膠、雞子黃等。如果但知四氣，不明五味，表證未除，便用鹹苦攻下，津液已傷，仍用辛涼苦寒，必然促使熱邪化燥，加速病人津液枯竭而有惡變。

沙參

第二節　升降浮沉

升降浮沉，就是指藥物進入人體後作用的四種趨向，這也是藥物性能的標誌之一。

疾病的病機和證候，常常表現出向上（如：嘔吐、喘咳），向下（如：泄利、脫肛），向外（如：自汗、盜汗），向內（如：表證不解而入裏）的趨向，就需要藥物有與這些症狀相反的作用，用以改善和消除上述病理現象，有這種作用的藥物就可以認為有與病勢相反的作用趨向。這種藥物的性能有利於調整機體的功能，有助於驅除病邪。它們的意義如下：

1.升：就是上升、升提的意思，有升陽、涌吐、開竅的功能，即藥物作用是上行的趨勢，能用於治病機向下、下陷的病證。能治病勢下陷的藥物，都有升的作用。

2.降：就是下降、降逆的意思，有降逆（即使氣行而不滯、氣順而不逆，咳喘胸悶的症狀可解除）、滲濕、瀉下等功能，即藥物作用是下行的趨勢，適用於

病機向上、上逆的病證。能治病勢上逆的藥物，都有降的作用。

3.浮：就是輕浮、上行、發散的意思，有發表、祛風散寒的功能，即藥物作用是向外的趨勢，能作用於病證在表的病證（如：感冒、溫病初起）。能治病位在表的藥物，都有浮的作用。

4.沉：就是重沉、下行、泄利的意思，有收斂、清熱的功能，即藥物作用是向裏導邪下泄的趨勢，能用於表證不解而入裏的病證。能治病位在裏的藥物，都有沉的作用。

但不是所有藥物都有升降浮沉的特性，有少數藥物，升降浮沈的性能不明顯或存在著二向性，如：補陰藥、養血藥就無明顯的升降浮沉性能。也有些藥物在升降浮沉方面具雙向作用，如：麻黃既能發汗，又能平喘、利水、發汗為向外，即屬浮，平喘、利水則為向下，即屬降、沉；川芎既「上行頭目」，又「下行血海」。牛蒡子既能向外發散在表的風熱邪氣，又能向下通利大便秘結。具雙向性的藥物，可以通過炮製或配伍等方法，使其表現為僅有升浮之性或沉降之性。

藥物的升降浮沉性能與藥物的性味有密切關係，主要以藥物的氣味厚薄為依據。以四氣言，內經上說：「……味厚則泄，薄則通，氣薄則發泄，厚則發熱。」此說明：氣也因厚薄不同，而有發熱（即散寒溫裏之意）和發泄（即發汗升陽之意）；「氣厚者浮」、「氣薄者降」，即溫熱藥性浮，寒涼藥性降。以味而言，因厚薄不同，而有能泄（即清火瀉下之意）和能通（即通降下行之意）的差異；「味厚者沉」、「味薄者升」，即酸、苦、鹹能沉，辛、甘、淡能升。李時珍曾指出：「酸鹹無升，辛甘無降，寒無浮，熱無沉」。 花葉類藥材質輕多升浮；種子、果實、礦物、貝殼類藥物質重多沉降。上述均為一般規律，但也有一些例外，如：紫蘇子辛溫應浮，但它是種子，功能降平痰喘；旋覆花屬花類應升，然其功效卻是降逆止嘔、止咳，所以有「諸花皆升，旋覆獨降」之說。這便是合於升降浮沈的理論根據，此也說明了升降浮沈是隨著氣味而變化的。

藥物質地的輕重，是升降浮沈的另一依據，凡花、葉及體質輕鬆的藥物，如：辛夷、荷葉、桔梗、升麻等，大多能夠升浮；子、實或質地重濁的藥物，如：蘇子、枳實、磁石、熟地等，大多能夠沈降。但此情況，並不是絕對的，還必須從各種藥物的功效特點來考慮，如：諸花皆升，旋覆花獨降。又如：蘇子辛溫，沈香辛微溫，從性味來說，應是升浮，但因質重，故作用為沈降；胡荽子用種子應是沈降，但因藥性辛溫，所以作用為升浮。

此外，藥物的升降浮沉性能，亦會隨炮製或配伍而改變。如：藥物經酒炒則性升，薑汁炒能散，酸炒能收斂，鹽炒能下行。又如：複方配伍中某些有升浮作用的藥物和具沉降作用的藥物共用，會受到一定的制約，視藥物用量和藥物多數的作用趨向等有關，但這些方面如何用實驗數據證實，目前尚不多。例如：淡豆豉與蔥白配伍組成蔥豉湯，能走表發散，但和梔子配伍組成梔子豉湯則沉而清裏。一般情況下，沉降藥和許多升浮藥配伍時，可抑制其沉降；反之，升浮藥在大部份沉降藥並用時，則抑制升浮作用，隨之沈降。此說明了應把藥物的升降浮沈靈活地運用實際中去。複方中藥物的升降浮沉作用，還和藥物所處主、輔位置、劑量大小有關。主藥、大劑量時易於發揮其原有的升降性能；輔藥、小劑量時則其原有升降性能易被抑制。

歸納來說，凡有升、浮性能的藥物，作用都是向上（上行）、向外；大抵具有，如：升提陽氣、發散表邪、祛風散寒、催吐、開竅等功效的藥物，藥性都是升浮的。凡有沉、降性質的藥物，作用都能向下（下行）、向裏（向內）；大抵具有，如：降逆止嘔、清熱、瀉下（通便）、利尿滲濕、收斂、斂汗、固澀、止咳平喘、止呃、安神、潛陽、息風、消導積滯、重鎮等功效的藥物，藥性都是沉降的。

升降浮沉，既是四種不同藥性，同時在臨床上又作為用藥的原則，這是它的重要意義。因為人體發生病變的部位有上、下、表、裡的不同，病勢有上逆和下陷的差別，在治療上就需要針對病情，選用藥物。病勢上逆者，宜降不宜升，如：胃氣上逆的嘔吐，當用薑半夏降逆止嘔，不可用瓜蒂等湧吐藥；病勢下陷者，宜升不宜降，如：久瀉脫肛，當用黃耆、黨參、升麻、柴胡等益氣升提，不可用大黃等通便藥；病位在表者，宜發表而不宜收斂，因表症須發汗解表，當用紫蘇、生薑等升浮藥，而不能用浮小麥、糯稻根等收斂止汗藥；病位在裡者，宜清熱、瀉下或溫裡、利水等沉降藥，不宜用解表藥等。如：肝陽上逆的頭痛，誤用升散藥，反而造成肝陽更為亢盛的情況；脾陽下陷的泄瀉，誤用泄降藥，反而造成中氣更為下陷、以致久瀉不止的症狀。

升降浮沉，也是對藥性認識的一種歸納方法，並且在應用上和藥物的歸經有密切聯繫。例如：肺病咳嗽，當用肺經藥物，但又須區分病勢的惰況，考慮升浮沉降的藥物；如果由於外邪束肺、肺氣失宣引起的咳嗽，當用升浮藥發散外邪、宣暢肺氣，如：麻黃、桔梗等；如：肺虛久咳就應該用斂肺止咳的五味子、訶子藥性沉降的藥物來治療。又如：氣分上逆的病症，應當用沉降藥來治療，但又須

區別屬於何經的病症，如：胃氣上逆、嘔吐呃逆，就要用半夏、丁香等胃經降逆藥；肺氣上逆、咳嗽氣喘，就要用旋覆花、白前等肺經降逆藥。升降浮沉的藥性，一般來說和藥物的性味、質地有一定關係。

在藥性方面來說，凡味屬辛甘、性屬溫熱的藥物，大都為升浮藥；味屬苦、酸、鹹，性屬寒涼的藥物，大都為沉降藥，因此有"酸鹹無升、辛甘無降、寒無浮散、熱無沉降"的說法。

在藥物質地方面來說，凡花、葉以及質輕的藥物，大都為升浮藥；種子、果實、礦石以及質重的藥物，大都為沉降藥。

但是，上述情況又並不是絕對的，還必須從各種藥物的功效特點來考慮，例如：諸花皆升，旋覆花獨降。在性味和質地方面，藥物的升降浮沉也是如此，如：蘇子辛溫、沉香辛微溫，從性味來說應是升浮，但因為質重，所以作用為沉降；胡荽子藥用種子應是沉降，但因為藥性辛溫，所以作用為升浮等等。此外，通過藥物的炮製，也能使升降浮沉有所轉化，如：酒炒則升、薑製則散、醋炒則斂、鹽製則下行。

第三節　補瀉

虛實指人體抗病能力及病邪之盛衰 ，「虛」是正氣不足而產生衰弱、退化等現象，慢性病、久病屬之，虛證表現出體弱多病、心肺功能差、面色枯萎、音低、精神不好、腹軟、便溏、脈無力 。「實」是邪氣有餘而產生亢奮等現象，急性病、新發病屬之，實證表現出體健壯、心肺功能尚可、面紅、音宏亮、精神好、亢進、腹滿、脈有力等。內經 ：「虛則補之，實則瀉之。」這是治療虛證和實證之基本原則，藥物的作用也歸納為補瀉兩方面，凡能扶助元氣，改善其衰弱現象者，稱為「補」， 能祛除病邪而平其亢奮者，稱為「瀉」。

但疾病原因不一，虛實的證候有各種不同的表現，補瀉用藥，也隨之有別，如：從症狀觀之，虛證實證，便有陰陽寒熱之分，如：寒證，屬陰盛者，當以祛寒藥為主；屬陽虛者，當以助陽藥為主。熱證，屬陽盛者，當以清熱藥為主；屬陰虛者，當以養陰藥為主。從病變所在觀之，有氣血臟腑之別，凡氣虛、血虛，當以補氣、補血藥為主，如：氣滯血瘀者，便當以行氣、活血藥為主。

治臟腑虛實的用藥方法，除了對本臟的補瀉外，又可使用「虛則補其母，實

則瀉其子」的方法 。「虛則補其母」之例，如：腎陰不足，可使肝陽偏旺，即腎虛不能養肝，常見肝風內動，腎陰虛為內分泌不足，呈現口乾、頭暈、耳鳴、盜汗、腰膝酸軟、遺精、舌紅等，治法應滋腎陰（用二地、鱉甲、女貞子、枸杞、山茱萸、牛膝、旱蓮、石斛）、 養肝血（用當歸身、製首烏、黑芝麻、潼沙苑）。 又例：凡肺氣虛（語言無力、氣短、音低、乾咳、舌淡）， 除補益肺氣（如：用黨參、黃耆、五味子、沙參、麥門冬、冬蟲夏草）， 應兼補脾胃（如：黨參、白朮、山藥、白扁豆）。至於「實則瀉其子」之例， 如：肺氣實，除瀉肺（桑白皮、馬兜鈴、黃芩）外，應兼瀉膀胱（利水藥）。

一般如：實證用補、虛證用瀉，必然會出問題，此為臨症用藥應注意之處。

第四節 歸經

歸經理論也是中藥藥性理論的內容的一部分，是中藥基礎理論重要組成部分之一。歸經也是中藥性能的標誌之一。

歸經包含有歸和經兩個內容。「歸」，也有入、走、通、行或稱某經藥等不同的說法，都表示趨向或歸屬的意思，是指藥物作用趨向哪一經或歸屬哪一經，即藥物作用的部位的歸屬，都有定向、定位的概念。所以，歸，可理解成藥物作用的定向、定位。「經」，涉及人體的經絡、臟腑、臟象等學說為基礎的生理或解剖區位，也就是指藥物所能及的區位。

歸經主要是指藥物在機體內的作用部位，也包含有藥物作用趨向的意義。就是藥物對於人體某些臟腑、經絡有著特殊的作用。即指藥物作用達某經或某臟腑或某幾經、或某幾個臟腑。亦即對某一臟腑、經絡（如：某經或某幾經）的病變，起著主要的作用。說明藥物功效的適應範圍。就是經絡學說中某經的全部循行點、線，也不局限於一個臟或一個腑，而只能說藥物作用主要作用於某經或某臟腑，因為藥物的傳統應用方法大多是經口服用湯劑，這就不可能使這些藥物的作用全部選擇性到達某經某臟腑。而且中醫理論特點之一就是整體觀念。所以歸經理論可以理解為是藥物作用的定向、定位，但不應拘泥於只是歸一經或一臟腑。

歸經，有直接歸經、間接歸經、相關歸經、病機歸經、定向歸經五種歸經方法。例如：龍膽草能歸膽經，說明它有治療膽的病症的功效；藿香能歸脾、胃二經，說明它有治療脾胃病症的功效。

決定藥物歸何經，必須與臟腑辨證聯繫在一起，離開了臟腑辨證就無法決定歸經。如：水腫兼有納差、疲乏、懶言、便溏、舌淡等症狀，是脾陽不足、氣不化水所致，宜白朮、茯苓、乾薑、黃耆等治之，此些藥即歸入脾經；水腫而兼有形寒肢冷、腰酸軟、遺精、舌淡胖等症狀，屬腎陽不足，不能溫化水濕所致者，宜附子、肉桂等治之，此些藥即歸腎經；水腫由外邪引起，有惡寒、發熱、咳嗽等症狀，屬肺氣不宣、不能通調水道、下輸膀胱所致，宜用桑白皮、麻黃、葶藶子等治之，此些藥即歸肺經；桔梗、杏仁、款冬花能治喘咳，而歸肺經；天麻、全蠍、羚羊角等能治療手足抽搐等肝經病變，就歸肝經；朱砂能安神，歸心經；柴胡、青蒿能治寒熱協痛、口苦而歸入膽經。由此可見，中藥作用有一定的選擇性，亦即歸經是從臨床實踐中歸納出來的，它與臟象、經絡學說有密切關係。

此外，歸經學說和中醫基本理論陰陽、五行學說也有關係，歸經和藥物的性味、升降浮沉等性能的關係更為密切，因五行學說把藥物的味、色和臟腑聯起來，關於藥物的歸經，古代文獻上又曾將它和"五味"聯繫起來，認為：如：味辛能入肺、大腸，味甘能入脾、胃，味苦能入心、小腸，味酸能入肝、膽，味鹹能入腎、膀胱。這裡所說的心、肝、脾、肺、腎，非純指解剖學的概念，主要是經絡、臟象學說的概念。這種歸納，雖然對一部分藥物是符合的，但絕大部分與客觀實際情況並不一，不能作為規律性來認識。例如：解表藥中辛味最多，如：桂枝、細辛、荊芥、紫蘇等藥，絕大部分歸肺經；清熱燥濕藥中的藥物，性味、升降浮沉性能大體相似，但黃芩主清肺熱，黃連主清心胃，龍膽專瀉肝膽，黃柏則降腎火，說明它們的作用部位——歸經各有不同。再如：同為補益藥，也有主補肝或腎、脾、肺等的不同，這也由於歸經的不同。又如：甘味藥含糖類，具有營養作用，服後能長肌肉，增氣力，還有不少多糖是免疫增效劑，能提高機體免疫力，此與脾主運化、主肌肉，脾旺不受邪之理論相近似，因而將甘味藥歸入脾經。在脾胃經藥中也有些藥含揮發油，如：藿香、佩蘭、砂仁、丁香、茴香、沈香、豆蔻、陳皮、桂枝、枳實等。

藥物歸經這一理論，是以臟腑、經絡理論為基礎的。由於經絡能夠溝通人體的內外表裡，所以一旦人體發生病變，體表的病症可以通過經絡而影響內在的臟腑，臟腑的病變也可通過經絡而反映到體表。藥物的性味只不過為表示其性能的一個側面，如：和歸經結合起來，即能表明其性能和臟腑經絡之間的關聯，有區別地現出它們不同的性能。各個臟腑經絡發生病變產生的症狀是各不相同的，如：

肺有病變時，常出現咳嗽、氣喘等症；肝有病變時，常出現脇痛、抽搐等症；心有病變時，常出現心悸、神志昏迷等……。在臨床上，用貝母、杏仁能止咳，說明它們能歸入肺經；紫蘇味辛溫，則能發散風寒，通竅，治外感風寒，入肺經；用青皮、香附等味辛溫，則能疏肝理氣，治胸脇脹痛，說明它們能歸入肝經；用麝香、菖蒲能甦醒神志，說明它們能歸入心經……；木香歸脾胃經，能行氣止痛，用於脘腹脹痛。對性能類似的藥，可借歸經來說明其作用重點，如：黃耆主治在肺、膽；黃連偏重在心、胃；黃柏重點在腎和膀胱。含某一成分的藥物可能具某種味，因而也就具有某種藥理作用，可治某臟腑的痛，即可歸入某經。但有時有其他因素造成了味與歸經之不一致。由此可見，藥物的歸經也是人們長期從臨床療效觀察中總結出來的。

一種藥物可以歸一經一臟、腑，也可歸數經數臟、腑，有的藥物記載可歸十二經，如：附子、川芎、威靈仙等。一般歸數經數臟的，其中都有主、有次，即有主要作用的經絡、臟腑。

疾病的性質有寒、熱、虛、實等不同，用藥也必須有溫（治寒症）、清（治熱症）、補（治虛症）、瀉（治實症）等區分。但是發病臟腑經絡又是不一致的，如：熱性病症，又有肺熱、胃熱、心火、肝火……等，在用藥治療時，雖然都需要根據"療熱以寒藥"的原則選用性質寒涼的藥物，然而還應該考慮臟腑經絡的差異，魚腥草可清肺熱、竹葉可清胃熱、蓮子心可清心火、夏枯草可清肝火，就是由於它們歸經的不同而有所區別。同樣原因，對寒症也要進一步分肺寒，脾寒……，虛症要分脾虛、腎虛……，實症要分燥屎裡結（大腸實）、痰飲停聚（肺實）……。在治療上，溫肺的藥物，未必能暖脾；清心的藥物，未必能清肺；補肝的藥物，未必能補腎、瀉大腸的藥，未必能瀉肺……，所有這些情況，都說明藥物歸經的重要意義。

但是，在臨床應用藥物的時候，如果只掌握藥物的歸經，而忽略了四氣、五味、補、瀉、升降浮沈等藥性的不同，同樣也是不夠全面的。因為某一臟腑、經絡發生病變，可能證候不同，有的屬寒、有的屬熱，也有可能有的屬實、有的屬虛，那就不能只因為重視歸經，而將能歸該經的藥物，只按味不加區分地應用。相反，同歸一經的藥物種類很多，其作用有清、溫、補、瀉的不同，如：肺病咳嗽，應選用入肺經之藥治療，但應對寒、熱、虛、實等證區分，再用藥。如：黃芩、乾薑、百合、葶藶子均歸肺經，都能治咳嗽，但必須辨證使用，在應用時卻不一

樣，因黃芩主要清肺熱，乾薑主要能溫肺寒，百合主要補肺虛，葶藶子則主要瀉肺實。虛、葶藶子瀉肺實……，在其他臟腑經絡方面，同樣也是如此。如：石膏、貝母也可清肺熱，麻黃、杏仁、紫菀也屬溫肺藥，人參、麥冬、阿膠之類也可補肺虛，桑白皮、紫蘇子也可瀉肺實。又如：寒凝氣滯之腹痛，治法宜用袪寒理氣藥，但由於疼痛部位不同，用藥也有所差別，如：痛於大腹者，即病在太陰脾經，宜以脾經藥為主，如：用乾薑、厚朴、陳皮等；如：痛於少腹而牽引睪丸者，即病在厥陰肝經，宜以肝經藥為主，如：用吳茱萸、茴香、香附、青皮等。可見，歸經是中藥性能之一，性味（四氣五味）也是中藥的另一方面的性能，其他還有升降浮沉、補瀉等性能，應該全面掌握它們的性能，才能在臨床治療中更好地運用各種中藥。故，中藥之多種性能必結合起來，才可達到療效。

歸經一般只適用於可以用臟腑或經絡來解釋的病證，其它則不能較適當地表示。像收斂生肌，蝕瘡去腐之類的藥物，如：砒石、鉛丹、血竭等，這類藥物所治之病證實與肺（主皮毛）、脾（主肌肉）的生理、病理無關，所以自古以來均不去追究它們在這方面的歸經。有些藥物，如：解毒藥、驅蟲、殺蟲藥，它們主要直接作用於「毒」或「蟲」，並非作用於臟腑經絡，歸經不足以表示其作用部位。此外，現代不斷發現藥物有多種新功能，如：升壓、抗休克、免疫、抗腫瘤等，其作用部位一般很難用歸經來表示。

臟腑、經絡的病變可以互相影響，互相轉變，因此臨床用藥在辨證之時；就考慮到不能單純使用某一經的藥物，而必須兼顧其他。一般按中醫五行學說推理。如：肺病常見脾虛的某些症狀，故兼用補脾藥物，肺屬金，脾屬土，培土生金，有利於肺病的治療。又如：肝病氣鬱，常波及中焦，引起腹脹納呆，此時除選用歸肝經的柴胡外，配用參、薑等歸脾健中的藥物，這也就是小柴胡湯的組方意義所在，按五行學說肝屬木，脾屬土，肝實木易侮土，張仲景曾提出：「凡肝之病，知肝傳脾，當先實脾」意即如此。

歸經理論也和其他藥性理論一樣，由於歷史和客觀條件的限制，它是從長期臨床觀察和應用過程中總結出來的，與當今現代科學實驗結果不同，有其不完善和不嚴謹之處，所以至今對歸經理論甚有爭議。主要有兩方面：古今古籍記載有許多不一致的地方，有些相差很大，有不少藥物又缺乏歸經記載，這是一。其二是認為歸經所指藥物的作用部位是經絡、臟腑，一般只適用於可以用臟腑、經絡來解釋的病證，其它病症就不能恰當表達。如：作用部位是局部的皮膚、肌肉（外

部瘡瘍、碰傷等），又如：解毒藥、驅蟲藥大多直接作用於〝毒〞、〝蟲〞等並不是經絡、臟腑，歸經難以表示。又如：經現代研究，許多藥物被發現有新的功用，抗腫瘤、抗休克、免疫，抗愛滋病等等如何用歸經來說明。這些都引起了一些學者的爭議。

歸經理論，作為傳統中醫中藥理論一部分，過去已經證明了它有重要意義，現在還有價值。近十多年來，已經有人開始對歸經進行了一些研究，但可說只是方法學的探索，至今未獲較滿意的方法和結果。看來，歸經涉及的面較廣，不是某一個學科所能解決，應有多學科、多途徑的綜合研究，才能逐步闡明。

第五節　有毒與無毒

本草書籍中，常在每一味藥物的性味之下，標明〝有毒〞或〝無毒〞等字樣。

毒，在古代與藥通義，與藥性通義。所以，不能將本草中提到的毒，一概視為對人體有傷害作用的毒物。毒的本身是一個相對的概念。〝毒藥〞一詞，在古代醫藥文獻中常是藥物的總稱。例如：周禮記載醫師的職責是：「掌醫之政令，聚毒藥以供醫事」。內經：「當今之世，必齊毒藥攻其中，饞石、鍼艾治其外也」。這一概念對後世影響較為深遠。例如：類經中提到〝毒藥者，總括藥餌而言，凡能除病者，皆可稱為毒藥〞。本草正則進一步闡述了這一觀點：「藥以治病，因毒為能，所謂毒者，因氣味之有偏也。蓋氣味之正者，穀食之屬是也，所以養人之正氣。氣味之偏者，藥餌之屬是也，所以去人之邪氣」。將藥物治病與毒聯繫起來，將藥物的偏性視為毒。所以，神農本草經把藥物分為上中下三品，就是根據藥性無毒有毒來分類的。書中指出「上藥一百二十種為君，主養命以應天，無毒，多服、久服不傷人」。「中藥一百二十種為臣，主養性以應人，無毒、有毒，斟酌其宜」。「下藥一百二十五種為佐使，主治病以應地，多毒，不可久服」。對此，陶弘景在《本草經集注》中作了進一步闡述：「上品藥性亦皆能遣疾，但其勢力和厚，不為倉卒之效，然而歲月常服，必獲大益」。「中品藥性療病之辭漸深，輕身之說稍薄，於服之者祛患當速，而延齡為緩」。「下品藥性專主攻擊，毒烈之氣傾損中和，不可常服，疾癒即止」。因此，《神農本草經》中所言藥物有毒無毒，乃是泛指藥性的強弱、剛柔和急緩。大凡藥性剛強、作用峻急者謂之有毒；藥性柔弱、作用緩和者謂之無毒。

　　隨著醫藥研究的進步和發展，逐漸發現，有些藥物雖然可以治病，但若應用不當，也可能傷害人體，出現中毒等不良反應。為了用藥的安全，遂於本草具體藥物條目下註明有毒或無毒，大毒或小毒等字樣。藥典中規定的「大毒」、「有毒」中藥，均係指毒性大而容易引起嚴重中毒甚至死亡的法定藥品，如：草烏、斑蝥、馬錢子、輕粉等。

　　有毒藥物根據其毒力強弱，古代本草中大致作了分級。一般分為大毒、有毒、小毒三級。現代毒藥分級，大多仍沿襲歷代醫療經驗，尚缺乏客觀實驗的數據為根據，所以對其毒力強弱大小標記不統一；大毒、有毒、小毒之間的區別也並不明確。一般論為，有毒藥物所具備的毒力大小，可以從藥物的有效量和中毒量兩者的比較中確定。大凡安全閾低的毒力大。但所有這些大、小之分，也都是相對的。因為對於藥物本身來講，毒性與劑量密切相關。所謂無毒藥物，不等於一點毒性都沒有，劑量過大，達到一定程度，毒性可能就顯示出來，甚至出現死亡等嚴重情況。記載有毒的藥物，若控制使用劑量，嚴格炮製或進行合理配伍，即使像烏頭、附子被視為大毒的藥物，也並不一定出現毒性反應。傷寒論、金匱要略記載含烏頭、附子的方劑較多，這些方劑一直為後世臨床所採用。

　　現代藥物毒性的完整概念應當包括急性毒性、亞急性和慢性毒性、特殊毒性（致突變、致畸胎、致癌、墮胎、成癮等）幾個方面。但古代本草文獻中所記載或涉及的毒性大多係急性毒性、墮胎等，這類毒性對人體的損害是顯而易見的。亞急性和慢性毒性記載較少。近年，隨著藥源性疾病的發現，對這方面的研究已越來越受到醫藥學界的重視，收集更多臨床和毒理研究資料，以充實中藥在這方面的毒性記載。

　　本草文獻中藥物毒性記載，大多指口服後可能出現毒性的情況。中藥口服、注射或外用的毒性相差懸殊，即使純品，也是如此。因此，中藥注射液或外用劑型的毒性應另外加以註明，不可混淆。

　　鑒於臨床作為藥物在應用的是藥材而不是其中某個化學成分，有許多是炮製品而不是生品。因此，中藥毒性研究應該包括藥材的生品、炮製品、和化學成分三個層次。應當強調的是，中藥是多成分的天然藥物。所以，在對其所含某個化學成分毒性進行研究的同時，不應忽視作為整體的中藥毒性的研究，二者既有內在相關性，但又有差別。例如：喜樹、山豆根、莪朮、半夏等，水煎劑毒性較小，但提取它們的化學純品則毒性較大。生烏頭毒性很大，但其炮製品毒性反是生品

的二千分之一。

　　大體上中藥的毒性較小，藥性平和，但也並非全無毒性，有些藥物毒性甚至很大，係為毒劇中藥。對這類毒劇中藥必須加強管理，防止因管理上混亂而引起中毒事件的發生。此外，必須嚴格劑量，重視遵古炮製和使用時必要的配伍，以減少毒性，保證用藥安全。

第六節　陰陽學說

　　1.陰陽對立：

陽-天、晝、外、動、熱、男、氣、火的、向上的、明亮的、亢進的、強壯的等。

陰-地、夜、內、靜、寒、女、味、水的、向下的、黑暗的、衰退的、虛弱的等。

　　2.陰陽互根：

對立著的兩面，相互資生，相互依存，相互為用。

　　3.陰陽消長：

陰陽對立、依存關係不是靜止不變的。不斷處於〝陽消陰長〞或〝陰消陽長〞的變化中。

　　4.陰陽轉化：

事物或現象的陰陽屬性，在一定條件下，可向相反的方向變化。

　　5.人體臟腑組織的陰陽性：

　　上為陽，下為陰；體表為陽，體內為陰；四肢為陽，軀幹為陰；背屬陽，腹屬陰；外側為陽，內側為陰。五臟屬陰，六腑屬陽。器官的功能屬陽，形體屬陰。

第七節　五行學說

1. 五行屬性歸類：

自然界						五行	人體				
五味	五色	發展過程	氣候	季節	方位		臟	腑	五官	五體	五志

2. 五行的相生相剋：

　　木生火，火生土，土生金，金生水，水生木。

　　木剋土，土剋水，水剋火，火剋金，金剋木。

五行	木		火		土		金		水	
	陽	陰	陽	陰	陽	陰	陽	陰	陽	陰
十數	1	2	3	4	5	6	7	8	9	10
十干	甲	乙	丙	丁	戊	己	庚	辛	壬	癸
十二支	寅	卯	午	巳	辰・戌	丑・未	申	酉	子	亥
	毛		羽・蟲		人		鱗		介	
五臟	肝		心		脾		肺		腎	
腑	膽		小腸		胃		大腸		膀胱	
五志	怒		喜		思		憂（悲）		恐	
五（官）根	眼		舌		口唇		鼻		耳	
五體	筋膜		血脈		肌肉		皮毛		骨髓	
五聲	呼		笑		歌		哭		呻	
五液	泣		汗		涎		涕		唾	
方位	東		南		中央		西		北	
四季	春		夏		四季各二的中央（長夏）		秋		冬	
五色	青		赤		黃		白		黑	
五惡（氣候）	風（溫）		熱（暑）		濕（潤）		燥		寒	
五味	酸・澀		苦		甘・淡		辛		鹹	
五香	臊		焦		香		腥		腐	
八卦	震・巽		離		坤・艮		兌・乾		坎	
日	早晨		中午		日輪當中		下午		夜	
氣	生氣		旺氣		鈍氣		殺氣		死氣	
性	仁		禮		信		義		智	
發展過程	生		長		化		收		藏	
病根	胃腸・肝臟		心臟・腦・眼		肋骨・下腹・子宮病		呼吸器・眼・性病		腎臟・下腹・胎病	
	ㄍㄎㄏ		ㄅㄊㄋㄌㄐㄑㄗㄘㄙ		ㄚㄛㄜㄝㄞㄟㄠㄡㄢㄣㄤㄥㄦ		ㄒㄓㄔㄕㄖㄧ		ㄆㄉㄇㄈㄨㄩ	
陰經	足厥陰		手少陰		足太陰		手太陰		足少陰	
陽經	足少陽		手太陽		足陽明		手陽明		足太陽	
	收澀藥。如：五味子、山茱萸		清熱藥，抗瘧藥，瀉下藥，驅蟲藥，抗風濕藥，抗腫瘤藥，麻醉止痛藥。如：麻黃、柴胡、黃連		補益藥，消食藥，安神藥。如：杏仁、當歸		解表藥，芳香化濕藥，行氣藥，開竅藥，麻醉止痛藥。如：桂皮、薄荷		化痰止咳藥，平喘藥，活血化瘀藥。如：牡蠣	

五行的相生相剋，不是絕對的。相生之中，寓有相剋；相剋之中，也寓有相生。

3. 人之五行：

(1) 木形的人：

《靈樞》「木形的人，比於上角，似於蒼帝。其為人，蒼色，小頭，長面，大肩，背直，身小，手足好。有才，勞心，少力，多憂，勞于事。能春夏，不能秋冬，感而病生。足厥陰，佗佗然。」

東方震位，木號青龍，名曰曲直。五常主仁。其色青，其味酸，其性直，其情和，旺相：主有博愛惻隱之心，慈祥嗌愷悌之意，濟物利人，恤孤念寡，樸直清高，行藏慷慨，豐姿秀麗，骨骼修長，手足纖細，口尖髮美，面色青白，語句軒昂，此則木盛多仁之義。

表徵：形：像一棵樹，臉面長，上寬下窄，瘦而露骨，肩寬背聳，身材細高。

三長：臉長，身長，手指長。

色：面色蒼青，帶殺氣，與人一種嚴肅之感。生氣發怒時，青筋暴露。

聲：聲直而短。

音：說話齒音。

行：走路時腳步抬高，落地時，高壓有聲。

面長露骨色微青，背聳肩寬步履平，試聽語音直而短，偶觀筋項識真形。

(2) 火形的人：

《靈樞》「火形的人，比於上微，似於赤帝。其為人，赤色，廣引，脫面，小頭，好肩背，髀腹，小手足，行安地，疾心，行搖肩，背肉滿。有氣，輕財，少信，多慮，見事明，好顏，急心，不壽暴死。能春夏，不能秋冬，秋冬感而病生。手少陰，核核然。」

火屬南方，名曰炎土。五常主禮。其色赤，其味苦，其性急，其情恭。旺相：主有辭讓端謹之風，恭敬謙和之義，威儀凜烈，淳樸尊崇。面貌上尖下潤，體形頭小腳長，印堂窄而眉濃，鼻准露而耳小。精神閃爍，語言急促，性躁無毒，聰明有為。

表徵：形：如新生的一盆火，上尖下窄，中間寬，臉如棗核形，面部圓盈，有橫紋，單眼皮，毛髮稀疏，中等身材，柳肩膀，體形豐滿。

三尖：頭頂尖，鼻頭尖，下顎尖。

色：面色紅赤，生氣時，耳赤脖子紅。

聲：聲尖而高，帶破音。

音：說話舌音。

行：走路時腳步輕，急而快，上身搖擺，好搶前。

上尖下闊面豐盈，毛髮枯焦黃且疏，聲破音尖行動急，輕浮暴躁少涵容。

(3) 土形的人：

《靈樞》「土形的人，比於上宮，似於上古黃帝。其為人，黃色，圓面，大頭，美肩背，大腹，美股脛，小手足，多肉，上下相稱，行安地，舉足浮。安心，好利人，不喜權勢，善附人也。能秋冬，不能春夏，春夏感而病生。足太陰，敦敦然。」

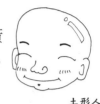

土形人

土屬中央，名曰稼穡。五常主仁信。其色黃，其味甘，其性重，其情厚，旺相：主言行相願，忠孝至誠，好敬神佛，不爽期信，背圓腰闊，鼻大口方，眉目清秀，面肥色黃，度量寬厚，楚事有方。

表徵：形：方面大耳，腰厚背隆，肌肉結實，體貌敦厚，蒜頭鼻子，樸拙無文，現拙笨狀。

三短：身材短，脖子短，手指短。

色：面色黃，生悶氣時，愈現枯黃。

聲：聲鼾宏低沉。

音：說話鼻音。

行：走路時，腳步沉重而踏實。

背隆腰厚面平方，樸實無文顏色黃，言語鼾宏行重濁，磏狹跼促好猜疑。

(4) 金形的人：

《靈樞》「金形的人，比於上商，似於白帝。其為人，方面，白色，小頭，小肩背，小腹，小手足，如骨發踵外，骨輕。身清廉，急心靜悍，善為吏。能秋冬，不能春夏，春夏感而病生。手太陰，磏磏然。」

金形人

金屬西方，名曰從革。五常主義。其色白，其味辛，其性直剛，其情和烈，旺相：剛烈英勇豪傑，伏義疏財，知廉恥，識羞惡，骨肉相應，體健神清，面方白淨，眉高眼深，鼻直耳紅，聲音清亮，剛毅果決。

表徵：形：長方臉，眉清目秀，唇薄齒利，能說善道，尖下顎，身材苗條，

俏麗活潑，三庭均配。

三薄：嘴唇薄，眼皮薄，手背薄。

色：面色潔白，生氣時愈顯慘白。

聲：聲長而響亮，如金鐘之清脆。

音：說話喉音。

行：走路較捷，輕快活潑。

唇薄齒利面團方，俏俊麗容稍帶狂，能言善辯音響亮，對人不肯道行藏。

(5) 水形的人：

《靈樞》「水形的人，比於上羽，似於黑帝。其為人，黑色，面不平，大頭，廉頤，小肩，大腹，動手足，發行搖身，下尻長，背延延然。不敬畏，善欺紿人，戮死。能秋冬，不能春夏，春夏感而病生。足少陰，汗汗然。」水屬北方，名曰潤下。五常主智。其色黑，其味鹹，其性聰明，其情良善，旺相：機關深遠，足智多謀，學識過人，詭詐無極，面黑光彩，語言清和。

水形人

表徵：形：面部漫圓形下稍寬，豬肚子臉，眉粗目大，毛髮重，雙下頦，體貌豐肥。

三厚：眼皮厚（多層），下顎厚，手背厚。

色：面色黑，生氣時更顯烏黑。

聲：聲慢長而低沉。

音：說話喉音。

行：走路遲緩，兩腳拖地，動作慢。

體貌豐肥面下寬，眉粗目大髮齊肩，唇厚音低行遲緩，抑鬱終身不肯前。

§ 第五章 中藥的配伍

　　學習中藥學的目的，在於掌握這門學科的知識，以便在臨床治病時很好的應用，讓中藥充分發揮它們應有的功效，及時解決病患的疾苦、幫助他們早日恢復健康，重新走上工作崗位從事生產。應用中藥，除了必須掌握每一藥物的性能以外，對於它的配伍、用量以及服用方法也必須有所了解。否則，不注意藥物配伍後的作用變化，不掌握藥物的處方用量，或者服用方法不夠妥善，雖然藥能中止病症，但也可能因此而影響藥效，不能達到治療的預期目的。所以按照藥物的性能和病患的實際情況，重視中藥的具體應用，是非常必要的。

　　中藥的應用是在中醫藥理論影響下來應用的，本書其他關於中藥的採收、性能、炮製等章都是中醫藥理論的重要組成部分，且都是中藥基礎理論或藥性理論的主要內容，但這些章節均以一種中藥為對象，論述採收、性能、炮製的理論及特點、方法。在臨床應用中雖然也有用一種藥即成為一個方劑而被應用的，但由於患者的疾病是複雜的，單味藥的作用往往力所不能及，大多需使用複方，即由兩種或兩種以上藥物組成的方劑。

　　如何使組成的複方療效確實優於單味，使其有效而安全，這就涉及許多理論和經驗問題，諸如配伍規律、組方原則、配伍禁忌、劑量、用法等等，這方面我們的前輩也已經由實驗而建立了一套獨特的配伍理論及其它有關理論。這也就是本章（配伍規律、組方原則、配伍禁忌）及次章（劑量、用法）的主要內容。

第一節　中藥的七情

　　配伍，就是按照病情需要和藥物性能，有選擇地將兩種以上的藥物合在一起應用。從中藥的發展來看，在醫藥萌芽時期，治療疾病一般都是採用單味藥的；以後，由於藥物的發現日益增多，對疾病的認識也逐漸深化，因此對於病情較重或者比較複雜的病症，用藥也由簡到繁，出現了多種藥物配合應用的方法，在由單味藥發展到多種藥配合應用，以及進一步將藥物組成方劑的漫長的過程中，人們通過大量的實踐，掌握了豐富的配伍經驗，了解到藥物在配伍應用以後可以對較複雜的病症予以全面照顧，同時又能獲得安全而更高的療效。因此，藥物的配伍對於臨床處方是具有重要意義的。

　　在配伍應用的情況下，由於藥物與藥物之間出現相互作用的關係，所以有些

藥物因協同作用而增進療效，但是也有些藥物卻可能互相對抗而抵銷、削弱原有的功效；有些藥物因為相互配用而減輕或消除了毒性或副作用，但是也有些藥物反而因為相互作用而使作用減弱或發生不利人體的作用等等。

若我們把任一單獨的中藥藥材看成化學元素，那麼元素間所產生的化學反應，即可謂造成了中藥的「藥物七情」。

關於七情的記載，最早見於「神農本草經」，該書說明了藥物配合應用時所可能發生的這種情況。 簡介於下：

《神農本草經》記載：「中藥七情合和」、「藥有陰陽配合……有單行，有相須者，有相使者，有相畏者，有相惡者，有相反者，有相殺者」。 這七種中除單行外，都是兩種藥物配合會產生適宜性或禁忌情況。對於這些情況，古人曾將它總結歸納為七種情況，叫做藥性"七情"，所謂「七情」就是指配伍的七種情況，也是配伍理論的主要內容之一。內容分述如下：

（一）單行

凡不須其他藥物輔助，只單獨用一味藥材發揮作用來治療疾病，也稱單方。對病情比較單純，選用單味藥即可治療者用之。如：輕症初起感冒，又如：其受寒所致，往往用一味生薑煎湯服用即可穩住病情；輕度的肺熱咳血，單用一味黃芩（即清金散）即能奏效；用一味馬齒莧治療痢疾等。有的危急病候，如：氣脫危症，症見神疲氣短、息微懶、冷汗肢涼、脈微欲絕等時，有單用一味人參濃煎

黃芩

的獨參湯急補、大補元氣、治療虛脫，稍待氣轉脈漸復，再辨證用理。總之，在臨床上選用單味藥方治療者較少。

（二）相須

就是二種以上性能、功效相類似的藥物，配合應用後，可以引起協同作用，明顯加強了各自單味藥物的療效。例如：知母與黃柏配合，兩者均能入腎經，知母能滋補腎陰，瀉腎中虛火，黃柏則能清降腎火以存腎陰，兩藥相配，能加強滋補腎陰而瀉腎火的功效。又如：石膏、知母都能清熱瀉火，配合應用治療效果明顯增強；大黃、芒硝都能瀉下通便，配合後攻下瀉熱的作用更為明顯；人參與炙甘草同用，增加補中益氣的作用等。

又如：清利濕熱治療黃疸的茵陳蒿湯（茵陳蒿、梔子、大黃），有利膽作用，

三味藥分別使用時，作用均不明顯。當大黃與茵陳合用時，其利膽作用明顯增強；大黃、梔子合用只呈輕度泌膽作用。實驗證明五苓散（豬苓、茯苓、澤瀉、白朮、桂枝）的利尿作用比其中任何一味藥的作用均強；半夏的止嘔作用，可因配伍生薑而加強。

（三）相使

就是用一種藥物作為主藥，配合其他藥物起輔助作用，來提高主藥的治療功效。這兩種以上藥物可以是性能、功效相似，也可以雖功效有所不同而有某些相關的功效。或一藥治主證，另一藥治兼證，從而加強主藥的療效。例如：脾虛水腫，用黃耆配合茯苓，黃耆補氣利水，茯苓利水健脾，配伍後，茯苓可以增強黃耆的益氣健脾利水的作用；黨參和白朮兩者均為補氣藥，但補氣作用以黨參為強，白朮以補氣健脾為主，白朮作為輔藥可以增強黨參的補氣功能；清熱瀉火的黃芩與攻下瀉熱的大黃配合時，大黃能提高黃芩清熱瀉火的治療效果。上述三例是兩藥功效有共同性的相使配伍。又如：有強心作用的四逆湯，方中附子有強心作用，單用甘草作用不明顯，當附子與甘草合用時，則能增強附子的強心作用。又如：黃耆、當歸常配合應用，黃耆為補氣藥，當歸則為補血藥，兩者功效不一，但共用配伍卻有獨特優點。按中醫氣血理論，氣血互生互用，關係密切，氣為血帥，氣行則血行，血為氣母，因此如以補氣為主，則黃耆為主藥，當歸為輔藥；如以補血養血為主，則當歸為主藥，黃耆為輔藥。著名的當歸補血湯，就是這兩味藥組成的方劑。再如：胃火牙痛、用石膏清胃火，再配合牛膝引火下行，促使胃火牙痛更快地消除等。

（四）相畏

就是一種藥物的毒性、烈性或其它有害（副）作用，能被另一種藥抑制（減輕）或消除，可認為前者畏後者。例如：生半夏、生南星的毒性，可被生薑來消除或減輕，所以稱生半夏畏生薑和生南星畏生薑。因此為了降低半夏、天南星的毒性，在加工炮製時，常用生薑汁拌炙或與生薑共煮。

半夏

（五）相殺

就是一種藥能減輕或消除另一種藥物的毒性反應或副作用，可認為前者殺後

者。如：防風殺砒毒：防風能解砒霜毒、綠豆能減輕巴豆毒性等。又如生薑能減輕或消除生半夏和生南星的毒性或副作用，所以稱生薑殺生半夏的毒、生薑殺生南星的毒。

所以，相畏和相殺可說是同一配伍關係的兩種不同說法。就是從不同方面來闡明一對能減經或消除毒性及不良反應的配伍關係，此即利用藥物的拮抗作用來減少或消除毒性反應。

相畏、相殺的配伍在臨床上亦有廣泛用途。如：治瘧的截瘧七寶飲，易引起嘔吐，引起嘔吐的藥主要是常山，方中草果、檳榔則能減輕或消除常山之副作用。甘草在複方中應用十分廣泛，對很多的中藥均可減輕毒性和不良反應，所以甘草能和百藥、解百毒。

（六）相惡

就是兩種藥物配合應用以後，一種藥物可以減弱（牽制）另一種藥物的藥效（互相牽制），甚致喪失藥效。就可說後者惡前者。例如：人參能大補元氣，配合萊菔子同用，就會損失或減弱補氣的功能等，是因萊菔子破氣，能減弱人參補氣之功，可說人參惡萊菔子。生薑惡黃芩，是因黃芩能減弱生薑的溫性。

（七）相反

就是兩種藥物配合應用後，可能發生劇烈的毒性或副作用。如：烏頭反半夏。

常聽說中藥有「十八反、十九畏」，這就是將七情中的相反相畏歸納總結而成的。「反」即為反對，「畏」則是懼怕、畏怯。這些藥物（詳見本章第四節用藥禁忌），基本上是不可同用的，古人為便於記憶，將其編成歌訣，便於誦讀。

以上藥性“七情”，除了單行以外，其餘六種均為配伍時發生的效應，並都是說明藥物配伍需要加以注意的。歸納起來，七情中，相須、相使的配伍，有協同作用，是加成與促進作用，可以增強療效，是臨床用藥盡可能加以考慮的，以便使藥物更好地發揮療效，一般用藥“當用相須、相使者良”。相畏、相惡、相殺、相反，是不同程度的對抗和抑制作用。其中，相畏、相殺可以降低毒性或副作用，是否影響功效，尚待探討，是臨床使用毒性藥物或具有副作用藥物時要加以注意的，“若有毒宜制，可用相畏、相殺者”。相惡會降低功效、相反則會增加毒性和副作用，是臨床用藥必須注意禁忌的配伍情況，所以“勿用相惡、相反者”（此問題現代研究甚多，結論不一）。

從應用單味藥，到用多種藥物配伍，這是醫藥史上的發展，可以對表裏同病、寒熱夾雜、虛中帶實等病情複雜的病症給予全面照顧；對毒性藥物可以使毒性消除或減弱，從而保證用藥的安全。但是，在臨床上遇到的病症有的比較複雜，有的比較單純；在藥性上來說有毒的藥物也並不是多數。所以在用藥時，有的固然需要多種藥物配伍治療，有的單味藥也能起到良好療效，為了減輕病者經濟上的負擔，同時節約藥材，如：用單味藥能夠治療的，就不一定要用許多藥物來治。例如：清金散單用一味黃芩治輕度的肺熱咳血，馬齒莧治療痢疾、苦楝子根皮驅除蛔蟲，仙鶴草芽驅除絛蟲，天胡荽治療紅眼睛，筋骨草治療咽喉腫痛，毛冬青治療冠心病，……都是行之有效的「單方」，符合簡便廉驗的要求，很值得我們推廣應用。

第二節 方劑組成原則

方劑是理、法、方、藥中的一個組成部分，是在辨證的基礎上，按照一定的組方原則，選擇合適的藥物組合而成。其組方原則，稱為君臣佐使。

君臣佐使之名，早在內經就已提出，如：素問 · 至真要大論說 ：「主病之謂君，佐君之謂臣，應臣之為使」。 在神農本草經序例中也有「藥有君臣佐使，以相宣攝合和」的論述。方劑的這種組成原則，說明中醫藥理論是科學的，合理的。用藥不能憑主觀任意提出，必須首先辨證正確，才能處方正確，法則有了，才能分清主次，選藥組方。

君臣佐使這一術語，顯示方劑中的許多藥，不能隨意，而要有主有次，有了君，必須有臣，有佐使。此為形象比喻。現今一般把君臣佐使稱為主輔佐使，意義相同。

（一）君藥

即主藥。是針對主病或主證產生主要治療作用的藥物。如：麻黃湯主治外感風寒表實證，麻黃以其解表散寒、宣肺平喘而產生主要治療作用，故麻黃為方中之君藥。

（二）臣藥

亦稱輔藥。是輔助君藥加強主要功效的藥物。如：風寒者實證，此證非汗不解，故以方中桂枝助麻黃發汗解表，桂枝在此即為臣藥。

（三）佐藥

對主藥有牽制作用或有助於主藥解除主證以外之其他附屬症狀之作用的，稱為佐藥。有三種含意：

1. 佐助藥：是協助君、臣藥治療兼證或直接治療兼證的藥。麻黃湯中的杏仁，發揮宣肺利氣而達止咳平喘之效，是佐藥。

2. 佐制藥：是用以消除或減弱君、臣藥的毒性，或能制約君、臣藥峻烈之性的藥物。如：十棗湯中的大棗，以其甘味來平緩甘遂、大戟、芫花之峻烈性，保護胃氣，使邪去而不傷正。四逆湯中的甘草是發揮它制約附子燥烈毒性，也產生佐藥的作用。

3. 反佐藥：是病重邪盛，可能拒藥時，配用與君藥藥性相反而又能在治療中起相成作用的藥物。如：在溫熱劑中加少量寒涼藥，以消除寒熱相拒，藥不能進的情況。桂枝湯中的白芍，因其有酸收的作用，能避免虛體辛散太過，正氣益虛。

（四）使藥

具調和或較次要的輔助藥物，稱為使藥。有兩種意義：

1. 引經藥：即能使方中諸藥達到病所的藥物。使主藥和全方的作用部位更有針對性。

2. 調和藥：有調和方中諸藥作用的藥物。甘草、大棗等為常用藥。

上述組方原則，在實際應用中對每方必須具體分析，靈活理解。每個方劑中君藥（主藥）是必須有的，臣藥（輔藥）、佐藥、使藥則可以都有，也可以只有其中一二。一種藥的主輔佐使地位也不是固定的，隨方而異，隨藥量的增減及在治療中所產生的作用而改變。如：桂枝，在桂枝湯中為主藥，在麻黃湯中為輔藥，在桂枝人參湯中為佐藥，它有時又作為引經藥，即起使藥的作用。又如：枳朮湯和枳朮丸兩個方劑，同為枳實和白朮兩藥組成，在枳朮湯中枳實用量倍於白朮，方劑具消積導滯之功，枳實為主藥；而在枳朮丸中，則白朮用量倍於枳實，該方主要功效是健脾和中，此方中白朮成了主藥。

第三節　配伍理論的科學意義

方劑（複方）的療效優於單方，已經是眾所周知得到公認了。為此對由中藥

配伍理論而組成的方劑及配伍理論本身，越來越引起醫藥界的興趣。近十年來，世界各國，尤以日本、韓國等進行了許多研究，其研究結果都證實了中藥配伍理論的科學性、合理性；證實了中藥複方藥理作用的多效性及特殊性，也引起了從中藥複方開拓新用途和創製新藥新製劑的重視。

從組方原則君臣佐使方面的研究已有不少研究。如：對四君子湯進行方劑研究，無論是以小白鼠腹腔巨噬細胞吞噬功能為指標，或者是以對胃癌細胞的殺傷率為指標，均表現出一味、二味、三味相互配伍組的作用都不及四藥全方組好，有的單味藥（如：甘草）無明顯作用；在觀察對人體胃癌細胞集落形成的影響時，並發現參、苓、朮、草四個單味煎劑混合液的作用不如四藥合煎液顯著。從拆方實驗結果認為明顯看出方中黨參為主藥，補中益氣；白朮為輔藥，燥濕健脾；茯苓為佐藥，可利濕健脾；炙甘草為使藥，少量配伍，既不影響提高機體免疫功能，還可增加緩急止痛作用。在觀察正柴胡飲（由柴胡、陳皮、防風、芍藥、甘草、生薑組成）對流感病毒性肝炎的抑制作用時，發現只有全方效果最好，單味藥僅芍藥有作用，其它單味藥均無作用，但如在全方中減去一味藥（即使這藥單味無作用）， 也能明顯削弱全方的效應。以生脈散（由人參、麥冬、五味子組成）的組方原理進行研究，對三個單味藥、兩兩配伍的三組及全方共七個藥物組，以正常和心肌缺血模式大鼠離體心臟觀察對冠脈流量和心肌收縮力的影響，各組都有程度不同的增加冠脈流量和增加心肌收縮力的作用（五味子單味則呈現為抑制心肌收縮力）， 但是最強作用的只有三藥組成的全方，強於其它各組，並由實驗結果還可明顯看出在方中人參為主藥，麥冬、五味子為輔佐藥。對六味地黃湯按中醫理論的方解分成三補、三瀉、一補一瀉三個配伍組及全方六個組進行了多項藥理學指標，其中主要的提高免疫功能，延長壽命試驗，降血糖，對 cAMP、cGMP 的影響等等指標也都說明全方的作用明顯優於其它各組，而且明顯可看出呈現為主藥的是三補（熟地、山茱萸、山藥），作用最強的則是熟地。以上僅舉四例，都說明經過千百年考驗的著名方，其組成的合理性、科學性。

至於對中藥方劑（複方）的藥理研究更是進行了大量研究，很多著名古方延用至今，療效好，用藥安全，且臨床應用非常廣泛，諸如生脈散、六味地黃湯、四君子湯、補陽還五湯、小柴胡湯、大承氣湯……數百個方劑有人進行過深度、廣度不同的研究，不僅闡明了它們的療效依據，而且有些開拓了新用途，如：生脈散口服液用於冠心病心絞痛等等，在此不一一列舉了。更重要的是，許多方劑

存在進一步開發成為新藥的可能性。

當前在複方研究中當然還存在一些問題，主要的是如何依據中醫藥理論設計研究方案，探討新的方法和途徑，必須有別於西藥的研究方法和方向；藥理研究中的動物病理模式的研究，這也是方法問題；目前藥理研究多數是藥效研究，涉及機理研究尚不多；特別重要的是對複方優於單味藥的物質基礎是甚麼，它絕不等於單味藥有效成分的相加。這方面日本和韓國都做過一些研究，有人曾做過生脈散、六味地黃湯、當歸補血湯的化學研究的探索，得到了很有意義的啟示。總之，對複方中化學成分的研究是很少的，急需中藥界人士重視和加強。

第四節 用藥禁忌

用藥禁忌，包括：配伍禁忌、妊娠禁忌、服藥禁忌及病證禁忌。其中，病證禁忌主要是由醫生處理，本節不予贅述。

一、配伍禁忌

兩種或兩種以上藥物配伍，由於藥物功能之間或化學成分之間的相互作用，有些可增強療效或增強某一方面功能。但也有些就可能產生毒性或出現不良反應，或降低藥物原有的功效，這些不利於治療、不利於安全用藥的藥物配伍，就屬於藥物配伍禁忌。古人將配伍歸類為「十八反」、「十九畏」。

實際上藥物的相反和相畏，絕不止十八反、十九畏而已，在《本草綱目》中對相反藥物的記載有三十六種，對相畏藥物的記載就更多了，所以在使用中藥前，可要向醫生問個清楚，相反相畏的藥物千萬不能同時用。

（一）十八反

現在一般沿用金元時期的十八反歌訣：《儒門事親》："本草明言十八反，半蔞貝薟及攻烏，藻戟遂芫俱戰草，諸參辛芍叛藜蘆。"

如：十八反中的若干藥物。譯成白話就是：《本草綱目》中說明中藥的十八反：「半夏、栝蔞、貝母、白薟、白芨和烏頭相反；海藻、大戟、甘遂、芫花和甘草相反；人參、巴參、玄參、黨參、苦參、丹參、沙參和細辛、芍藥與藜蘆相反，這些相反的藥是不能同時用的。」

其中，貝母、白芨、白薟、栝蔞均有增強烏頭之毒性；諸參與藜蘆合用，會加強

甘草

藜蘆對呼吸之抑制。十八反中諸藥，有一部分與實際應用有些出入，如：甘遂半夏湯以甘草同甘遂並列，治咳喘，非但效果好，且尚未見中毒之例。甘草與甘遂合用時，毒性的大小主要取決於甘草的用量比例，甘草的劑量若相等或大於甘遂，毒性較大；散腫潰堅湯、海藻玉壺湯等均合用甘草和海藻。又如：貝母和半夏分別與烏頭配伍，未見明顯的增強毒性。在實際臨床上，有人報告：急性支氣管喘息患者，服含貝母之方加附子；療破傷風用青州散，方中川烏與半夏同用，效果頗佳。而細辛配伍藜蘆，則可導致實驗動物中毒死亡。

七情之一的相反，就是指藥物配合會產生毒性或副作用，所以「十八反」就是屬於配伍禁忌。古今書籍都將其列為配伍禁忌。但歷代都對此有爭議，主要集中在所列藥物究竟是不是相反？因為歷代都有許多醫家名方中都有相反藥物在同一方中，且在一些著名經典著作中還有記載，如：金匱要略、外台秘要、和劑局方、普濟方……等等。此外，還有對十八反這一數字也有爭議，認為不是十八反，而是更多（19味、25味、36味、60味……）。對「諸參」包含那些參藥也不一致；「芍」也有赤芍、白芍之分 ；「貝」有川貝、浙貝之分等等。

近幾十年來，對十八反的研究很多，包括：文獻研究、社會調查研究、臨床研究、實驗研究的各類論文已發表的有四百多篇。但各種研究結果仍然不一致。值得注意的是，經過調查，十八反各組對在臨床上都有應用，可知十八反不是絕對的配伍禁忌；其中附子配半夏，烏頭配半夏、甘草配甘遂等使用最多，推測可能這些組禁忌最少；十八反的配伍組臨床上用於某些沉痾痼疾或疑難險證，顯示臨床某些難治病證有可能從十八反組對的應用中尋求治療。雖然對十八反的應用時有報導，但十八反配伍引起的毒副作用也時有所聞，有的可能涉及甘草海藻配伍、烏頭與半夏配伍引起的不良反應和毒性反應。十八反用於臨床，古已有之，現代應用也有證實，十八反可用於臨床。但是，既然也有不良反應和毒性反應的記載，說明十八反並非安全，尤其在還沒有了解十八反治病和毒副反應全部規律的情況，不宜輕率應用。

對十八反的實驗研究，已發表眾多文章，結果很不一致，但似乎從以毒性觀察為主的實驗結果看，多數認為沒有發現毒性；在一部分實驗結果中，認為有毒性和不良反應。但過去所進行的實驗在方法學上很不一致，如：給藥途徑不一，有經口投藥的，有腹腔注射、皮下注射、肌肉注射的等等；凡腹腔注射的，幾乎都能見到毒性增強；所用動物大多是健康正常動物；劑量也很不一致……等等。

近幾年開始重視在病理生理條件下進行十八反研究，如：觀察芫花、甘遂、海藻、大戟與甘草配伍對大鼠實驗性胃潰瘍的影響發現在健康小鼠腹腔注射已經證明三種藥與甘草配伍後，毒性成倍增加，但對實驗性胃潰瘍皮下注射芫花配甘草有極顯著的防治作用。甘遂配甘草、紅大戟配甘草或芫花配甘草對小鼠實驗性炎症、大鼠實驗性胸腔滲液都有良好效果；臨床上也觀察到附片配白芨對消化性潰瘍有較好療效。但也存在另外的情況，十棗湯（大戟、芫花、甘遂及大棗組成）加甘草對家兔實驗性腹水有較好療效，也未增加死亡率，但又發現，其逐水效果不僅不如十棗湯，對肝、腎、腎上腺的損害也較十棗湯明顯、嚴重。其它十八反組對對健康動物或病理生理狀態下的動物，也可以見到不同程度、不同類型的毒性反應。所以十八反不是絕對的配伍禁忌，但也不是絕對安全的配伍，在特定的病理生理條件時，有的十八反組對也許應作為禁忌使用，臨床應用必須十分謹慎。

某些十八反組對的特殊療效，經過實驗和臨床周密觀察後應予肯定，但推廣應用時必須嚴格規定適應證，並密切注意可能潛在的毒副作用。未經系統、全面而周密的研究，任意否定十八反屬配伍禁忌是不妥的。

（二）十九畏歌

十九畏的性質與十八反類似。按七情中的「相畏」，是指一藥可減輕或消除另一藥的毒性或副作用，不應屬於配伍禁忌。所以書裡所謂十九畏不能與配伍七情的相畏混淆在一起。

十九畏的歌訣是：硫黃原是火中精，朴硝一見便相爭，

水銀莫與砒霜見，狼毒最怕密陀僧，

巴豆性烈最為上，偏與牽牛不順情，

丁香莫與鬱金配，牙硝難合京三棱，

川烏草烏不順犀，人參最怕五靈脂，

官桂善能調冷氣，若遇石脂便欺凌，

大凡修合看順逆，炮爁炙煿莫相依。

歌訣內容指出十九畏是：硫黃畏朴硝，水銀畏砒霜，狼毒畏密陀僧，巴豆畏牽牛，丁香畏鬱金，牙硝畏三棱，川烏、草烏畏犀角，人參畏五靈脂，肉桂畏赤石脂。

十九畏與十八反一樣，也為歷代醫家和現代醫藥界所爭議。爭議的焦點仍是十九畏是否是配伍禁忌。另外對歌訣中的人參，是否應是黨參；朴硝、牙硝、芒硝、

硝石、玄明粉等名稱混淆，朴硝、牙硝是否應是芒硝；鬱金與薑黃、莪朮間也有混亂等等。

關於十九畏屬配伍禁忌問題，從長期來各種不同意見中，多數意見認為不是單純的配伍禁忌。首先，以十九畏為主的臨床研究，也有一部分藥與實際有些出入，臨床上應用人參配伍靈脂者甚多，如：丸藥化癥回生丹中人參與五靈脂配伍，有用以治療癥瘕者，有用以治療子宮瘤者，有用以治療卵巢囊腫者，還有用以治療血虛有瘀之婦科病者等，均認為療效好，未發現不良反應。丁香、鬱金同用，加理氣、健脾藥、治療呃逆、噎嗝也見良效。還有用逐水方牽江丸（即以巴豆霜、黑牽牛子為主藥，輔以理氣、健脾之品治療門靜脈性肝硬化腹水等療效佳 ）。感應丸中的巴豆與牽牛；十香還魂湯是將丁香、鬱金同用；大活絡丹烏頭與犀角同用。因此不僅古人有用十九畏治病，今人的臨床實驗也證明十九畏不應是禁忌。然而也有研究指出，十九畏並非絕對安全，曾有獸醫用以治療馬病，多數中毒死亡。

有人對十九畏各組對（除水銀與砒霜配伍外）進行過系統的實驗研究，認為未發現明顯增加毒性。也有的實驗發現，在家兔 81 隻服藥後 24 小時至 7 天，觀察動物及病理解剖後認為：人參配五靈脂、官桂配赤石脂、丁香配鬱金，用大劑量對家兔無明顯不良反應；硫黃配朴硝、三棱配朴硝則大劑量對家兔是危險的。有的報導以人的用量的 104 倍，給小鼠灌胃、腹腔注射結果，人參配五靈脂組、官桂配赤石脂組、狼毒配密陀僧組均未引起急性中毒而死亡；犀角配川烏、丁香配鬱金兩組則在超過人劑量 104 倍時，經口給藥者無死亡，腹腔注射者分別死亡 8/8, 6/8； 硫黃配朴硝、三棱配馬牙硝、巴豆配牽牛，都有很大的死亡率，腹腔注射死亡率大於灌胃給藥死亡率。因此認為有的畏藥組確實會使毒性增加，但同時又認為，不能以腹腔注射組代替灌胃組，臨床上都是口服給藥的。因此又認為十九畏經口給藥沒有毒性或很低毒性。

總之，對十九畏是否配伍禁忌問題，也應和對十八反那樣，在未經全面系統性深入的研究，並得出可靠依據之前，必須慎重處理。

某些藥性或功效相反或截然不同的藥物配伍後，某些藥物的效果反得到增強，此稱「相反相成」， 此種配合是因為在生理上「氣血同源，陰陽互根」，在病理上氣病與血病，陰證與陽證之間可以互相影響，故，治療時應注意到陰藥與陽藥相互配合，如：血證，用當歸補血湯（黃耆 5 份，當歸 1 份）治療，就是

重用補氣的黃耆補氣以生血。又如：補陰的左歸丸中有補陽的菟絲子、鹿角膠；在補陽右歸丸中有滋陰補血的熟地、枸杞。

二、妊娠禁忌

　　婦女妊娠期間，由於生理等方面的特點，有某些藥物是禁用或須謹慎使用的。因為某些藥物會對胎兒造成傷害，一旦誤用，往往會導致流產或墮胎等不幸事故。故使用藥物時，必須注意動胎、墮胎或其他有礙孕婦健康及胎兒發育的不良作用。大凡是大毒大熱及破血開竅、重墜利水之藥，都是孕婦所忌，但必要時，有些也可斟酌使用。所以孕婦生病時，一定要給醫師診斷，遵從醫師的指示用藥。

　　妊娠禁忌藥，係指不能或不宜在妊娠內使用之藥物，一旦用了，即可能影響胎兒發育，甚至造成墮胎的流弊。如：劇毒藥、峻瀉藥、子宮收縮藥、破氣破血理、大寒大熱藥、滑利沉降藥、辛溫香竄藥、消導藥等均為禁用或慎用（根據孕婦病況，斟酌使用）之列。

1. 禁用藥：
　　(1)毒性較強、藥性猛烈的藥物屬於禁忌使用的藥物。如：番瀉葉、木鱉子、皂莢、蘆薈、乾漆、三棱、莪朮、水蛭、虻蟲等。
　　(2)峻下瀉利藥：巴豆霜、牽牛子、芫花、大戟、大黃、木通、甘遂、瞿麥、商陸、芒硝等，能造成盆腔充血，甚至墮胎。
　　(3)通竅竄動藥：穿山甲、麝香、蟾酥、肉桂、皂角、蜈蚣、地龍、蛇蛻等。

瞿麥

　　(4)活血化瘀藥：五靈脂、三棱、莪朮、水蛭、虻蟲、桃仁、紅花、乳香、沒藥、牛膝等。
　　(5)催吐藥：藜蘆。
　　(6)劇毒藥：烏頭（川烏、草烏）、 附子（生附子）、 雄黃、水銀、砒霜（砒石）、輕粉、瓜蒂、鈎吻、斑蝥等，對人體損傷極大。

2. 慎用藥：通經去瘀、行氣破滯、辛熱滑利的藥物屬於慎用的藥物。如：王不留行、天南星、檳榔、蒲黃、蘇木、青石、常山等。冬葵子、枳實（通淋利水藥）、磁石、代赭石、礞石、貫眾、犀角、牛黃等。

3. 半夏，自古列為妊娠禁忌藥物，而臨床上用製半夏治妊娠嘔吐又極常見，

經藥理研究，證明半夏對家兔在位子宮及子宮瘻管均無明顯作用，禁忌之說是否由於傳誤或出自偶然，不得不細究。

禁忌藥和慎用藥，並非絕對，視病情和用藥時機，該用時非用不可，還當使用，但需特別謹慎，防止發生意外。

現代對妊娠用藥禁忌也進行過許多研究。實驗研究大多側重在中斷妊娠方面。已經有報導的有終止妊娠、引產、抗早孕等作用的藥物已有不少，如：穿心蓮、雷公藤、駱駝蓬、尋骨風、牡丹皮或芍藥（丹皮酚）、天花粉、芫花、甘遂、薑黃、水蛭、槐角、川芎、莪朮及其複方、半夏、冰片、貫眾、蒲黃、雪蓮、麝香及麝香酮等，上述藥物對早孕或中、晚期各有不同的終止妊娠作用，其中大多是傳統的妊娠禁忌藥。

還應注意到配伍對妊娠的影響，如：續斷、杜仲雖未列入禁忌藥，但研究發現，該兩藥配伍，對家兔子宮呈興奮作用，能增加子宮收縮。附子對離體家兔子宮呈中度興奮作用，白芍亦顯示興奮作用，但兩藥分別與甘草配合後，轉呈抑制作用。所以妊娠用藥時，對方劑的影響不容忽視。

麝香、紅花、牛膝、莪朮、薑黃、蠶衣等對子宮，尤其妊娠子宮有興奮收縮作用。而川芎等用小量則興奮，大量則麻痺。

另外，實驗研究中對藥物影響胎兒發育、導致畸胎的研究雖有，但還不很多。如：桃仁、郁李仁、苦參、酒等所含的某些活性成份有致胎兒畸形作用。

三、服藥禁忌

服用中藥治療疾病或是調理身體的過程中，為了保證藥效，在服藥期間必須注意藥物與食物、藥物與藥物之間可能產生的相互作用問題（性質衝突），而帶來對病人的危害，或減弱或消除藥物的效能，或引起不良反應（副作用），甚至產生毒性反應，因此在服藥期間就應禁食這類食物。研究這個問題的道理，即指服藥期間的飲食禁忌問題，叫做服藥時的「忌口」。

古代文獻上有常山忌蔥；地黃、何首烏忌蔥、蒜、蘿蔔；薄荷忌鱉肉；茯苓忌醋；鱉甲忌莧菜；甘草、黃連、桔梗、烏梅、蒼耳子忌豬肉；商陸忌犬肉；蜂蜜忌蔥等等。

大體來說，在服藥期間，還須注意飲食調節。對生冷、黏膩、腥臭以及不容易消化和有特殊刺激性的食物，都應根據需要予以避忌；高熱患者應忌辛辣和油膩食物等，以防對身體有不良的影響。像這一類的認知，是很切合實際的，就算

在科學昌明的今天，服用中藥時，忌口的食物仍須避免食用。

服中藥時，不要用茶水、牛奶等送服，以免影響藥物的吸收等。

1. 一般禁忌：

(1) 冰、竹筍、糯米、辣椒。

(2) 若服用中藥時，同時兼服西藥，須與西藥或茶間隔兩小時服用。

2. 特別禁忌：

肺病：忌茄子、酒、煙。

肝病：忌芹菜、動物內臟、油膩食物、酒。

腎病：忌雞、鴨腳、過鹹食物、酒。

失眠：忌過食肉品、動物內臟、過燥食物。

中風：忌蝦、高膽固醇食物。

胃病：忌糯米、香蕉、檳榔、油炸物。

面皰：忌豬腳、豬耳、過燥食品、油炸物。

減肥：忌米、麵、糖份含量高的食品、蛋糕、白色蔬菜、含糖份高的水果及飲料。

心臟病：忌油膩食物、動物性脂肪。

高血壓：忌煙酒、油膩及重鹽食物、情緒激動、沐浴高溫。

皮膚病：忌酒、牛乳、鴨蛋、竹筍、香菇、花生、芒果、海產類、過燥食品。

風濕病：忌豆類、動物內臟、蛋、雞肉、油炸類、香蕉、木瓜。

骨折治癒及筋骨痠痛：忌香蕉。

（一）不能用茶葉茶水服藥

茶葉裏含有鞣酸，濃茶葉裏含鞣酸更多，如果用茶葉茶水服藥，鞣酸就會和藥物中的蛋白質、生物鹼或重金屬鹽等起化學作用而發生沉澱，影響藥物療效，甚至失效。如：貧血病人常服鐵劑，茶葉中的鞣酸遇到鐵，便生成沉澱物〝鞣酸鐵〞，使藥物失去療效並刺激胃腸道引起不適。

茶葉能阻止人體對蛋白質等營養物質的吸收，因此在服滋補藥時，更不能同時服用濃茶。茶葉中含有的咖啡鹼、茶鹼、可可鹼等成分，具有強心、利尿、刺激胃酸分泌及興奮中樞神經等作用，所以吃鎮靜、催眠藥物的前後都不宜喝茶，更不能用茶葉茶水送服這些藥物。但是，濃茶雖有不利於人體對藥物吸收的一面，然而它本身也是一味很好的中藥，能發汗解表，其所含的鞣酸能破壞細菌的蛋白

質，也有抗菌止瀉的效果。

補益方劑中的人參、黨參、熟地、肉蓯蓉、附子、薏苡仁、大棗等，安神方劑中金礦石藥物如朱砂、磁石、珍珠母、牡蠣等。

因上述補益的藥都含有多種生物鹼、蛋白質等成份；金礦石藥物皆含有碳酸鈣、胺基酸、硒、鋅等金屬成分會與茶葉中所含的大量鞣酸相結合，產生化學變化而沉澱。所以服上述藥的人建議，可以把服藥與喝茶時間錯開二至三個小時，而且儘量選擇經由文火烘烤的烏龍、包種、高山等高級茶葉，泡茶時並適度降低茶葉濃度與飲量。

（二）服藥時一般宜少食豆類、肉類

服藥時一般宜少食豆類、肉類、生冷及其它不易消化的食物以免增加病人的腸胃負擔，影響病人恢復健康。

服用健脾和胃、整腸消滯藥（脾胃虛的患者）時，忌各種豆類製品、油膩、花生及堅硬不易消化的食物。

熱性疾病，應禁用或少食酒類、辣味、魚類、肉類等食物。因酒類、辣味食物性熱，魚類、肉類食物有膩滯生熱生痰作用，食後助長病邪，使病情加重。

服用發汗解表等感冒藥、透疹藥時，宜少食生冷、油膩及酸味食物。因冷物、酸味均有收斂作用，能影響藥物解表透疹功效。

（三）服人參時，不宜吃蘿蔔

服用補益（溫補）藥物時，戒食蘿蔔、濃茶及酸澀、生冷食物（寒涼蔬菜果品）。因茶葉、涼性下氣，能降低藥物溫補脾胃的效能。

服食人參、西洋參以補氣，則忌服萊菔子，萊菔以破氣：蘿蔔，中藥是用其成熟種子「萊菔子」，性味為「辛甘平」，有消食除脹、降氣化痰、通氣的作用。並不是所謂「冷」的食物，因其「降氣」，所以藥物中含有滋補性參類，會這樣一補一消，人參之補氣作用就抵消了。但是，這也不是絕對的，如：蘿蔔有通氣消食作用，有的病人亂服人參導致胸悶不適、氣促、壅氣、坐立不安、胃口大減時，就需要用蘿蔔來消導。一些身體虛弱，胃腸吸收功能薄弱的病人，在服用滋補藥時，加入少量萊菔子（蘿蔔子），反而有利於滋補藥的吸收。

（四）服清熱涼血及滋陰藥物時，不宜吃辣物

服用清補藥物，忌進燥熱食物；高熱患者服用清熱藥，忌進食油膩食物；服祛風止癢藥，忌食致敏發風之蝦蟹等。

辣的食物性熱。在中醫辨證為〝熱證〞的病人（如：便秘、尿少、口乾、唇燥、咽喉紅痛、鼻衄、舌乾紅苔光剝等症狀）服辣的食物會增加熱現象而抵消清熱涼血藥（如：石膏、銀花、連翹、山梔、生地、丹皮等）及滋陰藥（如：石斛、沙參、麥冬、知母、玄參等）的作用。

（五）喝中藥時不可以再加糖

「甜傷胃、甘令人滿」，若兼有腹脹中滿、濕熱留戀（停滯體內）、痰濕內阻（痰積聚體內）、咳痰多時、舌苔厚膩等症情，湯劑中不可再私自添加糖，以避免反效果；白糖性「涼」、紅糖性「溫」，有潤肺和中、補脾緩肝的功效，可用來治療肺燥咳嗽、口乾舌燥、中（中焦）虛脘（胃）痛的病症。把白糖加入溫熱藥劑中，或把紅糖加入寒涼藥劑中，都會緩解藥性，阻礙藥效的充份被吸收，影響療效。所以若未經醫生許可，最好不要在中藥湯劑中加糖調味。

（六）需要配茶者

「川芎茶調散」、「菊花茶調散」和「蒼耳子散」配「清茶」飲服，以達到上清頭目、疏風止痛和袪風通竅（竅指耳、眼、鼻、口等器官）效果。因此「喝中藥不宜再喝茶葉」的舊觀念，就值得導正。

（七）其他

服用化痰止咳等肺部疾病藥時，戒食魚腥、蔥、韭菜、蒜等辛熱食物。服用傷科舒筋接骨藥時，戒食酸澀及荸薺等食物。產後奶水少，服用促進乳房分泌乳汁多的藥時，禁食薑、椒、辛辣等食物。

§ 第六章　中藥的劑量和用法

中藥的劑量，一般根據藥物的性能、劑型的不同、給藥途徑、證候及症狀的輕重、藥物配伍及病人體質的強弱狀況等多種因素決定。用藥劑量要從療效和保證安全出發，不能片面考慮，應和醫師作充分溝通，經過整體考量後，再決定用量。

第一節　劑量的概念及計量單位

劑量按用量多少分為常用量和中毒量及致死量。常用量多有幅度，在規定幅度都是通常應用的治療量；低於常用量的最小量就使藥發揮不了藥效，此稱無效量；高於常用量的最大量，就可達中毒量，超過中毒最大量即可致死，稱為致死量。

用量，就是中藥在臨床上應用時的分量。中藥的計量單位，一般包括重量（如：斤、兩、錢、分、銖等）、度量（如：尺、寸等）、容量（如：斗、升、合、毫升、若干湯匙等）及數量（如：幾只、幾片）等多種計量方法，用來量取不同的藥物，它們都是常寫於醫生處方上希望藥房配付的藥量。此外，還有可與上述計量方法換算的「刀圭」、「方寸匕」、「撮」、「枚」……等較粗略的計量方法。經過古今度量衡制的變遷，後世多以重量為中藥的固體藥物的計量方法。明清以來，普遍採用 16 進位制，即 1 斤＝ 16 兩＝ 160 錢。現在已經將中藥材的計量採用國際通用的公制，即 1 公斤＝ 1000 克。為了處方和配方，特別是古方配用需要進行換算時的方便，按規定以下述近似值進行換算：

一兩（16 進位制的〝兩〞）＝ 30 克

一錢＝ 3 克

一分＝ 0.3 克

一釐＝ 0.03 克

中藥處方時的劑量，一般都是指每味藥的成人一日量（內服）。在方劑中的藥與藥間的比較分量，為相對劑量。一般非毒性藥物，單味藥應用時量可稍大，而在複方中的用量可略小。

第二節 用藥劑量大小的因素

中藥的用量，直接影響它的療效。如果應該用大劑量來治療的，反而用小量藥物，可能因藥量太小，效力不夠，不能及早痊癒，以致貽誤病情；或者應該用小劑量來治療的，反而用大量藥物，可能因藥過量，以致克伐人體的正氣，都將對疾病的治療帶來不利的後果。此外，一張通過配伍組成的處方，如果將其中某些藥物的用量變更以後，它的功效和適應範圍也就隨著有所不同。由於這些原因，所以對待中藥的用量，應該有嚴謹而細致的態度。一般說來，在確定用藥劑量的時候，應考慮多種因素，大致有以下幾方面：

一、病證輕重與藥量的關係

一般病情輕者，用量不宜過大，以免病輕藥重，藥力太過，反損耗正氣；病情較重者，劑量可酌予增加，以免病重藥輕，藥力不足，往往又延誤病情；病勢緩的慢性病，無論是虛證還是實證，用量均不必大；病勢急者，即使虛證（如：虛而欲脫）也需大劑量急救。有些藥物對不同病證需用不同劑量，如：益母草，用於調經活血可用 9 ～ 15 克，利水消腫則須 60 克；紅花和丹參，小劑量用於補血、養血，中劑量則用於活血，大劑量用於破血；一般清熱解毒劑，輕者清熱，重劑解毒等。

二、藥物的性能和質地與劑量的關係

在使用一般藥物的時候，對質地較輕或容易煎出的藥物，如：花、葉等之類，用量不宜過大；質地重沉或不易煎出的藥物用量可大些，如：礦物、貝殼之類，用量應較大。性味濃厚、作用較強的藥用量小些，性味淡薄，作用緩和的藥用量可大些。新鮮的藥物因含有水分，用量可較大些，乾燥的應較少些。過於苦寒的藥物，多用會損傷腸胃，故劑量不宜過大，也不宜久服。藥性平和無毒的藥物，用量稍多。一般來說，凡有毒性、作用峻烈的藥物，用量宜小，且在開始用藥時用較小劑量，視症情變化，再考慮逐漸增加，以免損傷正氣和出現中毒症狀；一旦病勢已減，應逐漸減少或立即停止服用，以防中毒或產生副作用。

三、劑型、配伍與劑量的關係

劑型不同，用量也有差別，在一般情況下，同樣的藥物，入湯劑用量比丸、散劑用量要大一些；單味藥用量宜大、複方用量宜小，這些事項都應加以注意。

在方劑中的主藥用量可大些，其他輔佐使藥用量可小些。

四、病人的年齡、性別、體質與劑量的關係

患者體質強弱的不同，對藥物的耐受程度也有差異，藥量當然也要隨之而變。一般成人和體質較強實的病人，用量可適當大些；老年與兒童及體弱患者的用藥量，當少於壯年；婦女的用藥量輕於男子。老年人往往氣血漸衰、對藥物的耐受力較弱，用量應低於一般成人用量；小兒氣血未充，臟腑功能不如成人，劑量宜小，一般五歲以下的幼兒用藥量不應超過成人量的四分之一，五、六歲以上可稍增加些，但最多不宜超過成人用量的二分之一；婦女有其生理特點，用藥量也應有所區別。對老年人及體質虛弱的病人用補藥時，劑量可大些，但開始時劑量可小些，逐漸增大，以免藥力過猛而虛不受補，反致萎頓；若屬峻補滋膩之藥，用量更不宜大。

但這只是一般情況，在運用時，仍應與病情和體質狀況，互相參考，以作為用藥量之依據。最保險的做法，當然是向醫生請教後，與年齡、體質及性別適當的藥物量調配後再服用。

除了峻烈藥、毒性藥的劑量特殊規定外，一般常用中藥內服劑量為 5～10 克，部分常用中藥常用量較大的可 15～30 克。用量的大小，主要根據醫生的辨證論治決定方藥及用量。

現在臨床處方一般用量大致如下：

1. 一般藥物：乾燥的一錢至三錢（如：麻黃、荊芥、知母等），新鮮的藥物一兩至二兩（如：鮮茅根、鮮生地等）。
2. 質地較輕的藥物：三分至五分（如：燈芯草等），或一錢至一錢五分（如：白殘花（薔薇花）、薄荷葉等）。
3. 質地較重的藥物：三錢至五錢（如：熟地、何首烏等），或一兩至二兩（如：石膏等）。

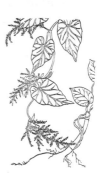

何首烏

4. 有毒藥物：毒性較小的用五釐至一分（如：雄黃），毒性較大的用一毫至二毫 （如：砒霜）等。
5. 其他用量：一支（如：蘆根）、一條（如：蜈蚣、壁虎）、三只至五只（如：蔥白、南瓜蒂）、三片至五片（如：生薑）、一角（即四分之一張，如：荷葉）、一札（如：燈芯草）、數滴（如：生薑汁）、十至二十毫升（如：

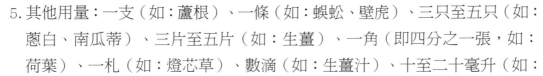

竹瀝）等等。

臨床上對於草藥的用量一般多用五錢至一兩，在用藥藥味較少、藥性沒有毒性或副作用的情況下是可以的，而且在應用過程中還打破了舊習慣的框架，發現了許多藥物的新療效，對推動中醫藥的發展有一定促進作用；但是處方用藥藥味已經很多，或者有些藥物具有不良副作用，用量就應該適當小些。特別是有些藥物，一方面固然有良好療效，但價格又比較昂貴，如：犀角、羚羊角、麝香、牛黃、猴棗、鹿茸、珍珠等，更應該注意它們的用量。目前臨床處方中藥的用量，仍是以舊制一斤十六兩計算。

第三節 用法

近年來，一般大眾對於中醫、中藥的接受程度越來越高，再加上現代人較注重平常保健，所以，中藥已不僅僅是治病的藥物，也是日常保養不可或缺的要角了；但是，要如何服用才是正確而有效呢？卻又令人似懂非懂的。在此，淺略的介紹一些中藥的服用方法，以供參考。

服用法，就是中藥的內服和外用方法。

一、內服法

內服法，有湯、丸、散、膏、露、酒等，適應範圍較廣（這也可適用於基本的濃縮藥劑上）。 一般湯劑宜於溫服；發散風寒的藥物最好熱服；寒性病證宜熱服，熱性病證宜冷服；丸、散等固體製劑，除有特別規定外，一般均用溫開水吞服。

由於內服法的〝湯〞劑，在臨床應用上最為廣泛，而且它的服用法對於藥物的功效、病情的需要都有著重要的關係，所以這一節著重介紹〝湯〞劑的服用法。

〝湯〞劑的服用法，又可分為煎藥法和服藥法，前者是在將藥物煎煮成湯藥的過程中應該注意的事項，後者是在服藥時必須注意的方面。

（一）煎藥法

中藥治療疾病，需經加工製成一定劑型以供應用。常用的劑型有湯劑、散劑、丸劑、膏劑、酒劑、丹劑、錠劑、片劑、沖服劑及針劑等。其中，最廣泛使用的是湯劑。湯劑是將處方中的藥物，加水煎煮後，去渣取汁而成。歷代醫家對湯劑的煎法十分重視，積累了豐富的經驗。煎藥是否得法，可直接影響到療效。所以前代醫家有言：〝煎藥之法，最宜深講，藥之效不效，全在乎此。〞因此，為了

提高療效，必須選擇好適當的煎藥法。此處簡介一些常用的煎藥用具、用水、火候及方法，以供選擇。

1. 煎藥用具選擇

煎藥所用的容器，傳統上多用有蓋的耐熱的土瓶最為合適，有些中藥藥局目前仍有販售煎藥用的耐用容器，建議大家可使用那種容器。土瓶的容量約 1.5 公升以上的大小較合適，如果太小的話，藥汁會溢出來。若是要用其他容器代替時，陶瓷砂鍋、平口瓶、或鍍上琺瑯的彩色鍋、耐熱玻璃製的容器或不鏽鋼的鍋子或水壺；沒有破損，法瑯質沒有剝落的彩色鍋；或是市面上有售賣的煎藥器最合適，即以瓦罐、砂鍋為宜。忌用鐵、銅、鋁製的容器，以免在煎藥過程中會和中藥成分起作用，產生理化反應，使藥物在性質和藥效上發生變化，所以請不要使用。例如：《雷公炮炙論》中，載 地黃 "勿令犯銅、鐵器，令人腎消。" 又載知母、香附、桑白皮、木瓜、仙茅等均 "勿犯鐵"。所以煎藥器具，最好是陶瓷砂鍋，不用銅、鐵、鋁製品。

2. 煎藥用水選擇

煎藥用水之水質，以清澈之泉水為上，清淨而無雜質的河水、自來水亦可。若用井水，則宜選擇水質較好的。鹽鹼地區的井水不宜作煎藥用水。

煎藥用水量，隨所用的藥物質地的輕鬆、重實及藥物的性能而改變。質地輕鬆的植物莖葉，其吸水性大，用水量一般宜較大，以水過藥面為基本水量，可酌情增減。質地較重的根、莖、礦物、貝殼類藥物，如只是水過藥面，則水量太少。在一般處方的劑量下，每劑藥可用兩碗半至三碗水（約 750 ～ 900 毫升）煎煮。如遇先煎藥物，則水量宜適當添加。

入煎以前，最好將容器內的藥材，先用冷水淹過藥面一至二分為宜，可能有些藥隨水浮起時，稍為攪拌使其沉下，一般頭煎藥先浸泡半小時後再加熱煎煮。

煎藥用水，頭煎（第一次煎煮）宜用冷水。先以冷水浸泡藥物 15 ～ 30 分鐘後煎煮。二煎（第二次煎煮）可用沸水，水量可適當減少，一般取 600 毫升左右。詳述如下：

將一日份的藥放入土瓶中，倒入三杯水（約 540 毫升）。 如果一開始就加入熱水會使藥效變差，所以一定要用冷水（另外，在加熱之前先用水浸泡 20 ～ 30 分鐘，可使藥材更容易出味）。

準備好之後，就用中火加熱，約沸騰四、五分鐘後，將瓦斯轉至小火，直到

瓶中的藥材翻滾。藥湯煮沸時，若是用較小的容器，蓋子就會跳動，所以蓋子事先要掀開一點。

用小火煮三十分鐘（葛根湯等較易揮發的約煮二十分鐘）就關掉瓦斯，且立刻將藥湯倒在其他的容器內，用濾網將藥渣除去。煮好的湯藥，由於蒸發的緣故應該變成 360 毫升左右。若煮得太濃時，可以加一些熱水，但若要煮出來的藥湯只有一點點，則必須重新煮一遍。

每次煎煮一日份的藥。如果將好幾天的藥合在一起煮，不但沉澱的程度嚴重，也難以下嚥，恐有腐敗之虞。尚且，煮過二次的藥便幾乎沒有功效，只能當成茶來飲用。

3. 煎藥火候及時間選擇

煎藥的火候，一般有武火（即大火、猛火）急煎、文火（慢火）久煎、先武後文等區別。宜武火還是宜文火，需根據藥物的藥性及質地進行選擇。一般來說，煎藥的火候宜先武後文，即剛開始可以先用武火把水煮沸後，馬上再改用中火或小火、文火煎熬，以免藥汁溢出或過快熬乾。

煎藥時，不宜頻頻打開鍋蓋，以減少揮發油成分損失。

但，最好需要根據藥物性質而定。含有揮發油成分高的，如：發汗解表藥、感冒藥、消炎藥、芳香化濕藥、行氣藥、消導藥、氣味芳香、質地輕虛容易揮發的花葉類藥物等，一般不宜用久煎，須武火急煎，煎煮時間不宜長，煮一、二沸，一般是煎沸 20 分鐘左右就可服用，否則煎煮過久，可能因為有效成分損失，致喪失藥效。

又如：滋補藥或滋膩質重，不易出汁的根或根莖一類藥物，如：當歸、熟地等，一般宜先武後文煎煮時間宜較長，一般是煮沸半小時以上，使藥效成分溶出更完全，否則沒有煮透，浪費藥材。

有毒藥物則多需煎沸 1 小時以上。

含礦石類、貝殼類等藥物的處方，多需先用武火，煎煮時間宜較長，一般是將上述藥物煮沸 20～30 分鐘後再放入其他藥物並添加適量冷水後先武後文煎熬。

其他藥物一般宜先武後文煎沸半小時左右。

至於爐火，傳統上以木炭火、桑柴火煎藥。現代用煤炭火、煤氣火、電爐、瓦斯等煎煮，各種爐火均可，總體上以安全、可有效控制火勢大小為原則，隨其

所宜而選擇之。

至於，須煎煮多久呢？煎煮時間的長短，還可以用煎取的藥液量來決定，一般藥物處方（劑量大、煎後分多次服用或代茶頻服者例外）煎取的藥汁為 250 ～ 300 升。

若服用的是感冒、發表散寒的藥物，煎煮的時間則不宜太長，因為其有效成分會因為時間的加熱而破壞了，大概煎一回以 20 ～ 30 分為佳：一般的藥材，則以 30 ～ 40 分為度；而補養藥劑或平常的藥膳、食補則時間可以長一些。

煎藥時間參考表：

用水量（碗）	三碗水	四碗水	五碗水	六碗水	七碗水	八碗水
煎藥時間	40 分鐘	50 分鐘	65 分鐘	80 分鐘	100 分鐘	120 分鐘

藥物作湯劑，一般可煎煮 2 ～ 3 次，每煎煮 1 次，取其濾液 1 次，將 2 ～ 3 次濾液混合後分 2 ～ 3 次服用。

4. 煎藥方法的選擇

由於藥材的質地、藥性、作用的不同，有些藥物在煎熬時，須再做一些特別的處理，應加注意。煎藥方法可分為以下幾種，如：先煎、後下、包煎、另燉或另煎、沖服、烊化、剝開、壓碎等。

(1) 同煎：質地、藥性、作用相近的藥物，可以同時煎煮，稱為同煎。一般藥物均可採用此法進行煎煮。

(2) 先煎：故名思義，此類藥材是不易出汁的，須先行煎煮。如：礦石類藥、貝殼類藥或其他質地堅硬難以煎煮出味的藥物，一般應將藥物打碎或切碎後，加水先行煎煮，用武火加熱至沸，煎 10 ～ 20 ～ 30 分鐘後，再放入其他藥物及適當添加水量後，一同再行煎煮。通常這類藥物會用過濾袋、或小布袋裝起來，避免和其他藥物混在一起，常用中藥，如：生牡蠣、生石膏、生龍骨、生（煅）礞石、代赭石、煅自然銅、水牛角、穿山甲、珍珠母、石決明、龜板、鱉甲、石斛等。處方時要註明"先煎"或"先入"。

石斛

灶心土宜先煎取澄清液、質地輕鬆用量大的糯稻根、白茅根、蘆根等

亦可先煎取藥汁代水煎其他藥物。有毒藥物亦宜先煎以減少毒性，如：附子、川烏、生半夏、生南星等。

(3) 後下：氣味芳香的藥物，其主要功力在於其香氣（揮發油），如：一般解表藥物，含有多量的揮發性成分，入藥時煎煮時間不宜太長，以免香氣走失，喪失藥效，應在其他藥物即將煎好時才下藥。所以，另外包裝，待其他藥材熬煮到要起鍋前 10 分鐘，再放入此類藥材。先撥開鍋內的藥物，然後將後下藥放在近鍋底處，覆蓋上其他藥渣再煎煮 5 分鐘左右，倒出藥汁服用。或取煎好的藥物的濾出液煎煮後下藥 5 分鐘左右即成。常用中藥，如：輕薄的花葉類（如：薄荷葉、紫蘇葉、藿香葉、佩蘭葉、杏仁、砂仁、蔻仁、鉤藤、菊花、薄荷、豆蔻、白豆蔻、青蒿、新鮮魚腥草、官桂、木香等，可在其它藥物沸騰 10 ～ 15 分鐘後再放進鍋，煎 5 ～ 10 分鐘即可。處方時要註明 "後下" 或 "後入"。大黃、鉤藤等，雖非芳香藥，但久煎也可降低其功力，故也宜後下煎煮 5 ～ 10 分鐘即可。

薄荷

(4) 包煎：為了防止某些藥物煎後藥液混濁及減少其對消化道、咽部的刺激。凡含有黏性的藥物，加熱後易於混成糊狀、難於過濾；或帶有細毛狀的藥物，煎後藥汁中的細毛，不易除去，會刺激咽喉；或有些粉末或小粒的種子類藥物，會燒焦或使藥汁混濁等，這類藥物應裝入薄布或紗布袋，紮緊，方可放入鍋內與其它藥物同煎煮。如：赤石脂、車前子、葶藶子、旋覆花、滑石粉、辛夷花、六一散、益元散、黛蛤散、青黛等。

(5) 另煎或另燉（炖）或另烊：有些貴重的藥物，為了更好地保存其有效成分，減少同煎時被其他藥物所吸收，應須另行炖或煎煮取汁，然後併入其它煎好的藥液內服用。貴重而易於出味的藥材，如：人參、西洋參、鹿茸等，宜另炖服。其方法是將藥材切為薄片，放入加蓋的小杯或小盅內，隔水炖 2 ～ 3 小時後服用。若貴重而難以出味的藥材，如：羚羊角、犀角、象牙絲、阿膠等，可切成薄片另外煎煮 1 小時以上，取汁直接內服或加到其他藥汁中服用。人參用於急救，也常用較大劑量另煎服。

(6)沖服（不煎）：製為散劑、丹劑、小丸劑或自然汁的藥物，有些芳香或貴重藥物，用量少，如若與其他藥物一起煎煮時，似乎有些可惜，故我們都以研成細粉的方式來給藥，不需煎煮，當藥煎好之後，只需用溫開水或冷開水，用藥汁配合這些藥粉一起沖服。這些藥物大致有，如：羚羊角、芒硝、天麻、珍珠粉、田七粉、肉桂末、沉香末、琥珀末、朱砂末、生藕汁、竹瀝、生薑汁、飴糖、蜜糖等，只需用開水沖服。紫雪丹、六神丸、牛黃、麝香、蘇合香、冰片等，則宜用溫開水或冷開水沖服。

(7)焗服泡服：某些用量較少、容易出味不宜久煎的藥物，可將藥物的薄片放在杯（碗）內，加入沸水後加蓋焗（泡）10 分鐘左右，取汁服用，如：肉桂、番瀉葉、番紅花等。

(8)溶化烊化：一些膠類藥物、臘丸，黏性甚大，或黏性大易於溶解的藥物，不宜與其他藥物同煎，由於它們遇熱後，很快就溶化了，宜先單獨加少量水或黃酒加溫溶化後加到其他藥汁中同服，如果和其他藥一起煮時，則會黏鍋煮焦，或黏附在其他藥材上，而浪費了，且影響療效，所以，可將其放入鍋內，加水適量，加熱熔化，或將藥與水置容器內，隔水熔化，熔化後再併入其它藥物共煎的藥液內同服。或把須烊化的藥物投入煎煮好的藥汁中，利用藥汁的熱度，使其完全溶化在藥汁中。如：阿膠、龜板膠、鱉甲膠、鹿角膠、雞血藤膠、虎骨膠等，均宜烊化服。此外，有的藥物，如：芒硝、玄明粉等，則可直接加到其他藥的藥之中微煮溶解後服用。

(9)剝開：由於紅棗、黑棗的外皮較厚，其成分不易煎熬出，所以，在煎煮之前，須先把它剝開。

(10)壓碎：如：桃仁、豆蔻、茯苓等，通常，我們會先行搗碎後再給藥，但茯苓因它是片狀的，所以在煎煮前，加以捏碎即可。

（二）服藥法

中藥的服用法，有一定的要求，主要根據藥物的功用和病情的需要而進行選擇，而其服藥法的重要性，又可歸納為以下幾項：

1、一般注意事項

服藥之後宜靜臥片刻，如為發散劑，更須覆蓋溫暖，而當遍體流汗後，切忌

吹風。服藥後不宜煩神，若精神不定，會影響藥效。性急的患者，往往在服用一帖藥用後，未經觀察，又服另一帖藥，這樣也會影響藥效，亦為大忌。所以，在服某一處方後，如又要另服一處方時，兩處方間一定要隔一段時間，使前後兩方不會發生頡頏或隔拒的副作用。

2、服藥時間選擇

必須根據病情的需要和藥物性能，遵照醫師指定時間來服用。一般情況下，無論飯前或飯後服藥，均應與膳食有一定間隔時間，一般是在飯前或飯後半小時至 1 小時，以利於吸收迅速、完全。

由於中藥幾乎不會給胃腸帶來負擔，所以在兩餐之間或空腹時服用亦無妨。例如說早上起床（或早上十點左右）、下午三點左右、就寢前（或晚上十點左右）這三個時間，每次服用一天份湯藥的三分之一。如果空腹喝藥會感到不舒服，則在飯後一小時後服用也是可以的。

治療慢性病或調整體質的藥，如果忘了服用，等想到時再服用也沒關係，在飯後服用也沒關係。此外，喝藥時分兩次喝也可以。在公司工作無法按時三次服藥的人，則須分成早、晚二次服用，亦即無論如何必須在 24 小時內喝完一日的藥量。

需飯前（約半小時至一小時）服藥的有：一般補益、強壯、養生抗衰老方劑、治療腸道疾病、肝腎病變、驅蟲藥、及攻下藥。

因飯前胃中比較空虛，藥能以較高的濃度快速進入小腸，以利於被吸收迅速、完全，藥效充份發揮功效。

需飯後（進食後、間隔三十分鐘至一個小時）服藥的有：治療上焦病變、祛風滲濕藥、峻猛有毒之藥物、健胃助消化藥、對胃腸有刺激性或治療頭部五官疾病（眼科病）的藥物。

原因有二：一是防止藥物本身所含的強烈藥性刺激胃腸道黏膜；二乃利用胃腸道裏的食物阻滯藥劑迅速下行，又有向上游溢經氣的引藥上行效果，延長有效成分被吸收的時間，以發揮最大療效。

特別時間：治瘧藥，宜在瘧疾發作前二小時服用，以達到截瘧的效果。安神藥，宜在臨睡前服用，以利於其藥效的更好發揮。急性（重）病者用藥則不拘泥規定時間，即刻及時服用，維持服用次數遵醫囑。

像感冒這種急性病，一天的服藥次數不限三次。但是外行人的判斷是不準的，

一定要和中醫師討論過後再服用。

驅蟲藥、瀉下藥一般在空腹時服用；其他藥物一般都在飯後服用。

至於有些藥一日須服數次者，當視病情而隔以適當時間，如：慢性病患者服用丸、散、膏、酒者的用藥，應定時服用。

另外，根據病情，有的可以一天數服，有的可以煎湯代茶，不拘時服，個別方劑有特殊服法，如：雞鳴散在天明前空腹冷服，效果較好。

預防性藥物則須在發病之前若干時間服用，方可收效。

3、服藥冷服熱服的問題

一般來說，藥液大多應該在溫而不涼的時候飲服，即溫服。但隨治療的需要，也有冷服或熱服之別。對於寒性病症用熱藥，宜熱服；對於熱性病症則需要冷服；但有時寒熱錯雜，相互格拒，可出現服藥反吐的情況。如：真熱假寒的病症，用寒性藥物而宜於溫服；真寒假熱的病症，用溫熱藥而宜於冷服。所以這些，都必須根據病情而靈活處理。另外在病熱嚴重時的特殊服用法，則需向醫師請教。

細辛

一般服用湯劑應溫服（約攝氏四十度），但是放涼了再喝也無妨。特別是有些對胃腸刺激較大的藥物，如：苦寒藥（黃連、大黃、黃芩）、辛溫藥（羌活、獨活、細辛等）、栝蔞仁、乳香等，如果冷服更容易引發噁心、嘔吐等不良反應。另溫服，對胃氣及小腸吸收有效成分均有所助益。

發汗解表藥宜溫服，服藥後注意保暖、覆被以助發汗：宜微汗出即可，不宜使之大汗淋漓（如：桂枝湯溫服後，還要吃熱稀粥以助藥力）。但，清熱劑宜冷服。

但是，感冒發冷時，還是服用溫熱的湯藥比較有效。若是罹患了急性胃炎，則冷的湯藥較適合，溫的湯藥反而可能產生反效果。通常，若沒有特別的指示，便可依自己喜好的溫度來服用。

4、服藥次數

因方劑在人體內被完全排清，所需時間約三至六個小時左右，而當藥劑在血液中的有效濃度已無作用時，就需再補充新的藥劑，使有效成份能平均分佈於體內。而科學藥粉一天 3 ～ 4 次，依證狀而分飯前或飯後服。

《湯液本草》：「藥氣與食氣不欲相逢，食氣消則服藥，藥氣消則進食。」說明藥物與食物不宜同時服用。因此，一般中藥方劑皆選在兩餐之間服食，如須服用三次，可在臨睡前再加服一次。

一劑中藥，通常在一天內分三次服，病緩一天可分兩次服，上午一次、下午一次，或下午一次、臨睡前一次，在吃飯後2小時左右服用較好。

但也有認為病在上焦的適宜於飯後服，病在下焦的適宜於飯前服。

對於重病、急症，一天之內可連服2、3劑不拘時，或每隔四小時左右服藥一次，或一劑二次煎煮量頓服（一口氣全部喝完）， 用足量藥物，使藥物在血液內保持一定濃度，藥力持續，以迅速控制病情。至於慢性疾病可兩日服完一劑，或隔天服一劑。

但是應用藥性峻猛的方劑時，例如：辛溫發汗峻劑（大青龍湯、麻黃湯）及瀉下重劑（三承氣湯）等，通常得注意病人的個體差異，以得汗或瀉下為度，適可而止，不必待所配取之藥全部用完，否則可能會造成汗瀉過度、損傷元氣。因此，一帖藥（含科學中藥）到底要分幾次服用才恰當，必須根據病人的病情，及所處方劑藥效強弱而定。最安全的方法是遵守醫生的指示。

5、服用劑量問題

湯劑一般每天一劑；病情嚴重的，如：急性病發高熱等，可以考慮每天服二劑；至於慢性疾病，也可一劑分二天服用，或隔一天服一劑。

一般年輕力壯、病勢較輕的病人，其胃氣尚強，因此，一般說來，每帖中藥須分兩次煎煮，有些滋補藥也可以煎三次，共煎得藥液200～250～300毫升（約吃飯飯碗一碗半左右的量）服用。

若是老弱體衰、久病及幼童，由於胃氣較虛弱，藥汁宜少，每帖合煎液量應控制在 100～150 毫升左右。

一帖藥作頭煎和尾煎，因為頭一煎藥汁濃度會較濃稠，第二煎則較淡較薄，所以，可以分頭煎、二煎分服，也可將二回的藥汁混合，使濃度平均，再分二至三次或四次服用，在飯前（後）半小時溫服，建議您把它們混合均勻後再服用。留待下餐喝的藥汁要放入冰箱保存，飲用前再加溫。

6、嘔吐時的服藥法：服用中藥後導致噁心嘔吐時……

嘔吐病人服藥最難，故應採用適當方法使之服下。一般服藥前，可先服少許生薑汁，或在藥汁中添加一、二匙生薑汁，混合後，稍冷再分次服用，這是利用生薑汁止嘔的作用，效果頗佳；或藥液可少量多次頻頻服用的方法，就較不會吐，必要時甚至可以改變劑型服用。

7、湯藥的效果（不包括濃縮藥片）

「煎藥」這個動作以及其伴隨而來的氣味都扮演著不可忽略的角色。再者，在中醫中即使同病名、同症狀，但由於發病因子或個人體質、發病程度的不同，下藥也可能完全不同。因此，針對每個人的病情所開的處方，即使都是煎煮的藥劑，乍看之下雖很相似，但請勿輕易轉讓給他人服用。

以上，就是中藥的煎煮法及服用法，實際操作之後會發現意外的簡單。也有人會擔心藥的味道，但幾乎所有的人馬上就能習慣，而且某些藥劑有的人覺得難以下嚥，但某些人卻覺得很美味呢！

二、外用法

外用的，一般用於外科、傷科、針灸科、以及眼耳口腔等疾病，應用方法多，如：灸法、敷藥法、洗浴法、吹喉法、點眼法、溫燙法、坐藥法等。

中藥外用製劑主要有膏、散等固體製劑，現也已有液體製劑，如：滴眼劑。外用製劑主要是通過皮膚、黏膜吸收發揮療效。

用法較簡單，一般根據疾病需要滴眼、寒鼻、填肛門、吹喉、塗抹局部皮膚等。

用藥塗敷患處時，要注意塗敷面積不要過大，以免對健康皮膚引起不良反應。有毒外用藥，不能塗布太多，不宜持續使用，以免產生毒副反應。

中醫自古就有內病外治法，此為中醫特色，現已越來越受到重視，配合這種治療方法，新劑型膜劑正在興起，相信今後定將會有新劑型之發展。

第四節　貯存法

關於藥汁的保存，儘可能放在陰涼處為佳。盛夏室內溫度上升時，放入冰箱比較安全。

最後，談到藥物的貯存。多日份的中藥材，尚未用到的藥材，一般說來，不論是飲片或濃縮的粉劑，應包妥後，都以放置在陰涼，不受潮的地方為佳。如果存放的時間較長時，則須放在密閉容器、或罐中、或塑膠袋、或防水的袋子裏密封起來，放在冰箱裏冷藏，以避免長蟲、發霉或變質。但是要注意的是，舉凡藥物，都不宜存放一段很長的時間，放太久的藥材，應該要棄置，不要服用了。

第五節 用藥常識

一、了解自己體質的寒熱差異

在日常飲食上要注意自己的體質，及當時的季節氣候等因素，再搭配體質寒熱屬性的食物，才能獲致身體自然平衡，儲備最佳體能狀態，例如西瓜是一種屬於寒涼性質的水果，體內正好有火的人，吃了馬上會覺得身體清涼舒服起來，小便顏色變淡、尿量增多、心情平靜下來；同樣有火的人，只要吃了蔥、薑、辣椒等溫熱性的食物，馬上會感覺興奮、睡不著覺、口渴口乾、甚至牙齦紅腫、牙齒動搖等，「火氣」更為嚴重。

個人體質上的寒熱差異，以下稍加介紹以方便自我瞭解。

寒冷體質臨床表現為面色蒼白、手足冷、不愛說話、精神萎靡、容易出汗、大便稀、小便清白、唇色淡、口淡無味、舌質淡、甚苔白潤、虛弱等。這類體質的人飲食上以選擇偏溫熱者為宜。

溫熱體質臨床表現為煩燥不安、口渴、臉色比較紅、小便量比較少、顏色比較深、大便容易秘結等。

虛熱低熱、手足心熱、煩燥、尤其黃昏的時候特別明顯，唇紅口乾甚、質嫩紅或絳乾無苔，大便燥結、小便黃少、脈細數等。通常是因慢性疾病末期、身體消耗太多元氣、體液不足，自主神經系統機能不平衡而造成交感神經相對興奮或更年期、慢性病的徵兆，就是一般所說的「虛火」。 溫熱體質的人就不適合服用溫熱性質的飲食，反而吃一些寒涼滋潤的食物對他們特別有幫助。

以孕婦為例，懷孕當時因為有胎兒的負擔，所以體質通常偏熱；而產後因為生產時的消耗及身體恢復期的需要，因此體質又會偏寒。還有一些小朋友，容易夜尿，常因體質偏寒，這個時後父母就不要再給他吃太多寒涼性質的瓜果或蔬菜，如：西瓜、香瓜、冬瓜、白菜、莧菜等，反而該給他多吃龍眼、南瓜、糯米粥會更好。

以下我們將常見食物依其寒熱屬性加以分類：

1. 水果類：
   (1) 寒涼性：西瓜、楊桃、香蕉、奇異果、香瓜、柿子、柚子、李子、枇杷、梨子、草莓、葡萄柚、桑椹、番茄。
   (2) 平和性：梅、鳳梨、芒果、葡萄、椰子、蘋果、檸檬、甘蔗、釋迦、

加州李、菠蘿蜜、無花果、木瓜、棗子、柳橙。

　　(3)溫熱性：龍眼、杏仁、桃子、荔枝、櫻桃、橄欖、金棗、番石榴、榴槤。

2.蔬菜類：

　　(1)寒涼性：**蘆薈**、**蘿蔔**、蓮藕、海帶、紫菜、苦瓜、竹筍、豆腐、絲瓜、落葵、萵苣、菠菜、白菜、冬瓜、莧菜、茄子、芥菜、芹菜、油菜、黃瓜、荸薺、豆薯、麵筋、麥粉、瓠子、綠豆、空心菜、紅鳳菜、芥藍菜、甘薯菜、金針菜、黃豆芽、枸杞葉、筊白筍、薏苡仁、包心白菜。

　　(2)平和性：木耳、甘藍、甘薯、玉米、**蠶豆**、黑豆、黃豆、香菇、菱角、花生、洋菇、豌豆、菜豆、馬鈴薯、胡蘿蔔。

　　(3)溫熱性：蔥、南瓜、韭菜、生薑、洋蔥、糯米、茼篙、芫荽、茴香、大蒜、辣椒、胡椒、芥末、九層塔。

3.中藥類：

　　(1)寒涼性：菊花、薄荷、仙菜、苦茶、人參鬚、西洋參、青草茶、決明子、菊花茶、洛神花茶。

　　(2)平和性：靈芝、蜂蜜、山藥、蓮子、芝麻、百合、白木耳、枸杞子、四神湯、清補涼湯。

　　(3)溫熱性：酒、醋、人參、山楂、栗子、核桃、當歸、黃耆、四物湯、十全大補湯。

二、生理時鐘表

　　身體都有生理時鐘，不同時間就有不同工作，應該配合生理時鐘，才能有健康身體哦！

時段	時期	工作
午夜 12:00~1:00	淺眠期	多夢而敏感，身體不適者易在此時痛醒
凌晨 1:00~2:00	排毒期	此時肝臟為排除毒素而活動旺盛，應讓身體進入睡眠狀態，讓肝臟得以完成代謝廢物
凌晨 3:00~4:00	休眠期	重症病人最易發病的時刻，常有患病者在此時死亡，熬夜最好勿超過這個時間
上午 9:00~11:00	精華期	此時為注意力及記憶力最好，且工作與學習的最佳時段

中午 12:00~1:00	午休期	最好靜坐或閉目休息一下再進餐，正午不可飲酒，易醉又傷肝哦！
下午 2:00~3:00	高峰期	是分析力和創造力得以發揮淋漓盡致的極致時段！
下午 4:00~5:00	低潮期	體力耗弱的階段，最好補充水果來解饞，避免因肌餓而貪食致肥胖
下午 5:00~6:00	鬆散期	此時血糖略增，嗅覺與味覺最敏感，不妨準備晚膳來提振精神
晚上 7:00~8:00	暫憩期	最好能在飯後三十分鐘去散個步，放鬆一下，紓解一日的疲倦困頓
晚上 8:00~10:00	夜休期	此為晚上活動的巔峰時段，建議您善用此時進行商議，進修等需要思考周密的活動
晚上 11:00~12:00	夜眠期	經過鎮日忙碌，此時應該放鬆心情進入夢鄉，千萬別讓身體過度負荷，那可得不償失

三、作自己健康的主人

　　神造人時給人體許多巧妙的安排，從身體的很多方面，我們都可以觀察出自己健康的狀況。只是很多時候我們都忽略了，現在讓我們一起來看看，有哪些是你從來不知道的。

　　1. 冒痘痘位置與健康訊息：

　　　(1) 額頭：代表心火旺、血液循環有問題，可能是過於勞心傷神。這類的人脾氣較不好，應養成早睡早起的習慣，睡眠充足，並多喝水。

　　　(2) 鼻子：如果長在鼻樑，代表脊椎骨可能出現問題，如果是長在鼻頭處，可能是胃火大、消化系統異常；若在人中處，就可能跟卵巢機能或生殖系統有關係。

　　　(3) 下巴：表示腎功能受損或內分泌系統失調。女生容易在下巴周圍長痘痘的可能是月事不順所引起的。

　　　(4) 左邊臉頰：可能是肝功能失衡，如肝臟的分泌、解毒或造血等功能出狀況。

　　　(5) 右邊臉頰：可能是肺部功能失常。

　　2. 檢視指甲健康：

　　　(1) 指甲過白：慣性貧血或肝、腎有問題。

　　　(2) 白斑：缺乏鋅，可由海產類、菠菜、菇類、五穀類、葵瓜子等攝取補充。

(3) 容易破裂：缺乏鐵質，可由深綠色葉菜類、魚類、豆類、五穀類等補充。

(4) 指甲過黃：缺乏維他命 E，也可能是淋巴系統、呼吸系統有問題。維他命 E 可由深綠色蔬菜、水果中攝取。

(5) 凹凸不平：若還有出現一條條的條紋，可能是肝不好。

3. 唇色看健康：

(1) 唇色蒼白：若指甲、眼瞼也蒼白，可能有貧血。

(2) 唇色青紫：若非因為氣溫過於寒冷，有可能是有貧血、心臟方面問題。

(3) 唇色淡黃：若臉色、眼白一樣呈黃色，可能是肝功能不好。

(4) 唇色紅紫：若非發燒或一氧化碳中毒，就可能有心臟病、肺病、心臟衰弱等問題。

memo

§ 第七章　中藥的炮製

　　炮製又稱炮炙、修事、修治等，是指藥物在使用前或製成各種劑型之前對中藥材進行加工處理的技術以及根據醫療需要而進行加熱處理的一些方法。

　　中藥炮製是隨著中醫中藥的產生、發展而產生、發展起來的。中藥炮製技術是在長期醫療實驗中累積起來的，中藥炮製理論源於中醫中藥基本理論，而又成為中醫藥理論體系中的重要組成部分之一。數千年來，中藥炮製理論和技術，對臨床安全用藥和保證療效方面產生正面的影響。

　　中藥炮製是為了使藥材適應醫療和製成各種劑型的需要，對藥材及飲片作各種不同的加工處理。關於藥材炮製早在戰國時代即有記載，其與療效關係也早受人重視。明代陳嘉謨在「本草蒙荃」中指出：「酒製升提；薑製發散；入鹽走腎而軟堅；用醋注肝而住痛；童便製除劣性而下降；米泔製去燥性而和中；乳製潤枯生血；蜜製甘緩益元；陳壁土製竊真氣驟補中焦；麥麩皮製抑酷性勿傷上膈；烏頭湯、甘草湯漬曝，並解毒致令和平；羊酥油、豬脂油塗燒，咸滲骨容易脆斷；去瓤者免脹，抽心者除煩。」由此可見，中藥炮製關係到增效、減毒、引藥歸經、中藥性味、升降……等方面。日前已有大部份似科學方法證實，但尚有些仍在做或有待研究。

第一節　炮製的目的

　　炮製的目的大致可歸納為以下八點：

一、安全有效

　　消除或減少藥物的毒性、烈性和副作用：有些藥物雖有較好療效，但因其有毒性或副作用，使用時不能保證安全，通過炮製來降低那些藥物的毒性、刺激性或減少、消除副作用，以達到安全有效的目的。例如：斑蝥能破癥散結、攻毒蝕瘡，並有抗腫瘤作用等，但有較強毒性，經米炒後就可降低其毒性。常山可抗瘧，但有較強的致吐作用，經酒炙後就可消除致吐的副作用。生半夏、生南星有毒，用生薑、明礬炮製，可解除毒性。巴豆有劇毒，去油用霜，可減少毒性；續隨

巴豆

子亦宜去油用霜。又柏子仁亦需去油用霜，以減少不良反應。烏頭及附子毒性甚大，用甘草、黑豆煮共煎，毒性大大降低。芍藥對胃有刺激性且會增加肝解毒負擔，經炒後，刺激性減小。

二、改變或緩和藥物的性能

　　每個藥都有其氣和味。氣味偏盛的藥物，臨床上往往有一定副作用。如：太寒傷陽，太熱傷陰，過酸傷齒損筋，過苦傷胃耗液，過甘助滿，過辛損津耗氣，過鹹易助痰濕等。為了適應患者病情和體質不同的需要，須以炮製來改變或緩和藥性。

　　利用高溫處理（如：炒、蒸、製炭、煅、煨……等），使藥物某些成分起變化，或破壞、或散失，適當地減低或改變其原有性能，以達治療目的。如：炒製杜仲後，杜仲膠受破壞，有效成分易煎出，實驗證明，炒杜仲對麻醉貓的降壓作用較生品大一倍。又如：生白朮含揮發油 1.4％，刺激脾胃，經灶心土炒，失去水分，分解成鹼性氧化物，可中和胃酸，且灶心土能吸附白朮中的揮發油，減少刺激，達到健脾止瀉、燥濕化痰的作用。山楂經炒焦後，有機酸被破壞約 68％，酸性降低，刺激性減小，消食作用加強，此即其生用導而兼攻下，炒焦後導而不攻兼有收斂吸附作用，治腸炎、止血等。又如：性味苦寒的黃連，經性味辛溫的生薑製後，可緩和其苦寒之性，減少了黃連苦寒傷胃的副作用。如：地黃生用性寒涼血，蒸製成熟地則微溫滋陰而補血；何首烏生用潤暢通便、解瘡毒，製熟能補肝腎、益精血。

　　目前已經過藥理實驗證實，具止血功能之大部分中藥經炒炭後，其凝血時間縮短。但側柏炭、小薊炭等促凝血作用反較生品略差。

　　煅製是將藥材置耐火的容器內或直接置爐火上以 300 ～ 700 ℃高溫進行燒煅的一種炮製方法。常用於礦石和貝殼類不易碎裂之藥物，如：牡蠣、爐甘石。中藥經煅後，質脆易於粉碎，使有效成分易煎出。且有些成分會起變化，如：爐甘石生品主成分為碳酸鋅，而具收斂、抗菌作用的氧化鋅含量很少，經煅後氧化鋅含量大大增加，故爐甘石可外用於收濕斂瘡。

三、促進藥物的溶解性

　　以適當溶媒來處理（如：酒製或醋製），使其有效成分容易溶出，迅速發揮藥效。中藥所含生物鹼大多難溶於水，而易溶於有機溶劑，如：醋炒延胡索，即

醋酸與延胡索中游離的生物鹼作用形成醋酸鹽，增強其在水中的溶解度，提高了鎮痛效用，醋炒延胡索煎劑總生物鹼含量比生品煎劑高出近一倍。酒炒的主要目的也在於增加有效成分的溶出量，而提高療效，如：當歸辛溫有補血活血調經止痛、潤燥潤腸的功效，根含揮發油為抑制子宮的主要成分，興奮子宮則為水和醇溶性的非揮發物質，經酒製後揮發油減少，溶解度增大，活血通絡作用增強，促進藥物在血液中的濃度和血液循環加速，從而達到酒製升提的作用。

又中藥經切片、碾碎、煅淬等任一方法，也有助於有效成分的煎出。

四、便於製劑

藥物經過加工處理後，成為片、段、絲、塊等飲片，這樣便於分劑量配方和製劑。尤其是礦物、貝類、化石類藥物，質地堅硬，難於粉碎，有效成分也難於煎出。經過煅、煅淬、砸、搗等方法處理後即有利於配方、製劑和煎煮。如：將植物類藥物切碎，便於煎煮；礦物類藥物火煅，便於研粉。

五、便於貯存

藥物經炮製加工後，使藥物外觀整潔，且較乾燥，可防止藥物的霉爛變質。另外，藥物經加熱處理可殺滅某些存於藥物中的蟲卵（如：桑螵蛸）和破壞某些影響藥物有效成分分解或其他不利於藥物長期貯存的因素（如：破壞某些含苷類藥物中的酶），有利於藥物長期貯存及防止有效成分的減損。

某些中藥有效成分為苷類，如：強心苷（蟾酥、萬年青）、皂苷（柴胡、桔梗）、黃酮苷（黃芩、槐花、陳皮）、氰苷（杏仁、桃仁）等，此苷類為由糖和非糖物質（苷元）組成，其藥理作用主要在苷元，但糖基能保護苷元在胃內不被水解、氧化而破壞，故必須以苷分子的形態存在才能發揮藥理作用，但該類藥物大多共存有分解苷的酶，如：不經炮製，有些苷類在酶的作用下將分解為苷元和糖而失去藥理作用。炮製即可破壞這些酶，而保有作用。

如：白芥子有效成分為白芥子苷（Sinigrin），其在人體可緩慢分解而產生白芥子油，增強唾液和胃液分泌，而起健脾助消化的作用，小劑量能反射地增加氣管分泌而具祛痰作用。但白芥子苷能為其共存的芥子酶水解成白芥子油而揮發掉，致療效降低，故須炒製破壞其酶。

黃芩炮製的目的亦在於破壞與其有效成分（黃芩苷）同時存在的酶—黃芩酶。又杏仁炮製的目的也在於破壞苦杏仁酶，以免苦杏仁苷受分解成氫氰酸而揮發損

失。

又如：某些生藥在採集後必須烘焙，使藥物充分乾燥，以便貯藏。

六、矯臭矯味，使藥物潔淨便於服用

藥物在採集後必須清除泥沙雜質和非藥用的部分；有些海產品與動物類的藥物具有腥臭氣味，服後往往引起噁心、嘔吐，需要漂去鹹味及腥味等。經用酒、醋、麥麩等輔料炙或燙炒後，可消除藥物的腥臭味。如：龜板、鱉甲等經沙燙醋淬後，即可使之酥脆，又可除腥去臭。

七、提高藥效

藥物加入一種或多種藥物共製可提高其療效。如：吳茱萸製黃連，即抑制了黃連的苦寒之性，又具有清氣分濕熱、散肝膽鬱火的作用。還加入一定輔料的方法引藥歸經或改變藥物的作用達到提高療效的目的，如：大黃本為下焦藥，酒製後也能在上焦產生清降火邪的作用；柴胡、香附等經醋製後有助於引藥入肝，更好治療肝經疾患。

八、擴大治療範圍

炮製能調節藥物的功能。某些中藥經炮製後，其功能具選擇性差異，即可使其某一作用更突出。如：常山用醋製，可加強其催吐作用；用酒製則減弱其催吐作用。大黃生用瀉下力強，炒製或蒸製後瀉下力變緩和，其瀉下主要成分是蒽醌苷，而抗菌主要是蒽醌苷元，經酒拌或蒸熟成製大黃後，部分蒽醌苷轉變為蒽醌苷元，故瀉下效力緩和，而抗菌等作用增強。

第二節　炮製的方法

在炮製前，對藥先進行淨選（又稱修治），這可算作炮製的第一步，也可稱是炮製前的預處理。藥材的修治是通過篩、簸、挑、刷、刮等方法，除去雜質及非藥用部分；通過碾、搗、研、磨、鎊、銼、切等方法，使藥材由大變小，成段、塊、片、粉末等，以供下一步採用適宜的方法進行炮製。

炮製方法按明代繆希雍著的炮炙大法（根據：雷公炮製論，及他自己的經驗編著而成），提炮製十七法，簡介於下：

一、炮

炮與炒炭基本相同，但炮要求火力猛烈，操作動作要快，這樣可使藥物（一般須切成小塊）通過高熱，達到體積膨脹鬆胖。即是將藥物直接置旺火上燒製的方法，以起煙、外表顯膨脹、內部疏鬆為度。如：炮薑：乾薑即用此法加工成為炮薑炭。

二、燀

相當於現在的〝煠〞，即將藥物置沸水中略煮片刻後，分離種皮的方法。如：煠杏仁、煠扁豆等。

三、焅

是將藥物直接在火上烘乾的乾燥方法。

四、炙

是將藥物加熱拌炒的另一種方法。即將藥物和液體輔料拌勻、稍悶，使液體被藥材吸收一部分，然後入鍋炒至一定程度。根據所用液體輔料的不同，炙常用的分為蜜炙、酒炙、醋炙、薑汁炙、油炙等。如：

1.蜜炙：即加煉蜜拌炒。先將鐵鍋、剷刀用清水洗淨拭乾，燒熱鐵鍋，倒入煉蜜，待蜜化烊略加清水，然後放入藥片反覆拌炒，炒至蜜汁吸盡，再噴灑少許清水炒乾，使藥物不粘手為度。例如：炙紫苑、炙兜鈴、炙黃耆、蜜炙甘草等。藥物用蜜炙，是取它潤肺、補中及矯味的作用。

2.砂炙：用鐵砂與藥物拌炒稱為砂炙。先將鐵砂炒熱呈青色，倒入藥物拌炒，至鬆胖為度，取出，篩去鐵砂。例如山甲片、龜板、鱉甲等經過砂炙後變成鬆脆，易於煎取藥汁，或研粉製丸。

五、煨

煨的主要作用在於緩和藥性和減少副作用。常用的簡易煨法是將藥物用草紙包裹二、三層，放在清水中浸濕，或用麵粉團或濕紙包裹，埋於無煙火灰中或置於文火旁烘烤，至草紙焦黑內熟取出；有些果仁可連殼於鍋內燙炒，使其外表焦黑，冷後剝去外殼即成。如：煨豆蔻、煨甘遂、煨生薑等就是用此法。

六、炒

　　炒是炮製加工中常用的一種加熱法，是將藥物置於鍋內，加熱、用鐵剗不斷翻炒，炒至表面呈黃色或鼓起而內部無變化，保持固有的藥物氣味而又增香氣為度；也有根據炒至外表呈焦黃色或炒成炭。有些藥材還要加入其它輔料同炒，或先以某些液體拌潤後再炒，如：酒、醋、鹽水、米泔水、麥麩、土、米、砂等等。

　　炒的方法如下：

　　1.清炒：不加輔料，用文火將藥物炒至微焦發出焦香氣味為度。

　　2.麩炒：將藥物（飲片）加蜜炙麩皮同炒，拌炒至片子呈微黃色為度。

　　以上兩種炒法，主要目的是緩和藥性。

　　加其他輔料拌炒，按用藥的不同要求有酒炒、醋炒、薑汁炒等等，如：醋炒柴胡、酒炒黃芩等。

　　3.炒炭：係用較旺火力，將藥物炒至外焦似炭、內裡老黃色（或棕褐色）而
　　　又不灰化，俗稱為"炒炭存性"，大多為增加收澀作用。

七、煅

　　煅或燜煅的作用，主要是將藥物通過烈火直接或間接以火燒紅，使藥物由質地堅硬變為酥（鬆）脆，易於涼後碾（粉）碎，充分發揮藥效。

　　1.直接火煅：適用於礦石和貝殼類不易碎裂的藥物如：磁石、牡蠣等。將藥
　　　物放在鐵絲篩網上，置於無煙的烈火中煅燒，煅的程度視藥物性質不同而
　　　定。礦石類藥物必須煅至紅色為度；貝殼類藥物則煅至微紅冷卻後呈灰白
　　　色。如：煅石膏、煅赭石、煅牡蠣等。

　　2.燜煅（間接煅燒）：少數體輕質鬆的藥物如陳棕（棕櫚）、人髮等則適用
　　　燜煅法。即將藥物放在鐵鍋內，另用較小鐵鍋覆上，用鹽泥固封鍋邊，小
　　　鐵鍋上壓一重物，不便漏氣（密閉），置火上燒（以文火烘煅）至滴水於
　　　小鐵鍋上立即沸騰，或以白紙貼於小鍋上，當紙烤焦為止，待冷卻後取出。

八、煉

　　將藥物置一定容器內，用小火長時間熬製，使其失去水分，如：煉蜜、煉丹等。

九、制

　　制約的意思。即糾正藥物的偏性，兩種性味不同的藥物合製，以此來糾正或制約另一種藥物偏性。如：大黃，性寒味苦，氣厚方大，有損傷胃氣的副作用，如：

經與甘辛大熱的酒共製,即可緩和大黃的苦寒之性,減少其損傷胃氣的副作用。

十、度

是指量物之大小長短。即把藥物加工成一定長度或厚度的片、段、絲、塊等不同規格的方法。

十一、飛(水飛)

是研粉方法之一,適用於礦石和貝殼類不易溶解於水的藥物,如:水飛朱砂、水飛滑石等,目的是使藥物粉碎得更加細膩,便於內服和外用。

在水飛前先將藥物打成粗末,然後放在研缽內和水同研,使之成為細粉混懸液,放置、沉澱,傾去上層清水,然後再將沉於下部的粗末繼續研磨,這樣反覆操作,研至將細粉放在舌上嘗之無渣為度,取出沉澱使其乾燥,即是極細粉末,供配方使用。水飛並可防止粉末在研磨時飛揚,以減少損耗。

十二、伏

即水浸之意。將藥材放在坑內或池子、缸等處,用水浸泡,加蓋悶潤,使水分徐徐滲透入藥材,使之軟化。有的藥材須較長時間浸泡者,隔一定時間應更換新鮮水。

十三、鎊

削的意思。是將堅硬的動物角類藥材及植物桿莖類藥材,刨成極薄片的方法。如:鎊羚角、鎊蘇木等。

十四、椴

側手擊的意思,是打碎藥物的方法。礦物藥、種子類藥材多用打碎法。

十五、晒

即曬的意思,是在陽光下乾燥藥物的方法。

十六、曝

曝曬的意思,即在較強的陽光下乾燥藥物的方法。

十七、露

依靠夜間的露水滋潤藥物的一種方法。露和晒往往是交叉進行的，所謂「日曬夜露」，可使陰陽相濟，藥性平和，曾有仙露半夏之說。這種方法在古時的解釋帶有迷信色彩。

上述炮製十七法，至今仍大多採用。此外，常用的炮製方法還有：

一、蒸

利用水蒸氣蒸製藥物稱為蒸。將藥物置於罐或籠中，或先將藥物用輔料拌勻、悶透後再置於罐中，加蓋，蒸約 8 ～ 48 小時，蒸一次或數次。如：蒸熟地、蒸首烏等。它與煮不同之點是須隔水加熱。

蒸的作用，主要能使藥物改變其原有性能，如：生大黃有瀉下之功，經蒸製成為熟大黃，在臨床上主要用它清化濕熱、活血祛瘀的作用。另外，還有矯味作用，如：女貞子、五味子經過蒸製能減少其酸味。

二、煮

是將經過整理及洗淨的原藥，放在鍋內用清水，或與其他輔助藥料同煮至熟透。如：附子、川烏與豆腐同煮可減少毒性。

三、淬

將藥物加熱煅燒紅透後，趁熱迅速投入冷水、或醋或酒或鹽水或其他藥物所煎的濃汁中，使之充分吸收入內，並使藥物酥脆，這種方法叫做淬。如：淬磁石、靈磁石、代赭石用醋淬，製甘石用藥汁淬。淬的作用，除能使被淬的藥物酥鬆易於粉碎外，還因藥汁的吸收會改變其性能。

另外，還有一些特定的炮製方法，如：製首烏、法半夏、巴豆霜、膽南星等：

一、洗

是將原藥放在清水中，經過洗滌去淨藥物表面的泥沙雜質，從而達到潔淨衛生的目的。應注意浸洗的時間不要邊長，以防止有效成分溶於水中。

二、漂

將有腥氣（如：龜板、鱉甲、烏賊骨）或有鹹味（如：昆布、海藻）或有毒性（如：烏頭、附子）的藥物，可利用多量清水反覆浸漂，經常換水，則能漂去這些氣味或減少毒性。

三、泡

就是用藥物汁水浸泡以減低原藥的烈性或刺激性，如：用甘草水泡遠志、吳茱萸。

四、漬

就是在藥物上噴灑少量清水，讓水分漸漸滲透而使藥物柔軟，便於切片。某些藥物浸泡後藥性易於走失的，宜用此法。

五、烘與焙

烘與焙同樣是用微火加熱使之乾燥的方法。

六、其他

其他尚有煅、發酵、發芽、製霜等。

第三節　炮炙對藥物變化的影響

一、對中藥性能的影響

1.改變及緩和藥物的性味。如：生地性寒味甘，加酒蒸製成熟地後變為甘溫；甘草生者甘涼，用於清熱解毒，蜜炙後成甘溫，常用於益氣補中。

2.改變歸經，加強引經作用。如：橘核，走肝經，具行氣止病的功效，經鹽炙後，可引藥下行，常用於治療疝氣疼痛。如：杜仲原是補腎安胎的要藥，入肝腎經，經鹽炙後，可加強入腎經的作用，補強補肝腎的功能。對歸數經的藥物，經過炮製，可使其選擇性地入某經，加強了引經作用。如：柴胡，既有解表退熱，升舉陽氣，又能舒肝解鬱；既入心包、三焦經，又入肝膽經，經醋炙後，引藥入肝，加強了疏肝止痛的作用。

柴胡

3.改變或增強升降沉浮的作用。如：砂仁，行氣、開胃、消食，作用於中焦，經鹽炙後可下行治小便頻數。大黃苦寒，作用沉降，本為下焦藥，但經酒製後，可引藥上行，酒大黃在瀉下焦火的同時還可在上焦發揮清降火邪的作用。黃柏性寒味苦，性本沉降，原係清下焦濕熱藥，鹽炙後，可加強藥性下行，增強瀉相火的作用。

二、對中藥化學成分的影響

如：元胡水煎劑中含生物鹼的量為原藥材含量的 25.06％， 醋炒元胡水煎劑中的生物鹼含量則達 49.33％。烏頭含有烏頭鹼，毒性很強，經炮製後，烏頭鹼分解為烏頭次鹼和烏頭原鹼，毒性大幅降低，僅為原生藥的 1/200。

含苷類的藥物，通過炒、燀、煮或蒸等方法的炮製，可破壞其酶以防止苷的分解。

對含揮發油的藥材，經過加熱炮製後，可使所含揮發油顯著減少。藥物炒炭約減少揮發油含量的 80%，炒焦後減 40%，煨或土炒減少約 20%，醋製、酒製、鹽製、蜜炙、米泔水製及麩炒等損失 10～15%。因此，有些藥物，特別是芳香性藥物，不應近火高溫等。也有些藥物炮製的目的就是要去除某些揮發油。如：肉荳蔻揮發油，對腸胃道局部有刺激作用，能引起腹瀉，炮製後油色變深，折光率增大，對家兔離體腸管的蠕動有明顯抑制，能夠澀腸止瀉。

炮製對其它，如：鞣質、有機酸類、無機成分等等也都有影響，有利的影響，也有不利的影響，視醫療需要決定使用何種炮製方法。

中藥炮製理論及炮製技術是我國在世界上所特有的，許多國家都對中藥應用中這一獨特理論和技術表示讚嘆。我們應更好地以中醫藥理論為基礎，用現代科學手段和方法，把這一寶貴理論和技術進行深入研究，繼承精華，丟棄糟粕，發揚和發展中醫藥學寶庫。

§ 第八章 中藥的製劑

　　服用中藥時，要根據醫療上的需要，並配合藥物的特點，來決定採用何種劑型。

　　自古以來，中藥配方後都要加工製成一定的劑型才能使用。《神農本草經》就有記載：「藥性有宜丸者、宜散者、宜水煮者、宜酒浸者、宜膏煎者，亦有一物兼宜者，亦有不可入湯酒者，並隨藥性，不得違越」。 陶弘景說 ：「按病有宜服丸、服散、服湯、服酒、服膏煎者，亦兼參用，以為其制」。 可見古代就已有湯劑、丸劑、散劑、酒劑、膏劑等，歷代對劑型都有發展。近幾十年左右，中藥製劑的研究發展較快，劑型日益增多，現在不少西藥應用的製劑劑型，中藥也都應用，因此中藥製劑劑型有了快速發展。

　　由好幾種藥材混合研磨成「藥散」、 添加蜂蜜捏成圓形的「藥丸」、 切成薄片用水煎煮的「湯藥」， 這三種藥劑是中藥的代表藥劑類型。目前國人常用的劑型，主要有湯、散、丸、酒、膏、丹、煎、飲、膠等多種，現將這數種劑型分述於後：

一、湯劑（湯藥、煎煮藥）

　　由於煎煮藥會破壞成分、散發臭氣，所以通常高貴的藥材為避免成分損失，或是病患的病情穩定不需要頻頻更換處方時，多用藥散及藥丸。但是中藥中有很多藥劑的基本形態是湯藥，所以「湯藥」被視為中藥的代名詞 。（其實，藥物煎煮過再服用並非中藥的專利，這是不論古今中外都甚為普遍的方法）。

　　湯劑，至今仍是中醫臨床應用最廣泛的劑型。一般疾病都可運用，尤其是新病、急病，均應用湯劑，內服吸收快，奏效迅速是其特點。醫院和病人自家都能製備。

　　一般製法簡單，按照醫師處方調配的多種生藥材（飲片）後，置煎藥器（習慣用砂鍋或瓦罐）中加入清水（或黃酒，或水酒各半），水量以浸過藥材約 2 ～ 4 公分為宜，浸泡 30 分鐘，置火上加熱煎煮，煮沸後，以文火保持沸騰 30 分鐘，用紗布篩濾去渣取出濃縮煎液服用，稱為湯劑。整帖方劑有效成份經過高溫殺菌溶於水後，易於人體吸收，可迅速發揮藥效。

　　藥渣再加水煎煮 20 分鐘，濾液作為二煎備用。滋補性藥可以再煎一次。

二、散劑

是按處方藥材分量，經粉碎後混合均勻而成的乾燥粉末製劑，有內服或外用兩種。

操作較簡便、容易製備、方便服食、吸收快、迅速奏效等優點，但對細度有不同要求，一般粉要用 110 ～ 130 目篩，細粉為 130 ～ 140 目篩，極細粉為 140 ～ 150 目篩。如：小兒牛黃散，冰硼散。

通常用於新病或急性的疾病。

三、丸劑

按處方分量，將藥物研碾成細末，配合混合，用蜜、或水、或米、或麵糊，調製成大小不同的圓形顆粒，就是丸劑。

丸藥在腸胃中吸收緩慢、作用緩和，故慢性疾患或藥物有大毒不宜做湯、散者，多製成丸劑服用。

1. 蜜丸：用蜜蜂作黏合劑將藥粉混勻後製成。如：牛黃清心丸、六味丸等。
2. 水丸：將藥粉以水為黏合劑，在丸藥罐中製備。

四、酒劑

也稱藥酒，古稱酒醴。藥物粉碎（不須過細）後浸入酒中，3 ～ 5 天，傾出藥酒，再用酒浸，反覆 3 次，合併後可分次服用。酒劑能宣通血脈，多用於風濕痺痛諸證，強壯滋補藥也可製成酒劑。

五、膏劑

分內服與外用兩種。

內服係將藥物用水或植物油煎煮所得藥液，繼續反覆煎煮至稠黏適度的流體狀濃汁，加入蜂蜜或飴糖而成的劑型，即可供長久服用。膏劑宜用於補益藥及慢性疾患的調理藥。

此外，還有外用膏劑，係用藥粉和凡士林、油膩或蠟調和成膏。分「藥膏」和「膏藥」二種：藥膏，係用藥料、動物脂肪、黃蠟或植物油調成的糊狀物，多用作瘡傷、皮膚病之外敷。膏藥，則是用油類煎熬藥物，去渣取油，加入鉛丹或白臘，使之化合成富有黏性的膠質，再攤於紙上或布上，敷貼患處，能與皮膚密切貼合，使藥性能緩緩進入皮內，產生持久性的藥效。膏藥除敷貼瘡傷、消散瘀

腫、保護瘡口外，又可作通絡止痛之用，用於跌打損傷、風濕痠痛等症狀，可補內服藥物的不足。

六、丹劑

丹劑沒有固定劑型，內服與外用兩種，有丸狀、散粉狀、塊狀、錠狀、片狀等。外用丹劑大多為昇華法製得的粉劑。

七、煎劑

基本上同於湯劑，是在藥物煎成渣以後，再用文火重覆煎煉，多用於急性疾患。

八、飲劑

乃一般湯劑用以冷服或需頻頻服用者。

九、科學中藥

目前衛生署只准各藥廠按照古籍方劑、經典（如：傷寒論、金匱要略、溫病條辨、醫宗金鑑、太平惠民和局方、萬病回春、外科正宗等）所記載的方劑加以組成、製成藥錠、顆粒使用。這些藥物依照廠商所標示，在工廠的鍋爐煎煮、煮好的汁液經過濃縮、萃取、脫水、乾燥，其生藥與濃縮後的「浸膏」藥液比例約為五倍，再以百分之三十三左右的澱粉與浸膏混合乾燥而成，然後製成藥錠、顆粒，成為濃縮中藥，而名為「科學中藥」。 安全衛生，服用簡便。只是有些病患會抱怨吃藥後變胖。

～湯藥與科學中藥～

「科學中藥」的好處多多，如不須像湯藥要花時間熬煮、且沒有臭味、攜帶及服用方便、價格較便宜等。但是，換個角度來看，其和湯藥相比較會有下列的問題：

1. 將一日的服藥量換算之後，服用藥片所使用的劑量較少、濃度較高，湯藥的濃度則較稀、劑量較高。
2. 藥片的品質良莠不齊。
3. 無法依照體質、症狀來斟酌用量。

～如何分辨中藥濃縮成分的高或低？～

不管您到哪一家中醫院所取得中藥劑回家後，先倒一杯開水，將拿回來的中

藥劑倒入杯子內，待二至三分鐘後，杯子內的中藥劑，如果全沉到杯子底下層，就表示中藥成分高，如果是一半沉、一半浮，則表示中藥劑成分普通，反則全浮在杯子上層，就表示中藥成分是最低的，也就是最差的中藥劑。

其實，最重要的一點是湯藥或是「科學中藥」各有其優缺點，應視自己疾病的嚴重程度來選擇藥劑型式。再來要附帶說明的是，與其著重藥劑類型（硬體），倒不如選擇適當的處方、藥劑（軟體），以發揮藥效。這雖是理所當然的事，卻也是最容易忽略的事。

十、其他

1. 方劑的種類：

以上均為長期應用的傳統製劑，除丹劑現今較少使用外，其他製劑至今仍為常用劑型。傳統製劑還有線劑、露劑等劑型。近幾十年來中藥廠很重視中藥製劑的劑型改進，研製出更多療效確切、使用方便，便於攜帶，便於貯存的新劑型，如：科學濃縮製劑。現在中藥劑型有十多種，如：顆粒劑、口服液、膠囊劑、微型膠囊、濃縮丸、滴丸、眼用膏劑、氣霧劑、膜劑、栓劑、橡皮膏劑、茶劑、袋泡茶劑、糊劑、滴鼻劑等。

(1) 藥露；新鮮含揮發性成分的藥物，放在水中加熱蒸餾，所收集的蒸餾液。

(2) 錠劑：藥物研成細末，單獨或加適當的糊粉、蜂蜜與賦型劑混合後製成不同形狀的一種固體製劑。

(3) 條劑：紙捻。

(4) 線劑：絲線或棉線泡於藥液中同煮，乾燥而得之外用劑型。

(5) 燻劑：火燻、水燻兩燻。

(6) 片劑：將中藥加工或提煉後與輔料混合，壓製成圓片狀劑型。

(7) 沖服劑。

(8) 針劑：注射劑。

2. 方劑的加減變化

3. 藥味的加減

4. 藥量的加減

5. 劑型的變化

§ 第九章　中藥的調劑

　　調劑是依據醫師的用藥指示或處方箋，將藥品調製成外觀美好，能發揮預期療效而方便投藥的劑型，以供特定的病人在一定時間內服用。而中藥調劑，是指調劑人員根據醫師處方，按照調劑操作規程之中藥配方：審方、計價、調配、覆核、包裝、給藥等六個程序和原則，及時、準確地調配和發售藥劑，並指導藥物使用的一項操作技術。中藥調劑學是研究中藥藥劑的調配及服用等相關理念知識與操作技術的一門學科。它與中醫臨床聯繫密切，是確保用藥安全有效的重要環節，是中醫藥學的重要組成部分。

第一節　中藥調劑的特點

　　中藥調劑具有臨時調配處方的特點，符合於中醫辨證論治的具體要求，具有很強的靈活性和適應性，被持久而廣泛地應用。中藥的應用歷史悠久，由於地區的差異、患者病情的不同、醫師用藥的各異、炮製方法的改變、藥物名稱的混淆，如同名異物、同物異名等現象，都會使調配處方時遇到許多問題。因此，調劑工作人員必須確保調配品質，否則會影響藥效，甚者出現意外事故。

　　中藥調劑的內容極為豐富，它與中醫基礎理論、中藥學、方劑學、中藥鑑定學、中藥炮製學、中藥製劑學等學科的關係極為密切。中藥調劑主要分為中藥飲片調劑和中成藥調劑兩部分。中藥飲片調劑包括常用中藥飲片的鑑別，中藥的性能、配伍、禁忌、功效、劑量、用法，中醫處方，中藥調劑時中藥的常規用名，中藥處方應付常規，中藥飲片調劑常規，中藥湯劑煎煮常規，中藥飲片貯藏與養護等知識和技能。中成藥調劑包括常見病的辨證用藥、中成藥的處方組成、功能主治、用法用量、注意事項及中成藥貯藏與養護等知識和技能。

　　中藥調劑的內容極為豐富，要做到準確調劑、對症給藥，並能及時發現醫生處方上的筆誤和差錯，如：配伍禁忌、妊娠禁忌、重開品項、藥症不符及含毒藥物超量等，就必須認真學習並掌握中醫藥基礎理論、中藥學、中藥鑑定學、中藥炮製學、方劑學、中藥製劑學等學科。合格調劑人員，要求能鑑別幾百種常用飲片或藥材性狀特徵，尤其藥名相近、性狀相似的飲片藥材的區別，學會掌握藥物的分類，如：植物藥材中的根、莖、葉、花、果實、種子和全草類，礦物類藥材，

動物類藥材，同時要求掌握各種藥物性味、功效，用量用法及常用的配伍，懂得各種同名異物的藥材和別名等；掌握方劑學的知識，先煎、後下、包煎等的作用及煎藥知識等。

中藥調劑主要分為中藥飲片調劑和中成藥調劑兩部分。中藥飲片調劑，包括：常用中藥飲片的鑑別，中藥的性能、配伍、禁忌、功效、劑量、用法，中醫處方，中藥加工炮製對藥物性、味、功效的影響，中藥調劑時中藥的常規用名，中藥處方應付常規，中藥飲片，調劑常規，中藥湯劑煎煮常規，中藥飲片貯藏與養護等知識和技能。中成藥調劑，包括：常見中成藥製備方法及劑型、病的辨證用藥、中成藥的處方組成、功能主治、用法用量、注意事項及中成藥貯藏與養護等知識和技能。由此可見，中藥調劑是一門以多學科理論知識為基礎的學科，只有培訓合格的專業人員才能勝任。

第二節 中藥調劑的特殊性

調劑人員除具有合格的專業知識外，還應具有良好的職業道德。飲片是一種特殊"商品"，要嚴格按照醫囑調配，不能配錯、配漏、配多、配少。有些人認為，配錯、配漏誠然不對，但對稱量以為無關緊要，因而出現了抓藥以手代秤。對調劑工作應提高到「法制」觀念的認知，不按規定配方就是違反藥品管理法。藥物用量，在治療上有重要意義。每一種藥都有其規定的用量，尤其含有毒性的藥物更是如此。同是一種藥，用量不同其療效不同，甚至相反。例如：大黃 9 ～ 12g 有瀉下作用，若用量為 1 ～ 3g 則具有健胃止瀉作用。再如：艾葉，其性味苦、辛、溫，以前的藥書較少記載其含小毒，《中國藥典》1985 年版一部就有記載艾葉的性味為苦、辛、溫、有小毒，其常用量為 3 ～ 9g，有溫經止血、散瘀止痛等作用，用量過大，則可興奮大腦皮層及在皮層下中樞引起痙攣，甚至引起肝細胞代謝障礙，而發生中毒性黃疸及肝炎。由此可見，調劑人員只有嚴格按照處方調配的義務，而沒有違背處方調劑的權利，一切違背處方調劑的做法，都是違法的。

現代的中藥調劑是指藥師在藥局的日常工作中根據醫師處方，將事前貯備好的中藥進行臨用前的必要加工處理，按配方程序和原則及時準確地調配和發售給患者，並回答患者問題，指導患者合理用藥的綜合工作。它包括：藥品採購、貯存保管、供應，藥品調劑，代煎藥，代加工成藥，咨詢服務，用藥指導，藥學服

務等內容。

　　藥品的採購、保管與供應，是藥局的基本任務，批發市場上的任何藥品只有經過藥庫才能通過供應為藥局調劑供應臨床使用。藥局中這一環節的核心任務是：首先，要確保藥品供應的社會效益，即所採購的全部藥品要優質和安全有效，根據藥局的性質、任務和規模大小，要保持一定數量的藥品品種，供醫師或顧客選用，確保臨床用藥和銷售的需要；同時，根據有關規定，嚴格管好麻醉藥品、毒性藥品、精神藥品和有效期藥品。其次，要重視藥品供應的經濟效益，即在確保社會效益的前提下，儘可能地創造最大的利潤。

　　按醫院中藥的部門設置中要有中藥煎藥室。煎藥室的職責就是按照操作規程，及時準確，保質保量地完成每日的煎藥任務，做到急症煎藥隨到隨煎。

　　現代的中藥調劑工作由簡單配發藥品發展到知識信息型與醫藥結合型。要求調劑人員掌握各種飲片和中成藥的功能主治特點和相互作用；參與臨床工作，協助醫師選藥和合理用藥；注意收集、整理藥物不良反應的資料，並及時上報；開展評價新、老藥物，協助醫院對新藥進行臨床觀察研究；調查分析病例或研究醫師處方的用藥情況，發現不合格處方，提出不合理用藥的根據，協助醫師提高用藥水準和醫療品質；監督並協助病房做好藥品領用管理和正確使用藥品，以保證藥物的安全有效；為醫師、護士、患者和顧客提供藥物咨詢服務，介紹藥物知識，推薦新藥或代用品；配合臨床積極參與搶救危重和中毒患者的藥物分析和合理應用，努力使藥物在藥學人員的配合下發揮最佳療效。

　　為了適應中藥調劑發展的需要，調劑人員在調劑工作之餘還要研究合理的調劑制度，確保調劑室的中藥調劑工作，中藥煎煮工作，藥品管理、藥品核算、藥品盤點工作高效有序地進行；使合理損耗率和盤點誤差率可以正確確定。研究處方的統計與分析，研究調劑室用藥規律性變化，為合理制訂領藥計劃，減少工作盲目性提供依據，為藥庫採購提供準確資訊。

　　為適應醫藥市場的發展，加強醫院藥學管理，還要根據實際情況研究如何引入競爭機制，制訂綜合考核內容和方法。如某醫院通過研究制訂了以下綜合考核內容：業務工作量考核；勞動紀律考核；崗位責任量化考核；服務質量考核；團結協作考核；臨床藥學工作考核；藥學工作創耘考核；團隊建設考核。每一項均有其具體考核內容，這樣提供了調劑人員管理的量化指標，促進了調劑人員的自我素質和業務水準的提高，保證了調劑工作的品質。

第三節　確保中藥調劑的質量

一、制訂並執行各項規章制度

　　如：崗位責任制，中藥調劑註意事項，劇毒藥、貴重藥品管理條例，付藥常規，搗碎藥、先煎、後下、另煎、包煎、沖服、烊化、研末服、兌服等常規。使人人有章可循，有法可依，對執行好的要表揚獎勵，對執行不好的要處分。

二、保證藥品質量

　　調配飲片必須是正品，清潔衛生，炮製合格，黴爛、變質、蟲蛀、汙染及混有雜質藥物，不得入斗調配。

三、配藥要稱準分均

　　要求每一種藥物都要稱準分均。可用減重法，即一次稱取總重量，然後分次減重。對體積大的也要稱，不能估計。按規定，一般藥稱量誤差不超過 $\pm 5\%$；劇毒、細料誤差不超過 $\pm 1\%$。

四、核對發藥

　　核對是調配中藥處方的最後一道程序，也是減少差錯防止事故的關鍵，必須建立嚴格的處方核對制度。為保證患者用藥安全、有效，防治調配錯誤和遺漏，應把好覆核關。藥師調劑處方時必須做到四查十對：查處方，對科別、姓名、年齡；查藥名、劑型、規格、數量；查配伍禁忌，對藥品性狀、用法用量；查用藥合理性，對臨床診斷。已調劑好的藥品在調劑人員自查的基礎上，應有另進行全面細緻的核對，覆核的藥師一定嚴格審查處方，稱取飲片是否與處方相符，飲片質量是否符合要求，有無以生代製、生製不分等錯誤，先煎、後下、包煎等須特殊處理的是否分開，貴重藥、毒性藥是否處理得當等。發現調劑不當的，應及時更改，覆核無誤後可包裝、簽字。還應在標籤上註明患者姓名、科室、病案號，內服與外洗用不同顏色標籤區分並寫明確，並標明煎劑劑數及日期，便於患者的服用，如有不符，及時提請配方人更正，否則不得發出。發藥時要核對患者的姓名、性別、年齡等，煎法、服法，特別是外用藥要用外用藥袋，並向患者或取藥人交代清楚。

五、建立差錯事故記錄本

　　考核配方質量，消滅差錯事故。

六、建立中藥調劑質量查詢處

其目的在於方便患者，接受他們對配方質量及藥物知識等方面的查詢，起檢查、監督、咨詢、宣傳及處理糾紛的作用。

七、進入調劑室藥材飲片質量應確實把關

這一方面要統一領導，加強管理，設專人負責。凡質量不合格的飲片不能入庫上斗；進入倉庫後發現不合格的飲片不能發出；調劑室不應接受；在調劑室發現不合格的飲片，應停止該藥的配發。發黴、蟲蛀、規格不符或混有雜質、非藥用部位的飲片，應採取重加工或棄掉等，絕對不能發給患者。

八、防止混雜串藥

造成飲片不純混串的原因很多，可能有藥斗分格過多、盛藥過滿、拿取不小心、稱藥完畢沒有隨手關藥斗等。克服方法是加藥不能過滿，並要小心防止混藥，二是稱取要小心，三是稱藥完畢要隨手關藥斗。

九、保持百斗櫃和調劑臺的整潔衛生

百斗櫃（又稱百草櫃，斗指抽屜之意）的藥斗內的藥物要做到推陳加新，勤看、勤整理。在使用一段時間後，要進行清斗，篩出殘積的泥沙、碎藥，新藥在底，陳藥在面，避免「以新壓陳」，否則陳藥壓在斗底時間過長，就會發黴、蟲蛀、變質。只要調劑人員注意這一點，經常性或定期性的清潔處理，推陳加新，上述問題應該能避免。同時經常保持調劑臺及周圍環境的整潔，這樣創造一個整潔舒適的環境，有利於調劑工作。

十、重視中藥倉庫的建設與管理

加強中藥養護工作，制訂切實可行的規章制度，是確保中藥調劑工作的重要措施之一。

綜合上述，只要嚴格認真地遵守醫療操作技術規程，按醫院規章制度辦事，加強責任心，始終以患者為中心，為患者提供高質量的服務，以解除患者痛苦為目的，就能把中藥的調劑工作做得更好。

memo

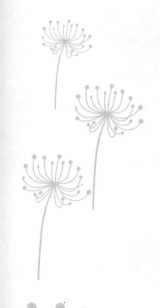

§ 第十章　中藥的應用

　　中藥常給人一種「要長期服用才有效」的感覺，但事實上，中藥的藥效並不會特別慢，只是因為現在大家常用中藥做調養身體的食補之用，而多利用西藥中的「特效藥」（如：功效迅速的退燒劑、止痛劑等），所以才會有中藥藥效較慢的感覺。但是請仔細想想，西藥中慢性病用藥、抗癌用藥、自律神經調節劑、維他命等藥劑的藥效，也都不是立即見效的。

　　甚至有些嚴重又複雜的疾病，連病因都不為人所知；或是知其病因，但是並未研發出對症的良藥，因此，無法期待有治癒這些病的特效藥。實際上，這一類的疾病，不論是中藥或是西藥，都不會有「特效藥」的，只有慢慢吃藥醫治的可能。

　　有時別人告訴你的中藥藥方，或許只是他個人的「祖傳秘方」罷了。這些「民間偏方」對小病痛或許管用，但若是嚴重的疾病仍照用不疑，似乎就有些不智了。事實上，中醫師在開藥方時，是要考慮到病患體質、病症、生活環境等全面性的情況。所以一種「方子」，不一定能治癒不同人的同種病症，所以「偏方」可能對他人有用，對自己卻完全無效，或是藥效變得很慢。

　　不論中藥、西藥，任何藥物都有其一定的療程，要照處方按時服用，才會顯現藥效。若是對中藥心存懷疑，而不按時服用，或是病急亂投醫，隨便亂用「偏方」，這樣又如何能發揮藥效呢？當然，這樣更不能反過來怪罪中藥的藥性緩慢！

　　所以患者應選擇最適於自己，或是自己最能信任的藥品服用，要先對自己的醫生及藥品有信心，才有戰勝病魔，早日痊癒的希望！

一、藥效與體質

　　西醫與中醫最大的差別，就在中醫是「因材施藥」；而西醫卻是「因病施藥」。西醫即使會因病情的輕重不同而給予不同的治療，也不會因患者的體質不同而改變治療法與治療藥物。但中醫主要是依照「症狀」來進行治療，因此即使乍看之下是毫不相關的疾病，但若症狀相同，其治療法或治療藥物都是相同的。至於中醫所謂的症狀，則包括了目前出現的症狀、發病的主要原因、還有個人的體質等問題。

　　中醫能對體質做正確的判斷，是使中藥得以發揮功效最重要的一點。而急性

病只要從症狀即可決定患者大致的病情；但若是慢性病，則對體質所作的判斷就會直接影響藥效。不過同理，中醫若只靠體質的強弱來決定用藥，而忽視了病名、其他症狀、體格等因素，一樣會做出錯誤的用藥選擇，並會造成治療上的困難。

二、中藥的矛盾功效

中藥中，同一種藥常常具有治療兩種完全相反症狀的功效，像是同時能治高血壓及低血壓，或既可治下痢也可治便秘。這種在西醫中不會發生的矛盾功效，常讓人難以理解，但中藥處方對於相反的症狀確可以發揮兩方面不同的功效，茲舉「八味地黃丸」一例，來說明這種矛盾的功效。

八味地黃丸的成藥在市面上販售時，其功效記載如下：

「容易疲倦、四肢容易發冷、尿量減少或多尿、口渴、下肢痛、腰痛、麻痺、老人視線模糊、發癢、排尿困難、頻尿、浮腫。」

首先，我們先來看其功效中「尿量減少或多尿、排尿困難、頻尿」這些矛盾的詞句。其實這些症狀可統稱為「排尿異常」，而八味地黃丸中的地黃、山茱萸和山藥等成分，是補「腎」的藥物，有防止老化，改善腎、膀胱機能的功效。而附子可促進新陳代謝、保持體溫，也有強心的作用。茯苓、澤瀉則有利尿的作用，但這個利尿作用不像西藥的利尿劑那樣無選擇性，其藥性溫和，會視身體的情形穩定運作。在此例中，中藥處方中各個成分的作用與患者體質相輔相成，提高了中藥藥劑的功效。

如此一來，在處方中幾種成分互相協助，再因為能配合患者的體質、病症而能提高藥效；同時有些中藥本身就含有功效相反的成分，所以會表現出兩種極端的效果，使得中藥的功效在乍看之下會令人覺得矛盾。例如：人參中含有使中樞神經興奮的成分，也含有安定神經的成分，但是在臨床實驗中，人參會依照服用者的症狀發揮其適當的功效，所以不需要擔心吃錯藥。

就算只服用一顆化學純度高的西藥，也有可能在體內產生各種作用與副作用，那麼成分複雜的各種中藥材，再組合成同一帖「處方」的功效會不夠專一，自然也是理所當然的。

三、藥材功效的認定

在一般人的眼中，藥物的功效似乎是絕對權威或是經過科學方式認定。實際上，市面上所販售的中藥，其功效是由以下七種方法來決定的。

1. 由古代流傳至今的醫藥書籍中所載明者，像是「本草綱目」、「金匱要略」、「傷寒雜病論」……等經過二、三千年的使用及人體實驗過的醫藥專書。
   至今仍有許多處方的功效是參考這些書籍，並經白話及現代口語化整理而成的。試舉二例如下：

例(1)當歸芍藥散：

適用於體力較差者出現下列症狀時：發冷、貧血、容易疲勞、時常下腹部疼痛、頭重、目眩、肩痠、耳鳴、心跳加快、月經不順、月經異常、經痛、更年期疾病、產前產後或流產時的病症（貧血、疲勞倦怠、目眩、浮腫）、 腰痛、下半身發冷、凍傷、浮腫、雀斑等症狀。

例(2)大柴胡湯：

適用於體格健壯較有體力者出現下列症狀時：胃炎、習慣性便秘、高血壓引起肩膀痠痛、頭痛、肥胖。

2. 雖為常常被利用的處方，在醫藥書籍中也有所解釋，但是在一般中藥處方功效的分析中，並沒有寫出適用的體質，只記載病名與症狀。

例(1)桂枝加朮附湯：關節痛、神經痛。

例(2)麻杏薏甘湯：關節痛、神經痛、肌肉痛。

例(3)薏苡仁湯：關節痛、肌肉痛。

3. 有部分的中醫師使用此處方，但一般的中藥書上就沒有詳列其功效，只簡單地寫出適用的病名。

例(1)杏蘇散：咳嗽、有痰。

例(2)參蘇散：感冒、咳嗽。

4. 原本只針對某一個症狀所開的藥劑。

例(1)治跌打一方：跌打損傷造成的紅腫、疼痛。

例(2)立效散：拔牙後的疼痛、牙齒痛。

5. 中藥製造商將有名的二、三種中藥處方經混合調整後，針對某些特定的症狀有功效者，申請後經認可的藥劑。

例(1)小青龍湯合葛根湯加川芎辛夷加減製成的藥劑：蓄膿症、副鼻腔炎、鼻炎、鼻塞，由於鼻病而引起頭痛、疲倦感。

例(2)乙字湯合補中益氣湯合桂枝茯苓丸加減製成的藥劑：用於緩和疣、裂痔、痔瘡出血等疾病。

6. 內容明瞭清晰的中藥處方，從以前就被視為「家庭藥」使用者。

例（1）六神丸：心跳加快、呼吸困難、精神亢奮。

例（2）實母散：血管疾病、發冷、手腳麻痺、月經不順、白帶、歇斯底里、浮腫、經痛、肩膀痠痛、頭痛、頭昏眼花（製造商不同，處方內容與功效也不同）。

7. 以「祖傳秘方」的身分流傳於世，或製造商自己的處方，大致上其功效符合其適用症狀，經申請後被認定的藥物。

四、重視症狀甚於病名

中醫在病名與症狀二者中較重視症狀，一般必先辨別症狀之後再施予治療，在中醫學中稱之「辨證施治」或「辨證論治」。

但這並不表示在中醫裏不需要病症名稱，或是中醫裏沒有病名，非但如此，在中醫裏更有許多獨特的疾病名稱，例如：麻疹、痛風、破傷風、癲癇、癌、赤痢、氣喘……等等，向現代醫學借用的病名反而很少。但是現在台灣的大學中醫系裏，也有教授現代醫學的課程，而在日本，中醫專家診斷病人時，並不參考現代醫學的病名。

而就如同上述所舉的例子，有針對單一的症狀或疾病名稱選擇中藥處方，也有針對其症狀製成的處方或藥劑。由此可知，選擇中藥處方的主要方式，仍是依照基本的「症狀」來判斷。「症狀」是中醫從獨特的觀點所見到的病的型態，它是直接連結中藥與中藥處方功效的記號。

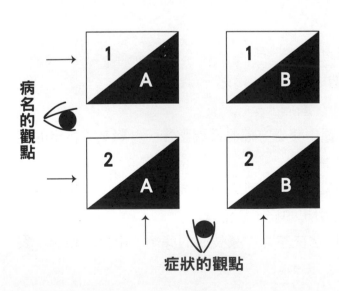

一個＜1A＞的病人，從病名的觀點（也可稱為現代醫學的觀點）來看，其病名為＜1＞。而從中藥處方的觀點（即中醫的觀點）來看其「症狀」為＜A＞。雖然其病名與＜1B＞相同，但症狀卻不同；其病名與＜2A＞不同，但卻屬於同一個症狀。＜1A＞與＜1B＞使用不同處方治療稱為「同病異治」；而＜1A＞與

＜2A＞用同一種藥（或同類型的藥）來治療就稱為「異病同治」。

假設這裏有一個蘋果。西醫通常對其作高度、直徑、重量等內部調查；中醫則是判斷其色澤是紅是綠、艷麗與否、是軟是硬、是酸是甜……。

再解釋清楚些，所謂「症狀」，就是反應自覺性症狀、他覺症狀、體質的特徵、病因、發病的場所，且包含了治療方法、處方、中藥等疾病的基本型態。而且中醫的診斷是花了長久時間歸納疾病的基本形態後，再決定它和那一個疾病形態最相似，也可謂之為「認識病形」。

【藥方笑話】
有道理：有一個老先生去看病，他向醫師說道：
「我的腳很痛，是什麼原因呢？」
「那是因為年紀的關係……」（醫師回答）
「但是……」老人聽了醫師的話說道：
「我的另一隻腳也同樣這個歲數，為什麼不會痛呢？」

memo

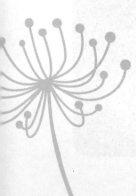

§ 第十一章　中藥的保存和貯藏

　　中藥種類繁多，規格複雜，所含成分及其物性各不相同，在儲存過程中，中藥的合理貯藏，對保證品質，具有深厚之意義。如：貯藏不妥當，藥材可能發生蟲蛀、霉爛、變色及走油……等現象，導致藥材容易變質，發生了成分變化，進而影響藥理作用與療效，造成損失。因此，中藥的保存和貯藏，對維護中藥品質，保證藥品療效，防止蟲、霉變質，最大限度降低損耗，都具有重要意義。

　　藥材在貯藏前必先乾燥，如：晾、曬、烘或石灰乾燥……等，使藥材含水量減到最低。凡污染蟲卵或帶有蛀蟲的藥材，可用化學藥品、或 60℃的溫度烘若干時間、或沸水浸泡片刻再曬乾、或用蒸氣約 80℃下處理 10～20 分鐘、或－5℃以下貯藏等方法處理。一般藥物在 15℃以下，最好在 5～10℃，相對濕度在 60%以下，害蟲較不易生長。俗云：「蛀藥不蛀性（心），霉藥不治病」，此意即藥材長霉後療效會大大降低，一般空氣相對濕度不超過 70%，溫度 15℃以內，就不易發霉。

　　藥物在採集以後，都應採取一定的加工處理，以便貯藏。如：係植物類藥品，採集後應先除去泥土雜質和非藥用部分，洗淨切斷，除鮮用外，都應根據藥物的性質，及時放在日光下曬乾，或陰乾，或烘乾，分別保藏。有些含水分較多的藥物，如：馬齒莧等，可在洗淨後切斷，多曬幾天，才能曬乾。植物的果實或種子，如：五味子、女貞子、萊菔子、葶藶子、白芥子等須放在密封的甕內；植物的莖葉或根部沒有芳香性的，如：益母草、木賊草、夏枯草、大青葉、板藍根、首烏藤等可放在乾燥陰涼處或貯於木箱內；芳香性藥物及花類，如：菊花、金銀花、月季花等，須放在石灰甕內，以防受潮霉爛變質。種子類藥物要防蟲鼠。

　　動物藥及臟器組織，如：蘄蛇、烏梢蛇、蜈蚣、地鱉蟲、胎盤等，在烘乾後，應放在貯有石灰的缸中，以保持乾燥；並放在冷暗乾燥的地方，以防蟲蛀或腐爛。礦物藥，如：石膏、滑石、靈磁石等可放在木箱內；但其中，如：芒硝、硼砂等須放在甕內蓋緊，以防受潮。

　　貯藏藥物的庫房須經常保持清潔乾燥和防蟲、鼠的侵蝕；藥物仍須勤加翻曬，對某些易生蟲蛀或容易受潮發油的藥物，如：前胡、羌活、獨活、甘遂、當歸等，必須經常檢查，以防霉蛀變質。含脂肪油的藥材，如：杏仁、桃仁、柏子仁，郁李仁、火麻仁等應避免貯藏年限過久或用火烘，以防藥材外表呈現油質走出（即

走油）。下列針對特殊藥材的保管，加以說明：

1.貴重藥材：

如：人參、西洋參、三七、犀角、牛黃、沈香、冬蟲夏草等均宜用特製玻璃瓶、瓷瓶等密閉保存，最好放於冰箱中冷藏。

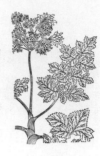

白芷

2.含揮發油的芳香性藥材：

如：沈香、肉桂、砂仁、蔲仁、當歸、丁香、薄荷、香薷、白芷、川芎等應放在瓷缸或特別罐中密閉，放陰涼處貯存，避免日光照射。

3.膠類藥材：

如：阿膠、鹿角膠、龜板膠等，經驗上用油紙包好後，埋入穀糠中密閉保存，待夏至時取出轉移至石灰乾燥器中，乾燥後再埋入穀糠中，如此可使膠類不發生遇潮軟化和遇冷脆碎。

4.劇毒藥物：

如：輕粉、藤黃、斑蝥、川烏、馬錢子等應裝入瓶中密閉、避光、加鎖，另行貯藏保管，防止發生事故。

一、中藥在貯藏中常見的變異現象

1.蟲蛀：指中藥因生蟲而被蛀蝕的現象。被蛀蝕的中藥有的成空洞，有的甚至被蛀空而成粉末或空殼。

2.發霉：指中藥的表面或內部寄生了黴菌，嚴重的能使中藥完全霉爛變質。

3.泛油：又叫走油，指乾燥的中藥表面發軟、發黏、呈現油狀物質，同時顏色變深，並發生油膩味。

4.變色：指中藥的色澤起了變化，如：由深變淺，由淺變深或由鮮變暗等。

5.氣味散失：指中藥應有的氣味變得淡薄或者消失。

6.枯朽：指中藥乾枯失潤或腐朽潮爛的現象。

7.風化：指結晶體的中藥與乾燥空氣接觸，逐漸變成粉末的現象。

8.腐爛：指動植物類中藥材，特別是鮮活藥材更容易受細菌感染而腐爛發臭。

二、自然因素對中藥貯存的影響

中藥在儲存過程中常常受溫度、濕度、空氣、日光等直接或間接的影響，使它產生各種變化。

（一）溫度

中藥對溫度一般都有一定的適應範圍，溫度過高過低都會使中藥發生變化。當溫度在 35℃ 以上時，一般含脂肪多的，由於受熱油質分離，中藥發生變化容易引起泛油。含揮發油多的，易使揮發物質的活動加強而使芳香氣味散失。

中藥本身的溫度高低，除受季節氣候變化外，還與貯存地環境⋯⋯通風情況，日光照射以及包裝物的隔絕程度等因素有關。另外，植物類藥材本身在受潮和受熱後，隨著它的組織細胞呼吸加強，釋放熱量，如：紅花、甘松、薤白等藥材，由於潮濕及堆積過緊過厚，容易引起變質。

（二）濕度

中藥材都含有一定量的水份，水份過多過少都會影響中藥質量。水份過多，含澱粉、蛋白質、醣類多的藥材受熱後容易分解，細菌繁殖而發霉變質。含鹽多的容易潮解，出現泛潮流水現象。中藥含水量過少，不僅失去它應有重量、色澤，還會出現風化以及碎裂、乾枯等現象。中藥含水量一般為 10 ～ 15%，中藥本身能否保持正常的含水量和空氣的濕度有密切關係。空氣中的相對濕度在 60% 時，中藥絕對含水量沒有大的變化，但是在空氣相對濕度越過 70% 時，絕大部分中藥都能逐漸吸收空氣中的水份，而使本身水份增加，怕潮易霉的中藥，受潮後由於適合霉菌的孳生，就容易發生霉爛變質。空氣相對濕度在 60% 以下時，中藥材中的水份逐漸減少，使某些藥材乾裂發脆，使某些礦物藥，如：膽礬、秋石等結晶體會失去結晶水而風化。

（三）空氣

空氣中的氧氣容易與中藥的某些成分發生化學變化，而影響中藥質量。如：丹皮、大黃、黃精，長期與空氣接觸，顏色變深；薄荷、蘇葉等中藥長期與空氣接觸，不僅顏色變化，氣味也散失。所以，長期露天存放的中藥變異要快得多。

（四）光照

日光的紫外線能破壞某些中藥的色素、葉綠素，因而使它變色。所以一般紅色或綠色的藥材，在日光下不宜久曬，否則顏色變淡。日光還具有大量的熱能，能使中藥的溫度增高而發生變異。蜂蜜、膏製劑的發酵發泡，某些中藥的氣味散失以及泛油、粘連、溶化、乾枯、藥酒的混濁等都和日光溫度等有直接關係。但是日光中的紫外線和熱能，又能殺滅霉菌及使中藥的過多水份蒸發，產生防止發霉和散潮的作用。

三、中藥的貯存方法

（一）易生蟲的藥材貯藏方法

首先要選擇乾燥通風的庫房，室內溫度不應過高，最高不得超過 35℃，相對濕度不超過 60％，庫房內不宜陽光直射。築底墊木應墊高到 40 厘米以上，在墊木上最好舖上木板，蘆蓆或油毛毯等隔潮，使藥材保持乾燥。並可採用以下方法，以防生蟲：

1、密封法

藥材置適當容器內嚴密封閉，使其與外界的光線、有害氣體以及害蟲等隔絕，少受或不受自然因素的影響，就有可能保持其原有的品質，避免發生蟲蛀、霉變等損失。密封時，必須在氣溫較低，空氣相對濕度不大時進行，一般以霉季前為宜。密封容器可用缸、罈、罐、箱、桶等。適宜採用密封的中藥大多是含脂肪油及芳香性藥材和種子等。如：玫瑰花、杏仁、桃仁、白芥子、萊菔子、全蠍、土鱉蟲等。

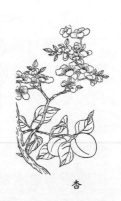

杏

2、石灰貯藏法

將石灰放入木箱或缸內及其它容器內，石灰佔容器五分之二，用薄木板間隔，把藥物包好放在隔板上，將容器口封嚴，此法適用於帶粉性易生蟲藥材或種子類。如：黨參、薏苡仁、款冬花等。

3、對抗法

如：澤瀉與丹皮同貯藏在一起，澤瀉就不易生蟲，牡丹皮也不會變色。蘄蛇與花椒同貯存在一起，蘄蛇不易生蟲。再如：三七與樟腦，土鱉蟲與大蒜頭，當歸、栝蔞內放酒等，都不易生蟲。對於易生蟲但又不宜過度乾燥的藥材。可用酒精防蟲蛀貯藏，即將藥材放入缸內或罈內，另用一小瓶酒精放入底部，酒精瓶口用紗布蒙紮使其能逐漸揮發，然後密封。適用於紅棗、紫河車、黃精、枸杞子等。

（二）易泛油、發霉藥材的貯藏

貯存易泛油、發霉藥材，要選擇陰涼乾燥通風的庫房，陳貨比新貨更容易泛油所以，在保管過程中必須本著先進先出，易壞先出的原則，防止藥品存放過久。一些防止藥材生蟲的方法，也同樣可防止發霉和泛油的作用。採取通風、吸潮來降低庫內溫濕度和藥材本身的水份，採用晾曬或烘烤的方法以除去藥材的多餘水

份,並殺滅黴菌。但烘烤要區別不同品種,如:枸杞子、柏子仁等只能通風不能烘烤。此外,經常翻動、鬆包、晾曬等方法,也能防止藥材受熱泛油。

（三）易變色及散失氣味藥材的貯藏

1. 藥材應放在乾燥陰涼處,還要嚴格控制庫房內溫濕度,一般以溫度不超過30℃,相對濕度保持在60％為宜。應防止陽光直接照射,以免引起變色及氣味散失。

2. 不應與易吸潮,含水量較大及易生蟲的藥材堆放在一起,以防止其受潮和感染蟲害。也不要與有特殊氣味的藥材混放在一起,以免串味而影響藥材的質量。

近年,中藥防蟲防霉還採用一種新方法,即氣調法。就是將藥材在密封的條件下,通過降低氧含量,提高二氧化碳含量,使蟲害窒息不能生存的貯存方法。此法對含糖類、脂肪、蛋白質較多的鹿茸、海馬、狗腎等藥材的貯藏效果較佳。採用氣調法,當密封容器內氧氣及二氧化碳含量分別在8％以下和45％以上時,封存一星期即可把害蟲殺死。防止蟲卵孵化及霉菌的生長,可每隔半個月對密封容器內的氣體成分進行一定含量測定。這一階段維持氧氣和二氧化碳的含量分別在10％以下和22％以上時,就可以達到安全貯存的目的。

memo

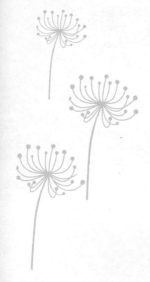

§ 第十二章　中藥的鑑定

　　中藥鑑定是研究和鑑定中藥品種及其質量的應用學科。其主要任務和目的，是選用現代科學知識和方法鑑別中藥的真偽和品質的優劣，以保證中藥的確實療效。

　　中藥有植物藥、動物藥和礦物藥三大類，目前所應用習用，致使中藥品種相當複雜。如：貫眾來源於 6 科 35 種植物，獨活來源於 2 科 17 種植物，上述情況在常用中藥中較為常見。另外，中藥質量的優劣亦直接影響臨床療效，所以，中藥品種和質量的鑑定，對確保人民用藥安全和準確有效，具有十分重要的意義。

　　中藥鑑別知識是在長期實踐中產生和發展起來的。我國人民在同疾病作鬥爭的過程中，早就選用眼、耳、鼻、舌等感官來鑑別自然界的植物、動物和礦物。如：《淮南子‧修務訓》中關於〝神農嚐百草，一日而遇七十毒〞的記載，即為歷史佐證。秦漢以後，歷代本草中總結鑑別中藥經驗的史料，至今仍為重要的藥學文獻。如：最早的《神農本草經》已記載藥有〝有毒、無毒，陽乾曝乾，採治時月，生熟、真偽、陳新，並各有法〞等論述。梁代陶弘景的《本草經集注》亦著錄了藥物的產地、採集、形態和鑑別等，並應用火試、對光觀察、形態比較等鑑別方法。唐代蘇敬等編的《新修本草》附有藥圖，可用圖文對照來鑑別藥物。明代李時珍所著的《本草綱目》則保留了古代大量有關中藥鑑別的經驗資料。清代吳其濬的《植物名實圖考》， 對植物來源考查詳細，形態描述真實，繪圖精確，是鑑別和考證植物藥的重要參考書籍。目前中藥鑑定的發展趨勢，已廣泛地選用先進科學技術和儀器，如：薄層層析、氣相層析、薄層掃描、高壓液相層析、紫外和紅外吸收光譜、核磁共振、質譜、電子顯微鏡和掃描電子顯微鏡等。各種方法均有其不同特點和選用的對象，可根據檢品的具體條件和要求而互相配合進行。使中藥的品種鑑別、質量鑑定、中成藥製劑檢驗及化學成分測定，更為迅速和精確。

一、來源鑑定

　　應用植物、動物、礦物的形態學和分類學知識，對中藥原植物、動物、礦物檢品仔細觀察鑑別，確定其正確的學名。植物藥和動物藥鑑定的步驟，通常為先觀察形態特徵，探索其科屬，而後查閱有關文獻資料，核對已確定學名的標本，必要時還可進行調查採訪。礦物藥鑑定的步驟，首先根據礦物的性質，觀察檢查

外形、顏色、質地、氣味以及其硬度、條痕、結晶習性、透明度、比重等，然後查閱有關文獻和核對標本。對有劇毒的及外形無明顯特徵或呈粉末狀的檢品，可使用理化方法及顯微鏡協助鑑定。

二、性狀鑑定

　　用眼看、手摸、鼻嗅、口嚐、水試、火試等方法來鑑別中藥材的外觀性狀，這是古代傳統的經驗鑑別方法，具有簡便、易行、迅速的特點，迄今還是一種重要而又常用的鑑定方法。通常以中藥檢品的外形特徵、大小長短、表面特點、顏色、質地、折斷面現象以及氣味等進行直觀識別，確定其品種真偽和質量優劣。有些中藥檢品在水中或火燒時能產生各種特殊變化的，可用水試或火試法鑑別。如：紅花用水泡後，水變金黃色，而花不褪色；血竭火烤熔化後，色鮮紅如血而透明，並無殘渣；麝香用火燃燒時有輕微爆鳴聲，並起油點如珠，似燒毛髮而無臭氣，灰呈白色。性狀鑑別除觀察中藥材檢品外，也須查閱有關文獻及核對標本，使鑑定準確無誤。

三、顯微鑑定

　　利用顯微鏡、電子顯微鏡和掃描電子顯微鏡觀察中藥檢品內部組織構造、細胞形狀及內含物的特徵，以資鑑定中藥的真偽優劣。通常在下列情況時需用顯微觀察：

　　1.中藥材的外形鑑別特徵不明顯。

　　2.中藥材外形相似而內部組織構造不同。

　　3.中藥材破碎不易辨識區分時。

　　4.粉末狀中藥材及中成藥製劑，因外表形態大部消失，肉眼不易辨識等。

　　但顯微鑑定亦常配合來源、性狀及理化鑑定等方法來確定其真偽優劣。完整中藥材的顯微鑑定，首先要製成組織切片，大多數做成橫切片，必要時亦做縱切片。觀察用的玻片標本，常用水、乙醇、甘油、水合氯醛溶液等液體試劑裝置。確定細胞壁及細胞內含物的性質，可用化學試劑進行顯微化學反應，如：石細胞、纖維和導管的木化反應、澱粉的碘液反應、油滴的蘇丹Ⅲ反應等。尤以電子顯微鏡和掃描電子顯微鏡對中藥的鑑定，其放大範圍廣，分辨率高，圖像真實明顯，觀察中藥的微觀特徵清晰準確，效果較高。

四、理化鑑定

用化學方法或物理儀器分析檢查中藥材內某一成分的有無及含量的多少，或利用中藥材內存在某種成分的特殊反應來鑑定中藥的真偽和品質優劣。常用的方法有下列幾種：

1. 化學定性分析：

利用中藥材含有的化學成分，與某些化學試劑作用發生特殊的氣味、顏色、結晶、沉澱等反應，作為鑑別中藥真偽的特徵。

2. 化學定量分析：

是測定中藥材內有效成分約含量是否合乎藥用規定的標準，又是確定質量優劣的主要標誌。如：生物鹼含量測定、揮發油含量測定、鞣質含量測定等。

3. 物理常數：

測定中藥的比重、硬度、旋光度、折光率、黏稠度、沸點、熔點、凝固點等，對於油脂類、樹脂類、揮發油以及液體中藥的真偽和純度的鑑定有重要的意義。

4. 螢光分析法：

利用中藥材內含有的某些成分在常光或紫外光下能產生螢光的性質進行鑑定。如：秦皮的水溶液在常光下有淡藍色螢光；黃連中含有小藥鹼，在紫外光下能顯出金黃色螢光等。使用螢光顯微鏡，不但可以用來鑑別中藥的真偽和品質，並可觀察各種細胞的不同化學性質可能發生不同的螢光，以及依據其顏色與強度區別出各種成分。

5. 層析法（色層分析法）：

中藥鑑定常用紙上層析法或薄層層析法，將中藥液或製劑標準品在完全一致的條件下進行比較試驗，可以準確地鑑別中藥的真偽或品質優劣。近幾年來應用氣相色譜（氣相層析）分析技術，色譜分離的效率和靈敏度高，適應分離面廣，操作簡便，已較多的應用在鑑別中藥的真偽和品質。

6. 比色分析法：

利用有色物質或無色物質與試劑產生顏色的深淺，進行比較而測定其含量的方法。目前已廣用光電比色計進行比色。

7. 分光光度法：

利用物質溶液對於不同波長的光線吸收能力不同的性質，採用分光光度計進

行中藥的定性鑑別和定量測定。紫外分光光度法具有靈敏、簡便、準確，既可作定性分析，又可作含量測定等優點，也已廣泛應用於中藥的鑑定。

8. 其他：

此外，尚有灰分的測定、水分的測定、浸出物的含量測定、揮發油測定等，也都是鑑定中藥純度和品質是否符合藥典標準的科學方法。

五、中藥指紋圖譜

如同人的指紋，每種中藥都擁有獨特的化學特徵、有效成份及特性。而採用中藥指紋圖譜的方式，能標示出中藥的質量，讓顧客對中藥更具信心。指紋圖譜，主要可分為光譜法及色譜法兩種化學分析技術。光譜法使用峰值為鑑定中藥的依據，而色譜法則計算面積，使用綜合化最大值。比較普遍流行的技術包括高效液相色譜（HPLC）、薄層色譜（TLC）、氣相色譜（GC）、液相色譜連結質譜（LC/MS）、氣相色譜連結質譜（GC/MS）以及紅外光譜（IR）和紫外光譜（UV）等等。

六、PCR(聚合酶連鎖反應)

PCR（Polymerase chain reaction，聚合酶連鎖反應，聚合酵素鏈鎖反應）就是利用酵素對特定基因做體外或試管內（In Vitro）的大量合成。基本上它是利用 DNA 的合成酵素進行專一性的連鎖複製。傳統的方法可以用 Agarose 電泳方式，EtBr 使 DNA 在螢光下顯示。目前，PCR 除了是一個診斷工具外，更重要的是它有廣泛的應用在學術上的研究，例如 DNA 序列的直接分析（鑑定特定基因的存在與否），可以做 DNA 指紋（Fingerprints）比對幫助親子關係的鑑定等。

逆轉錄 PCR，或者稱反轉錄 PCR（Reverse transcription-PCR, RT-PCR），是聚合酶鏈式反應（PCR）的一種廣泛應用的變形。其指數擴增是一種很靈敏的技術，可以檢測很低拷貝數的 RNA，並且可用於定量監測某種 RNA 的含量。

§ 第十三章　中藥的藥理

一、目的和任務

　　中藥藥理學是以中醫基本理論，用藥理學的方法研究中藥對機體各種功能的影響及其作用原理的科學。重點研究與中醫理論有關的現代科學研究中藥的成果，通過研究和實驗了解中藥藥理研究的概貌。中藥藥理學的研究目的，主要是使醫務工作者在用藥時進一步認識中藥防病治病的作用原理，以及產生療效的物質基礎。是中藥學範疇中一個重要的組成部份。其任務主要有以下幾點：

1. 通過實驗研究，弄清中藥的作用性質和活性強度，有助於闡明中醫藥學理論。
2. 將中藥理論與現代科學研究成果結合起來，有助於促進中藥學的發展。
3. 用實驗藥理學的方法，結合中藥有效成分的分離提取，是進一步研究中藥的配伍應用、改良劑型、提高療效、減少毒性，提供科學實驗依據。
4. 通過實驗藥理學方法，發展新的有藥用價值的中草藥，擴大藥源，老藥新用。

二、近年來中藥藥理研究的主要成就

　　利用現代科學方法研究中藥，已有八十餘年。二十年代初，學者首先對麻黃的成分麻黃素、偽麻黃素進行了系統的化學及藥理研究。由於發現它的特異藥理作用，引起世界學者對麻黃素及其他中藥研究的興趣，致使麻黃素成為世界性的重要藥物。主要進行了一些單味藥的研究，而且沒有化學、藥理與臨床三者的協助。化學方面主要對延胡索、鈎藤、麻黃、常山、防己等數十種藥材進行研究。藥理則主要對麻黃、黃連、常山、延胡索、仙鶴草等數十種藥材進行了研究。

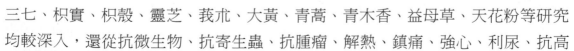

　　近來，中藥藥理和臨床研究進入了一個新的階段，研究範圍從單方發展到複方，研究課題從資源調查到生藥鑑定、炮製、化學、藥理直至臨床，單味藥品種之多及研究範圍之廣，誠屬空前。對延胡索、粉防己、人參、黃連、葛根、川芎、丹參、三七、枳實、枳殼、靈芝、莪朮、大黃、青蒿、青木香、益母草、天花粉等研究均較深入，還從抗微生物、抗寄生蟲、抗腫瘤、解熱、鎮痛、強心、利尿、抗高

血壓、抗心律不整等方面，進行了大量的篩選。不但對傳統中藥研究較多，還研究了很多草藥，如：穿心蓮、四季青、毛冬青、矮地茶、福壽草、滿山紅等，並已提供臨床應用，大大豐富了藥物品種。綜括中藥藥理研究，其中部分闡明了中醫藥理論（如：活血化瘀、扶正培本等治則），搞清了某些中藥的有效成分（如：延胡索乙素、青蒿素、川芎素等），改良了某些劑型（如：感冒沖劑、生脈注射液等），發現了某些藥的新用途（如：枳實、青皮、鶴草芽等）。但中藥的成分是複雜的，作用也是多方面的，一個成分絕不能代表一味中藥，某個作用也不能概括其全部功效，因此，中藥很多問題有待進一步研究。

三、中藥藥性與中藥藥理

中醫生理學以陰陽生理說、氣血生理說、臟腑生理說（含五行與部位概念）、經絡生理說為其架構。

中醫病理學以陰陽病理說、氣血病理說、臟腑病理說、經絡病理說、部位病理說、六淫外因說、七情內因說、不內外因說、痰飲病因說等九大證群為其範圍。

中藥藥理學則以下列四大類為其依據：

1. 性味藥理（氣味、寒熱、陰陽）。
2. 入經藥理（經絡）。
3. 部位藥理（形態、特質、部位）。
4. 象形藥理（升降、引導、部位）。

四、中藥的藥理論述

1、附子

是回陽救逆（人陽氣將亡似休克時急救之方法）（附子可強心，改善循環，用於休克、肌膚冰冷，四肢厥逆）、散寒止痛的要藥，而烏頭為其主根，其鎮痛作用比附子強，用於治風寒濕痺、半身不遂、寒疝腹痛、跌打損傷之功。目前已證明附子之強心作用主要是含微量消旋去甲烏藥鹼（Higenamine）的作用，而鎮痛成分為烏頭鹼（Aconitine），不僅無強心作用，且對心臟有毒，以 Mesaconitine 鎮痛最強，次為烏頭鹼，最小為 Hypaconitine。人服用烏頭鹼 0.2～1 毫克，即出現中毒症狀，服用 3～4 毫克就會致人於死。如：以烏頭鹼（0.4～0.5 mg/kg）或 Mesaconitine（0.3～0.5 mg/kg）對小白鼠皮下注射會引起呼吸障礙、唾液分泌亢進、嘔吐、腳及腰部麻痺、下痢、瞳孔放大等中毒症狀。因此，烏頭及附

子毒性甚大，必須炮製始能使用，方法很多，如：先用水浸漂，再經煎煮（如：用甘草、黑豆煮）， 使烏頭鹼被水解，失去一分子醋酸，生成烏頭胺（Benzoyl aconine），毒性為烏頭鹼的 1/50 ～ 1/100 或 1/200 ～ 1/500，再水解除去一分子苯甲酸，生成烏頭原鹼（Aconine），其毒性為烏頭鹼的 1/1000 ～ 1/2000，而消旋去甲烏藥鹼因耐熱而仍保留，故熟附片保留強心作用而毒性較生附子大大降低。中醫要求在煎藥前，將烏頭類藥物先煎半小時左右，再下其他藥共煎；實驗證明，附子煎煮時間愈久，對動物（蟾蜍、蛙、豚鼠）離體心臟的強心作用愈顯著，且毒性愈低。

2、芍藥

具有養血柔肝、緩急止痛之功，含有芍藥苷及安息香酸，後者對胃有刺激性且會增加肝解毒負擔，經炒後安息香酸含量降低，刺激性減小，增加了芍藥苷在水中的溶解度，提高了活血通絡而止痛的作用。

3、半夏

生品可致失音和嘔吐，動物實驗證實，其毒性主要是由於半夏對咽喉粘膜有強烈的刺激作用，經用生薑炮製後，其刺激性、催吐作用和死亡率明顯降低，反而半夏、生薑有互相協同作用，提高降逆止嘔療效。若以小鼠死亡率為指標，生半夏毒性最大，依次漂半夏、薑浸半夏、蒸半夏、白礬半夏毒性依次降低。

4、巴豆

具有峻下積滯，逐水消腫之功，其含巴豆油，油中的巴豆樹脂有強烈致瀉作用，且含巴豆毒素（Crotin）及致癌物質，宜去油用霜；續隨子亦宜去油用霜。又柏子仁為養血安神藥，有鎮靜作用，其含脂肪油有瀉下作用，故亦需去油用霜，以減少不良反應。

5、首烏

是常用補血藥，生品含蒽醌苷而有緩和的瀉下作用，故生用潤便，蒸製後，首烏蒽醌苷分解，含量減少，而游離蒽醌衍生物和含糖量則增加，瀉下作用因而減弱或消除。小鼠實驗證明，首烏隨著蒸製時間的延長，瀉下作用逐漸減弱，當蒸至 50 小時後，就失去瀉下作用。

五、性味藥理說

「性味藥理說」亦可稱為一寒熱藥理說或陰陽藥理說。性味藥理說為中醫解

說藥物作用之根本，基於藥物之性味可大略得知其屬性。

(1) 陰性作用（苦鹹寒者為多）===> 殺菌、消炎、清熱、解毒、鎮靜等。

(2) 陽性作用（辛甘溫熱者為多）===> 興奮、補壯等。

(3) 陰陽兩用（甘寒者為多）===> 輕微補養兼消炎利尿等功能。

(一) 四氣：

寒涼藥者有抗菌消炎、利尿、降壓、清熱解毒、鎮靜抗厥等功能（陰性作用）；溫熱藥者有改善、調理、興奮、強壯等功能（陽性作用）。

中醫診病，貴在以四診（望聞問切）求出八綱（陰陽、表裏、寒熱、虛實），而八綱又可歸納成「陰證」（虛弱性疾病）、「陽證」（炎熱性疾病）和「陰陽兼證」（熱病恢復期或慢性類疾病）。

用藥治療，中醫即以相框式：1.陰證用陽藥、2.陽證用陰藥、3.陰陽兼證用陰藥＋陽藥，茲舉例說明如下：

(1) 陰證用陽藥

中醫所謂「陰證」，即虛弱症候群之稱，主用溫熱性藥物（陽藥）以治之，如：

①心氣虛（心力衰竭）用參附湯（人參、附子）以強壯心臟，升高血壓。

②脾胃虛寒（消化吸收功能衰退、慢性胃腸炎）用四君子湯（人參或黨參、白朮、茯苓、甘草）或理中湯（人參或黨參、白朮、乾薑、甘草）振奮胃腸機能。

(2) 陽證用陰藥

中醫所謂「陽證」，即炎熱性疾病之稱，主用寒涼性藥物（陰藥）以治之，如：

①胃熱（胃炎、齒齦炎、糖尿病）用知母、石膏、黃芩、黃連、生地等寒涼藥組合之白虎湯、清胃散、甘露飲。

②肺熱（急性呼吸道感染—支氣管炎、肺炎）用地骨皮、桑白皮、石膏、葶藶等寒涼藥組合之瀉白散、麻杏甘石湯、葶藶大棗湯。

(3) 陰陽兼證

中醫所謂「虛熱、虛火」，大都為慢性類和虛弱性疾病抑或熱病恢復期（高熱……體液大量流失）。 以其有虛（陰證）故用陽藥，以其有火（陽證）故用陰藥，如：

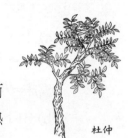

①肺陰虛（肺結核、慢性支氣管炎）：用地骨皮、知母、青蒿、丹皮、生地、天冬、柴胡等寒涼藥（滋陰藥）， 和黃耆、當歸、肉桂、附子等溫熱藥（陽藥）組合之青蒿鱉甲湯、秦艽鱉甲湯、黃耆鱉甲湯。

②肝陽上亢（高血壓、神經異常興奮）：用知母、黃柏、丹皮、生地、梔子、黃芩等寒涼藥（陰藥）， 和山藥、山茱萸、杜仲、夜交藤等溫熱藥（陽藥）組合之知柏地黃丸、天麻鉤藤飲。

(4) 小結

①四氣…依中藥「一藥多用」之特色（中藥成份複雜，作用廣泛），中醫方劑大半由「陰藥＋陽藥」組合而成（但並非如上所述，全是應用於慢性虛弱疾病或熱病恢復期）。 醫聖張仲景所創方劑尤顯著表達此一特徵‧如：

杜仲

(a)高熱併心臟衰弱…用白虎加人參湯，方中知母、石膏為陰藥，人參為陽藥。

(b)感冒併發肺炎、支氣管炎…用麻杏甘石湯，方中石膏為陰藥，麻黃、杏仁、甘草為陽藥。

(c)肝炎胃炎常用大、小柴胡湯，方中柴胡、黃芩、大黃為陰藥，人參、甘草、生薑、大棗為陽藥。

(d)胃腸衰弱併胃脹用半夏瀉心湯，方中黃芩、黃連為陰藥，人參、甘草、乾薑為陽藥。

②氣香…中藥氣香（多含揮發油‧具刺激興奮作用），依中醫所見，其主要作用有二：

(a)芳香通竅，即可興奮腦中樞以達抗昏迷效果，諸如：麝香、冰片、蘇合香等。

(b)芳香舒脾：即可亢奮胃腸機能以增強胃慾，改善胃腸衰弱，諸如：肉豆蔻、砂仁、茴香、藿香等。

（二）五味：

(1)概說：中醫依味覺和臨床實驗所得，稱「凡藥酸者能澀能收；苦者能瀉能燥能堅；甘者能補能和能緩；辛者能散能潤能橫行；鹹者能下能軟堅」。這是中藥五味的藥理作用，可謂中醫之偉大發明。

(2) 味酸，凡味酸澀者有強壯、鎮靜和收澀作用，中醫言「酸者能澀能收」。依中醫部位概念，其作用區域可分下列三大類：

①上…咳痰喘（呼吸系統疾病之治療）。

②中下…男女前後（生殖泌尿消化三大系統疾病之治療，男如遺精、女如崩帶、前如頻尿、後如泄瀉）。

③全身…汗出（虛弱、神經功能異常之治療）。

(a) 上…咳痰喘

久咳常用五味子、訶子等酸澀藥組成之訶子散（訶子、橘紅、薑），臨床多用於慢性支氣管炎。

(b) 中下…男女前後

Ⓐ 男性遺精、女性崩帶、男女頻尿（多為生殖泌尿功能低下引起），常用如：龍骨、牡蠣、沙苑蒺藜、芡實、蓮子、蓮蕊鬚等酸澀藥組成的金鎖固精丸（龍牡蒺芡連鬚）、桑螵蛸散（桑螵蛸、龍骨、龜板、當歸、人參、石菖蒲、茯神、遠志）。

Ⓑ 久瀉久痢（慢性腸炎），可用赤石脂、訶子、五倍子、五味子等組成之方，如：桃花湯（赤石脂、乾薑、粳米）治療。

Ⓒ 全身一汗出，自行盜汗可用五味子、龍骨、牡蠣等酸澀藥組成之方，如：牡蠣散（黃耆、牡蠣、麻黃根、浮小麥）治療。

五味子

(3) 苦味，凡味苦者有消炎、退熱、利尿、降壓、解毒等作用，中醫言，苦者能瀉能燥能堅。中醫所謂，濕熱，即為炎性之總稱，故須用苦藥，瀉其熱，燥其濕；中醫言，諸痿癱瘓（筋骨痿弱症、神經炎、神經麻痺、風濕症等），因於「熱甚傷血，濕勝傷筋」，是而「腎欲堅，急食苦以堅之」。這是，「苦能堅」之理。中醫使用「下法，清法」，清熱利濕等藥物，其性味多偏於苦寒，味苦。常用於清熱者，如：大黃、黃芩、黃連、黃柏、知母、梔子、敗醬。

§ 第十四章　中藥的副作用

　　許多人服用中藥的理由為「中藥沒有副作用」，但還是經常有人會問：「中藥真的沒有副作用嗎？」這兩句話透露出人們在經歷過西藥的種種副作用後，對藥物所產生的不信任及不安全感。我們可能會嘲笑他人對醫藥的無知，但絕不會嘲笑他人對藥物副作用的不安。

　　在開始談中藥的副作用之前，我們要先了解什麼是「副作用」？「副作用」其實可以分成以下幾種：

1. 藥物中含有數種化學成分，其在人體中會引起各種各樣的作用，其中是我們所希望發生的作用為「主作用」，而不是我們希望發生的作用，就是副作用。（此為「副作用」的主要涵義）

2. 服用超量的藥劑，會引起過量的反應。例如：一下吃太多瀉藥，會從便秘的狀況變成拉肚子的情形。

3. 藥物個別服用時沒有問題，但混在一起服用時則會產生不良反應。這種情況其實是藥物彼此相互作用所引起對身體的不良反應。

4. 因藥物過敏而引起，如：藥疹、休克、肝機能障礙、血液方面等疾病。這種情況起因於個體差異，所以無法事先預測。

　　其實不僅是藥物才會有副作用的問題，就算是生活中不可或缺的氧氣，若換成高壓純氧，也會引起「氧氣中毒症」；點滴中的水含量過高也會造成「水中毒」；日常生活中的食物、調味料中食品添加物過量，或是化妝品中添加物含量過高，都一樣會引起副作用。所以在使用中藥時當然也須要考量其副作用。

　　服用中藥偶爾也會引發胃痛、軟便等副作用，但是和一般藥物比起來，其產生副作用的頻率較小，而且症狀常隨著停止服用藥物而立刻痊癒。

　　中藥包含了上千種的藥材，而一個處方常由幾種甚至一、二十種以上的藥材組合而成。處方藉由幾個中藥成分的「協力作用」來發揮「主作用」，又藉「拮抗作用」將某些成分會造成的「副作用」加以抵消了，這或許可算是中藥歷經二千多年「人體實驗」而累積的成果吧！

　　一般來說中藥較西藥安全，因此孕婦也比較喜歡吃中藥。在中藥中沒有任何藥物會因藥效過強而造成胎兒的中樞神經傷害，也不含抗生素或賀爾蒙。儘管如此，懷孕的一到三個月仍是最容易形成畸形兒的「危險期」，所以在此時期或是

知道自己已懷孕的婦女，仍要避免自行隨意用藥，最好要看過醫生，遵從醫生的指示用藥。

　　既然中藥副作用較少，為什麼中藥仍然有許多「使用須知」呢？要解答這個問題，我們必須要對某些特定中藥材的副作用做更深入、專門而具體的敘述。

一、中藥的耐性與習慣性

　　常使用特定藥物的人，常會發覺藥物在多次服用後，會有效力減弱的情況發生，甚至會有若不增加藥物使用量便顯示不出藥效的情形，這就是「藥物耐性」的問題。

　　西醫中的抗生素、當做止痛劑的嗎啡及某種安眠藥都有嚴重的「藥物耐性」問題。但在中藥中，「藥物耐性」的問題則要小得多，只有麻黃和附子稍有這種傾向。或許有人會說：「以前常用來消除疲勞的人參劑，最近對我似乎已經失效了。」這可能是因為在人參劑幫你消除疲勞感後，反而會因此更加過量地工作，如此一來，是自己把身體搞得更疲倦，怎能怪罪人參無效？

　　西藥中有些主要作用在中樞神經的藥物，在長期服用後，病患會因「習慣性」而產生了「藥物依賴」的後遺症，像是興奮劑、古柯鹼、嗎啡一類的藥品，但是在中藥中卻沒有這一類作用的問題。

　　但有些慢性便秘的患者，在服用中藥瀉藥對病情有所改善後，會感覺停止吃藥就會便秘，戒不掉瀉藥。其實便秘是跟生活習慣、飲食習慣有關的一種生理現象，有習慣性便秘的人，在吃完早餐後的三十到六十分鐘內上廁所，是很必須的。患者可在每日睡前服用適量的瀉藥，然後要逐日減少用量，培養出正常排便的習慣，如果想靠強劑一次解決的話，永遠也治不好便秘的。

二、中藥過敏

　　雖然中藥也會引發藥物過敏的情況，但與一般西藥比起來，其頻率與程度都算是非常小的，不必過度操心。

　　患者在服用中藥後，若出現蕁麻疹、濕疹等皮膚異常現象時，請停止服藥，並快到皮膚科治療。但若是服用中藥來治療蕁麻疹、濕疹、特異性皮膚炎時，常可見到病變部位更加惡化，這種情況可能是痊癒前的徵兆，也可能是必須變更處方，因無法一概而論，所以還是向中醫師詢問較佳。

　　服用中藥後若出現全身倦怠感、食慾不振、發熱、發疹、黃疸等情形的話，

要立刻停止服藥，並向內科醫師求診；但若只有輕微的反胃而引起食慾不振的症狀則不必擔心，不過情形嚴重時，仍要求教於醫師或藥師較好。

幾年前，日本曾發生服用小柴胡湯導致間質性肺炎的案例，這種情形其實不能歸罪於中藥的過敏反應。日本人每年用在製造中藥藥品上的費用約一千三百億日圓，但其中竟然有三分之一的費用是用於製造小柴胡濃縮藥劑，不管小柴胡劑的藥效有多麼大，這都是一件很誇張的事，可見小柴胡劑在日本被濫用得很嚴重。所以，與其說「最常用的小柴胡劑會引起肝功能障礙」， 不如承認是「過度使用小柴胡湯會引起肝功能障礙」來得恰當。

每個人的體質不同，吃了同一處方的中藥後，會產生的反應也不同，有的人一帖見效，有的人則雖然病好了，但連帶有些藥物過敏的反應。一般來說，中藥過敏的情況十分少，不過為了自己的身體健康著想，服用中藥後，只要有任何不適的症狀發生，還是立刻去請教醫生比較安全。

三、該如何避免發生副作用呢？

最好的方法，用藥前先經過醫師診斷，依據你的體質是屬虛或實、寒或熱，對症下藥，也就可以將其副作用減至最低。因此在醫師和藥師全力配合之下，讓處方用藥達到最有效，並且避免藥物副作用的產生。

四、中藥有沒有副作用？

中藥也是藥，只要是藥就會有副作用。吃多，如：甘草會水腫；生烏頭、生附子會引起噁心、嘔吐、抽筋、心律不整；肉桂會流鼻血；當歸會軟便等等，這就是副作用。

當歸

1. 甘草

腎臟上方的副腎是內分泌器官，其中心部位為「髓質」，外部為「皮質」。從皮質處分泌的「副腎上腺素」是維持生命不可或缺的賀爾蒙，因其中有調節體內水分、鈉及鉀濃度的重要成份 ---- 礦質皮質激素。

甘草中含有「甘草酸」的成分，甘草酸的作用正是阻礙礦質皮質激素變化成其他物質，如此一來，礦質皮質激素便會增加到必要的量以上。因此，甘草若使用不當會造成鈉過量或引起鉀被過度排泄而減少。當體內的鈉增多時會引起浮腫、血壓昇高；而鉀不足時則會引起肌肉無力感、麻痺、痙攣、脈搏跳動過快等不適感。

所以有以下情形的患者，在服用甘草前請先向醫師、藥師請教用量。

(1) 高血壓患者。

(2) 高齡者。

(3) 有心臟、腎臟疾病者。

(4) 有浮腫症狀者。

而在服用期間及服用後，則要注意下列事項：

(1) 因服用甘草而有尿量減少，臉部、手腳浮腫，眼瞼浮腫、手部僵硬、血壓昇高、頭痛等症狀出現時，要停止服用，並向醫生或藥師請教。

(2) 若須要長時間連續服用時，請先向醫師或藥師諮商使用方法及用藥量。

許多處方及日常用調味料中都含有甘草的成分，所以在看過前面的注意事項後，或許會大吃一驚。其實在這些處方及調味料中所含的甘草比例，都在安全使用量以下，所以是不會發生前面所提的副作用的，只要每日甘草用量不致超過平常用量太多，就不須過度擔心。

2.附子

屬毛茛科多年生草，這種草的根，有與莖相連、狀似烏鴉頭的母根，以及有如糾結附著在母根上的子根。乾燥後的母根稱為「烏頭」，子根稱為「附子」，在中藥處方中，常用於全身機能衰弱、下半身發冷、風濕痛等症狀的治療上。

附子的毒性較烏頭來的弱，所以一般處方中多以附子來配合，而少用烏頭。同時其毒性在經過煮沸或蒸過後就可減輕，不會使人中毒。儘管如此，仍須注意其處方用量，過少不見藥效，過多小心中毒，所以還是先問過醫生配藥比例，再煎煮成湯藥服用比較安心。

附子為「溫裏袪寒」藥，即「保持體溫、袪風寒」這類中藥的代表。當新陳代謝減退、長時間受寒風刺激、身體衰弱、手腳冰冷、疼痛、多尿、下痢等症狀出現時，就可配合不同症狀，和其他藥材合併使用。附子由於有鎮痛、消炎、強壯等作用，所以並不適合給精神良好、怕熱、及容易上火的人服用。

所以有以下情形的患者，在服用附子前請先向醫師、藥師請教用量：

(1) 頭暈目眩者。

(2) 臉色赤紅者。

(3) 體力充沛者。

而在服用期間及服用後，則要注意下列事項：

(1) 服用本劑時，若出現暈眩、心跳加快的症狀時，請立即停止服用，並向醫師或藥師諮詢。

(2) 請嚴守一定的用法、用量。

3. 桂皮、麻黃、荊芥、防風、蘇葉、升麻、薄荷、蟬退

這一類中藥屬於「解表藥」，是具有發汗及促進皮膚、黏膜新陳代謝功效的藥材，多使用於感冒初期或皮膚病。因此配合使用這些「解表藥」的處方，通常服用後出疹的可能性稍稍偏高。

所以曾因服藥而發疹、發紅、發癢的人，必須在服用前，先徵詢醫師或藥師的意見。

而服用期間及服用後，則要注意下列事項：

(1) 因服用本劑而有發疹、發紅、發癢等症狀出現時，立即停止服藥，並向醫生、藥師洽詢。

(2) 為治療皮膚疾病，使用本劑藥材期間，仍有些微症狀時，須立即停止用藥，並向醫生、藥師請益。

其實服用「解表藥」時，通常甚少發生發疹或發癢的副作用，但皮膚病情況惡化的病例就比較常見了。若皮膚病病情並不嚴重，該藥仍可繼續服用，因為大多時候，其症狀不需要多久就可改善，但為自身安全起見，還是應向專家請教。

4. 地黃、當歸、川芎、麻黃、石膏

這一類中藥，多少都會傷胃，又因人或因使用情形的不同，而產生胃不舒服、噁心、食慾不振、軟便等症狀。但和西藥的止痛劑、解熱劑或抗生素比較起來，服用這些藥物所產生不良反應的程度較輕微，而且只要停止服用即可馬上痊癒。有時也只要將「空腹時用」改變成「飯後服用」，就可持續服藥，而不會有不良反應發生。

常抱怨「胃不好」的人很多，但經過仔細檢查後，許多人的胃功能並不會像自己想像的那麼糟，同時因暴飲暴食而引起胃痛的也不在少數。一般人通常都會把腸、胃合在一起談，所以也常說「胃腸不好」，但是胃、腸兩者之中僅一個部位不好的人，要比胃、腸二者皆不好的人要來得多。因此，僅是「胃腸衰弱」時，可以放心使用中藥。

至於地黃，是傷胃中藥的代表，應儘量避免使用，但是其對某種「胃不好」

的人，卻反而是良藥。地黃不能用於舌苔厚的人，但是在十全大補湯中，和白朮、人參合用則沒有問題。舌頭沒有舌苔、舌頭顏色赤紅的人，則不用擔心胃不好時使用地黃會有不良反應。

服用地黃和當歸時，會有軟便的傾向，但這對身體健康並無大礙；而川芎、麻黃、石膏等則通常對腸無強烈影響。

但有胃腸衰弱、容易下痢情形的人，若有胃不舒服、食慾不振、下痢、腹痛等症狀時，請立即停止服用，並徵詢醫師與藥師的意見。

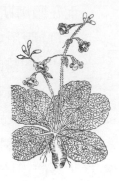

地黃

5. 大黃、芒硝、麻子仁

大黃會刺激大腸，促進排便；服用芒硝後，則由於滲透壓的緣故，能吸收腸內水分，使糞便成為水狀；麻子仁因含有大量脂肪，可軟化糞便，使其易於排出，這類藥材大都被當作瀉劑使用。

大黃具有消炎作用，也用於其他疾病的治療上，同時其藥效的發揮與腸內細菌量有關，因此個人體質的差異與當時的身體狀況均會影響其功效。麻子仁則由於藥性溫和，常用於高齡者及身體虛弱者。在中藥中，大黃、芒硝被分類為「攻下藥」；麻子仁則歸為「潤下藥」。除此之外，桃仁、杏仁、柏子仁等主要療效不同的藥材，都可當做潤下藥使用，這是因為種子或果實中的脂肪都可使糞便柔軟的緣故。

懷孕或想懷孕的婦女，要使用瀉劑，尤其是大黃和芒硝等攻下藥，在服用前請必先請教醫師、藥師。若正在服用的中藥處方中已含有這類藥材，請勿再與其他瀉藥併用。

本類藥材因含有瀉藥成分，因此處方中若有此類藥材，服用後都會有軟便的情形發生，但如果腹痛劇烈而且有拉肚子的症狀時，要立即停止服用，並向專家請教，謀求改善。

6. 麻黃

前已提及，麻黃對於胃部及皮膚多少有作用力，而且一向被廣泛利用，不過體質若不特別虛弱，就不需擔心該藥材的副作用問題。

麻黃含有使交感神經興奮的麻黃素，所以除了擴張支氣管的「主作用」外，還有會引起心跳加快、失眠、頭痛等「副作用」。因此患有心臟病、高血壓的人，若有需要服用此藥時，請先向醫師或藥師諮商。另外，在西藥中也有含麻黃素成

分的藥材，所以從醫院拿到麻黃素藥劑或其他交感神經興奮藥時，也要多注意，小心使用。

7. 人參、鹿茸

本來這兩味藥是用於新陳代謝衰弱的狀態時，所以容易上火、怕熱、血壓高或有發燒症狀的人不能使用。有上述情形的人若長時間「誤用」此藥，就會發生頭暈、目眩、血壓升高、失眠等不良症狀。

為使人參、鹿茸能充分發揮其促進性機能的功效，請先和醫生或藥師協商，考量體質、用藥量、服用時間及配合用藥物後，再謹慎使用。

以上，就是對某些特定或較常使用的中藥材可能引發的副作用所做的較深入的探討。其實每種中藥都會引起副作用，但從長年的臨床經驗來看，只要能符合患者的體質與症狀來使用的話，就不必擔心藥物的副作用。不過若服用中藥後，身體有不適感，仍要請教醫生才好。在瞭解藥材引發副作用的原因之後，只要遵照指示用藥便能安心無慮。

memo

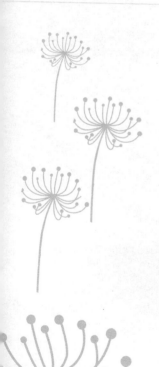

§ 第十五章　中藥的相關法規

一、藥師從事中藥製劑之製造、供應及調劑須修習中藥課程標準

1. 中華民國 71 年 3 月 5 日行政院衛生署衛署藥字第 365918 號令訂定發布全文 6 條

2. 教育部台 71 高 06750 號、衛生署 71.3.5. 衛署藥字第 265918 號函會銜發布

第一條（訂定依據）

本標準依藥師法第十五條第二項規定訂定之。

第二條（修習中藥課程及學分內容）

藥師從事中藥製劑之製造、供應及調劑者，必須修滿左列中藥課程及學分並獲有證明書。

一、中藥概論一學分：包括中藥發展史、中藥材之應用及管理。

二、本草二學分：包括本草綱目及各種典籍、各種中藥之單元性能考察、配伍及禁忌之研討等。

三、中藥方劑學三學分：包括中醫藥方劑理論，各類成分之研討，中藥丹、膏、丸、散、湯、膠、露、酒等製劑之研究及實驗。

四、中藥炮製三學分：包括中藥材之煉、泡、炙、煨、伏、曝及其他加工調製方法之研究與實驗。

五、生藥學七學分：包括藥用植物、動物、礦物學及各該藥物構造之鑑別藥理藥效分析暨實驗研究。

第三條（修習中藥學分證明之取得）

前條所列中藥課程，須在公立或已立案之私立醫學院及藥學專科學校修習，由各該院校發給證明書為憑。

修習藥學已得有畢業證書，而所修中藥課程及學分未達前條之規定者，得在其原校或前項所定院校補修之，並由補修課程之院校給與證明書。

第四條（辦理修習中藥課程院校之報備）

辦理補修中藥課程之院校，應事先擬具招收補修中藥課程學員辦法（包括課程內容、修習方式、時間、招收學員名額及學費等），報經教育部核准：並將參加補修課程及格者列冊報教育部備案。

中央衛生主管機關得商請教育部選定學校辦理補修中藥課程。

第五條（證明書之用途）

修習中藥課程暨學分之證明書係供藥師申請登記執行中藥製劑之製造、供應及調劑業務之用。

第六條（施行日）

本標準自發布日施行。

二、藥師執行中藥業務管理辦法

1. 中華民國 75 年 9 月 12 日行政院衛生署衛署藥字第 619640 號令訂定發布全文 8 條

2. 中華民國 83 年 6 月 29 日廢止

第一條

為管理修習中藥課程達適當標準之藥師執行中藥業務，特依藥師法第十五條第二項訂定本辦法。

第二條

藥師執行中藥業務，除依藥師法及藥物藥商管理法有關規定外，依本辦法之規定。

第三條

藥師執行中藥業務如左：

一、中藥製劑之製造。

二、中藥製劑之供應。

三、中藥製劑之調劑。

四、其他依法令規定得由藥師執行之中藥業務。

第四條

藥師申請執行中藥業務，應修習「藥師從事中藥製劑之製造、供應及調劑須修習中藥課程標準」規定之學分並獲有證明書者，始得為之。

第五條

藥師申請執行中藥業務，應備具申請書，檢同左列證明文件，向地方衛生主管機關申請登記。其未執行藥師業務者，併同藥師申請執業之規定辦理。

一、教育部核定之大專院校所發「藥師修習中藥課程達適當標準學分證明書」。

二、藥師證書。

三、藥師執業執照。

四、其他有關證明身分之文件。

前項申請經地方衛生主管機關審核，認應准予登記者，於藥師證書及執業執照上 加註執行中藥業務之事項後發給之。認為不合規定者，敘明理由通知之。

第六條

藥師執行中藥業務以一處並親自主持為限；其同時執行中藥與西藥業務者，亦同。

第七條

違反本辦法之規定者，依藥師法及其他有關法律之規定處罰之。

第八條

本辦法自發布日施行。

三、藥劑生駐店從事中藥之買賣及管理須修習中藥課程標準

1. 中華民國84年1月13日行政院衛生署（83）衛署藥字第84005086號令、教育部（83）

  臺高字第070662號令會銜訂定發布全文5條

第一條

本標準依藥事法第二十八條第二項規定訂定之。

第二條

藥劑生駐店從事中藥之買賣及管理者，必須修滿左列中藥課程及時數。

一、中藥概論十八小時：包括中藥發展史、中藥材之應用及管理。

二、本草十八小時：包括本草綱目、中藥之性能、配伍及禁忌之研討。

三、中藥炮製三十六小時：包括中藥材之煉、炮、炙、煨、伏、曝及其他加
　　工調製方法之研究與實驗。

四、生藥學七十二小時：包括藥材辨識、藥用植物、動物、礦物學及各該藥
　　物藥理藥效之分析研究與實驗。

第三條

前條所列中藥課程，須在公立或經教育部立案之私立醫學院及藥學專科學校修習，由各該院校發給證明書。

第四條

辦理修習中藥課程之院校，應事先擬具招收修習中藥課程學員辦法（包括課程內容、修習方式、時間、招收學員名額及學費等），報經教育部核准；並將參

加修習課程及格者列冊分別陳報教育部及行政院衛生署備查。

行政院衛生署得商請教育部選定學校辦理修習中藥課程。

第五條

本標準自發布日施行。

四、專門職業及技術人員高等考試醫事人員考試規則

《公（發）布日期》

中華民國103年3月4日考試院考臺組壹一字第10300017261號令修正發布第二條、第八條、第十五條條文

《法規本文》

第一條

本規則依專門職業及技術人員考試法第十一條第一項規定訂定之。

本規則未規定事項，依有關考試法規之規定辦理。

第二條

專門職業及技術人員高等考試醫事人員考試（以下簡稱本考試），分為下列類科：

一、藥師。

二、醫事檢驗師。

三、醫事放射師。

四、護理師。

五、物理治療師。

六、職能治療師。

七、助產師。

前項藥師考試，繼續辦理至中華民國一百零七年六月三十日止。

第三條

本考試每年舉行一次；遇有必要，得臨時舉行之。

第四條

本考試採筆試方式行之。

第五條

應考人有藥師法第六條各款、醫事檢驗師法第六條、醫事放射師法第六條、

護理人員法第六條各款、物理治療師法第六條、職能治療師法第六條及助產人員法第七條各款等情事之一者，不得應本考試各該類科考試。

第六條

中華民國國民具有附表一所列資格之一者，得應各該類科考試。

第七條

本考試各類科應試科目及試題題型依附表二之規定辦理。

第八條

中華民國國民具有附表一藥師類科應考資格第一款或第二款，醫事檢驗師、護理師、助產師類科應考資格第一款及醫事放射師、物理治療師、職能治療師類科應考資格，並經公務人員高等考試三級考試或相當等級之特種考試公職醫事人員各類科及格者，得申請該類科全部科目免試。

第一項申請案件之審議，由考選部設醫事人員考試審議委員會辦理。審議結果，由考選部核定，並報請考試院備查。

第二項審議結果，經核定准予全部科目免試者，由考選部報請考試院發給及格證書，其生效日期追溯至公務人員考試及格證書生效日翌日，並函衛生福利部查照。

第九條

應考人報名本考試應繳下列費件，並以通訊方式為之：

一、報名履歷表。

二、應考資格證明文件。

三、國民身分證影本。華僑應繳僑務委員會核發之華僑身分證明書或外交部或僑居地之中華民國使領館、代表處、辦事處、其他外交部授權機構（以下簡稱駐外館處）加簽僑居身分之有效中華民國護照。

四、最近一年內一吋正面脫帽半身照片。

五、報名費。

六、其他有關證明文件。

應考人以網路報名本考試時，其應繳費件之方式，載明於本考試應考須知及考選部國家考試報名網站。

第十條

應考人依第八條規定，向考選部申請全部科目免試時，應繳下列費件：

一、全部科目免試申請表。

二、資格證明文件。

三、國民身分證影本。華僑應繳僑務委員會核發之華僑身分證明書或外交部或僑居地之駐外館處加簽僑居身分之有效中華民國護照。

四、最近一年內一吋正面脫帽半身照片。

五、申請全部科目免試審議費。

前項申請全部科目免試，得隨時以通訊方式為之。

第十一條

繳驗外國畢業證書、學位證書、在學全部成績單、學分證明、法規抄本或其他有關證明文件，均須附繳正本及經駐外館處驗證之影本及中文譯本或國內公證人認證之中文譯本。

前項各種證明文件之正本，得改繳經當地國合法公證人證明與正本完全一致，並經駐外館處驗證之影本。

第十二條

本考試各類科及格方式，以應試科目總成績滿六十分及格。

前項應試科目總成績之計算，以各科目成績平均計算之。

本考試各類科應試科目有一科成績為零分或物理治療師類科之神經疾病物理治療學、骨科疾病物理治療學、心肺疾病與小兒疾病物理治療學，或職能治療師類科之生理障礙職能治療學、心理障礙職能治療學、小兒職能治療學，其中任一科成績未滿六十分者，均不予及格。缺考之科目，以零分計算。

第十三條（刪除）

第十四條

外國人具有附表一藥師、助產師類科應考資格第一款或第二款，醫事檢驗師、護理師類科應考資格第一款，醫事放射師、物理治療師、職能治療師類科應考資格，且無第五條情事者，得應本考試各該類科考試。

第十五條

本考試及格人員，由考選部報請考試院發給考試及格證書，並函衛生福利部查照。

第十六條

本考試組織典試委員會，主持典試事宜；其試務由考選部辦理。

第十七條

本考試辦理竣事，考選部應將辦理典試及試務情形，連同關係文件，報請考試院核備。

第十八條　本規則自發布日施行。

《相關檔案》

1. 專門職業及技術人員高等考試藥師考試實習認定基準
2. 專門職業及技術人員高等考試藥師考試實習證明書
3. 專門職業及技術人員高等考試藥師考試實習補修證明書
4. 第六條附表一專門職業及技術人員高等考試醫事人員考試應考資格表
5. 第七條附表二專門職業及技術人員高等考試醫事人員考試應試科目表
　　附註：本考試各類科應試科目之試題題型，均採測驗式試題。

五、專門職業及技術人員高等考試醫師牙醫師中醫師藥師考試分階段考試規則

《公（發）布日期》

中華民國103年3月4日考臺組壹一字第10300017261號令修正發布考試規則名稱、全文17條及附表一、附表二

《法規本文》

第 一 條

本規則依專門職業及技術人員考試法第十一條第一項規定訂定之。

第 二 條

專門職業及技術人員高等考試醫師、牙醫師、中醫師、藥師考試分階段考試（以下簡稱本考試）分二階段舉行。

第一階段考試未及格者，不得應第二階段考試。

第 三 條

本考試每年舉行一次；遇有必要，得臨時舉行之。

第 四 條

本考試採筆試方式行之。

第 五 條

應考人有醫師法第五條各款、藥師法第六條各款情事之一者，不得應本考試

各該類科考試。

第 六 條

中華民國國民具有附表一醫師、牙醫師、中醫師、藥師類科所列資格之一者，得分別應本考試醫師、牙醫師、中醫師、藥師第一階段考試。

具有附表一中醫師類科第一項第一款至第三款規定資格之一者，於中華民國一百零四年七月一日前，得應專門職業及技術人員高等考試中醫師考試。

具有附表一藥師類科第一項第一款、第二款規定資格之一者，於中華民國一百零七年六月三十日前，得應專門職業及技術人員高等考試藥師考試。

第 七 條

中華民國國民具有附表一醫師類科應考資格第一項第一款至第四款資格之一，牙醫師類科應考資格第一項第一款，中醫師類科應考資格第一項第一款至第三款資格之一及藥師類科應考資格第一項第一款、第二款資格之一，並分別經本考試醫師、牙醫師、中醫師、藥師第一試或第一階段考試及格者，得應本考試醫師、牙醫師、中醫師、藥師第二階段考試。六年內第二階段考試未及格者，應重新應本考試第一階段考試。

第 八 條

本考試醫師、牙醫師、中醫師、藥師類科應試科目及試題題型依附表二之規定辦理。

第 九 條

考選部得分別設醫師、牙醫師、中醫師、醫事人員考試審議委員會，審議有關醫師、牙醫師、中醫師、藥師考試應考資格疑義案件等事項。審議結果，由考選部核定，並報請考試院備查。

第 十 條

應考人報名本考試應繳下列費件，並以通訊方式為之：

一、報名履歷表。

二、應考資格證明文件。

三、國民身分證影本。華僑應繳僑務委員會核發之華僑身分證明書或外交部或僑居地之中華民國使領館、代表處、辦事處、其他外交部授權機構（以下簡稱駐外館處）加簽僑居身分之有效中華民國護照。

四、最近一年內一吋正面脫帽半身照片。

五、報名費。

六、其他有關證明文件。

應考人以網路報名本考試時，其應繳費件之方式，載明於本考試應考須知及考選部國家考試報名網站。

第十一條

繳驗外國畢業證書、學位證書、在學全部成績單、學分證明、法規抄本或其他有關證明文件，均須附繳正本及經駐外館處驗證之影本及中文譯本或國內公證人認證之中文譯本。

前項各種證明文件之正本，得改繳經當地國合法公證人證明與正本完全一致，並經駐外館處驗證之影本。

第十二條

本考試第一階段考試、第二階段考試及格標準，均以考試總成績滿六十分為及格。

醫師、牙醫師、藥師第一階段考試、第二階段考試總成績之計算，均以各應試科目成績平均計算之。

中醫師第一階段考試總成績之計算，以國文成績乘以百分之二十，其餘各應試科目成績總和除以科目數再乘以所占贏餘百分比計算之；第二階段考試總成績以各應試科目成績平均計算之。

第一項第一階段考試、第二階段考試應試科目有一科成績為零分者，不予錄取。缺考之科目，以零分計算。

第十三條

外國人具有附表一醫師、牙醫師、中醫師、藥師類科所列資格之一，且無第五條情事者，得分別應本考試醫師、牙醫師、中醫師、藥師第一階段考試。第一試或第一階段考試及格者，始得應本考試醫師、牙醫師、中醫師、藥師第二階段考試。六年內第二階段考試未及格者，應重新應本考試第一階段考試。

第十四條

本考試第一階段考試及格人員，由考選部發給及格證明文件；第二階段考試及格人員，由考選部報請考試院發給考試及格證書，並函衛生福利部查照。

第十五條

本考試組織典試委員會，主持典試事宜；其試務由考選部辦理。

第十六條

本考試辦理竣事，考選部應將辦理典試及試務情形，連同關係文件，報請考試院核備。

第十七條

本規則除藥師考試分階段考試自中華民國一百零三年七月一日起施行外，自發布日施行。

《相關檔案》

附表一「專門職業及技術人員高等考試醫師牙醫師中醫師藥師考試分階段考試應考資格表」

附表二「專門職業及技術人員高等考試醫師牙醫師中醫師藥師考試分階段考試應試科目表」

表1-（校名）　系修畢醫學系基礎學科成績及格證明書專門職業及技術人員高等考試藥師考試實習認定基準

表2-（校名）牙醫學系修畢牙醫學系基礎學科成績及格證明書

表3-（校名）　系修畢中醫基礎醫學學科成績及格證明書

表4-（校名）　系修畢藥學系第一階段考試應考學科成績及格證明書

專門職業及技術人員高等考試藥師考試實習證明書

專門職業及技術人員高等考試藥師考試實習補修證明書

§ 第十六章　中藥名的故事

　　中藥名傳說故事，從民間文學的角度，就其豐富多彩的思想內容來講，大致可分為 12 個類型，現以類薈萃於後：

第一節　實踐型

　　這類故事，主要是通過嘗藥、採藥、吃藥的生活實踐、發現和獲得某種草藥的種種傳說。它具體地反映了藥食同源這一漫長的歷史過程，生動地說明了每一種中藥功效的獲得都是來之不易的。這裏，最具有代表性的莫過於炎帝神農。例：神農嘗百草、山藥、車前草、蟾酥、馬齒莧、銀耳等。

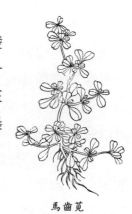

馬齒莧

1. 山上遇長芋

　　這是一則中國列強爭霸時期所流傳下來的故事。

　　有一個強國與一個弱國打仗。弱國戰敗，僅剩下數千兵馬，於是輾轉逃入山中。強國的軍隊採用「圍山之計」，想藉著斷絕食糧來餓死他們。困在山中的人由於道路被封閉，人、馬都無法下山運糧，因此也無法籌措到食物。

　　「他們遲早都會下山來投降的。」強國的人都這麼認為。

　　但是，一年過後，山中卻仍然沒有任何屈服的跡象。強國的兵將們認為敵人一定早已餓死了，可是萬萬沒想到，某天晚上，突然從山中躍出一隊健壯的軍士，以直搗黃龍的氣勢朝強國的陣地攻來。

　　強國的士兵，這一年來不但荒於演練，且認定弱國的人馬在山中必死無疑，因此疏於防範，結果連鎧甲、馬鞍都沒穿好，轉瞬間就被弱國消滅殆盡，反敗為勝的弱國也因此奪回了失土。

　　「扭轉逆勢的弱國在山中到底以何維生呢？在附近再怎麼尋找也應該找不到東西才對啊！」強國對弱國能如此反敗為勝的事實直呼不可思議。

　　事實上，這座山到了夏天，滿山遍野都長滿了開著白花的根莖類植物。士兵們由於忍受不了飢餓，莫不立即將該種植物的根挖掘出來食用，而且吃了之後，都覺得這個東西味道甜美可口。而自從發現了這種食物之後，人吃根、馬吃葉，弱國的兵馬就靠著這種食物撐過了一年。弱國的人稱這種植物為「山遇」，其意

是正當缺乏糧食之際，在山中遇到了這種食物。

後代的人發現，「山遇」不僅可當作食物，更有健胃、整腸、軟便的功效。此後，由於常被當做藥物使用，「山遇」這個名字就漸漸地變成「山藥」了。

這個流傳於河南一帶的民間傳說在一九六三年時被收錄。

在這裏說到的山藥，就是我們在超市可買到的長芋（山薯科）。芋頭的品種有：如棒狀的長芋、銀杏葉狀的銀杏薯、以及似乎用手搓圓的捏薯等。仔細觀察之後，會發覺他們的樣子都不盡相同，雖然都是芋頭，甘藷（屬紅樹科）是肥大的塊根，馬鈴薯（茄科）是旁枝前端的肥大塊莖，而野芋（野芋科）雖也是塊莖，卻不像馬鈴薯那樣向前伸展。

如此說來，我們所食用的芋頭，是介於根、莖之間的「擔根體」。 而我們之所以會對各種食用芋頭產生不同的印象，也是因為這個緣故。

長芋在很早以前就被當做藥來使用，最初是以「薯蕷」的名字出現在最古的藥書－「神農本草經」上，但其名字的來源與民間傳說有矛盾之處，據說是為避唐、宋兩代某些皇帝的名諱，所以才將薯蕷改稱為「薯藥」，後來更改稱為山藥。

山藥中含有澱粉及澱粉酶，最適合做為「藥引」， 刺激衰退了的消化功能。此外，中醫也常將此藥用做糖尿病的處方，血糖過高的人可將長芋當作「健康食品」好好地加以利用。藥理學研究發現，長芋並不含有強烈的藥性，但其黏液中的成分卻值得大家深入探究。

2. 車前草治血尿

漢朝某個時期，旱災持續了一年半，田野都乾旱了、農作物也都枯萎了。正當此時，有位馬武將軍因戰敗，和麾下的兵馬輾轉流亡到荒野。士兵們每日出外尋找食糧，但都空手而返。更糟的是因乾旱，連喝水都成了問題，因缺水或沒食糧而餓死的兵馬不計其數。而僥倖活下來的人由於缺水，都有下腹部腫脹、尿血的不適症狀。

將軍麾下有位馬伕，管理三匹馬及一輛車，整日忙著處理馬匹的事情。過了不久，他所管的三匹馬也開始有尿血的情形，然則馬伕在慌張之餘也束手無策。

話說有一天，他看見他的三匹馬不再尿血，精神也變得好多了。馬伕覺得非常不可思議，「到底是吃了什麼東西呢？」馬伕心裏納悶著，不時看著馬匹的四周，百思不得其解。

突然，馬伕發現停放馬車的地面上長著一種如豬耳般的野草，這幾天這三匹馬都一逕地吃這種野草。

「一定是這些草治好了血尿。」馬伕想著，內心雀躍萬分。

於是馬伕摘了些這種野草，連續服用幾天後，果然，小便回復正常，不再尿血。馬伕急忙地進入將軍的帳中，向將軍報告此事。將軍聽了之後非常高興，命令旗下兵、馬皆服用此草。

過了幾天，人馬都痊癒了，不再尿血。

於是將軍問馬伕：「這種像豬耳朵的草，是長在那裏？」馬伕帶著將軍出帳外後指著該草說道：「是長在馬車前的。」將軍看過後不禁哈哈大笑說：「好個車前草！」

自此之後，車前草的名聲便廣為遠播。

這個傳說是流傳在黃河流域的東南地區，在一九六二年時被收錄。

車前草是道路兩旁常可見到的雜草，葉形巨大。包括它的相關品種，不僅繁殖於世界各地，而且似乎自古以來皆已被各地所利用。在中國，膀胱炎、尿道結石、眼睛發炎、咳嗽時都用此一藥方。

第二節　人名型

這類故事的特點，是以人名作為中藥名字的傳說。上至帝王將相，下到平民百姓，都有名有姓。例：劉寄奴、韓信草、何首烏、杜仲、葛根、馬勃等。

劉寄奴

它本來是宋武帝劉裕的小名，為什麼又成了一味中藥名呢？原來傳說劉寄奴小時上山砍柴，見一巨蛇，急忙拉弓用箭，射中蛇首，大蛇負傷逃竄。第二天他又上山，卻隱隱約約從遠處傳來一陣陣搗藥聲，即隨聲尋去，只見草叢中有幾個青衣童子搗藥，便上前問道："你們在這裏為誰搗藥？治什麼病呢？"童子說："我王被寄奴射傷，故遣我們採藥，搗爛，敷在患處就好了。"寄奴一聽，便大吼道："我就是劉寄奴，專來捉拿你們。"童子嚇得奔藥逃跑，寄奴便將其草藥和臼內搗成糊狀的藥漿，一併拿回，用此藥給人治療跌打損傷，頗有奇效。後來，劉寄奴領兵打仗，凡遇到槍箭所傷之處，便把此草搗碎，敷在傷口，消炎止

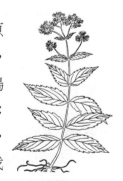

劉寄奴

痛，很快癒合，甚為靈驗。

但，士兵們都不知道叫什麼藥，只知是劉寄奴射蛇得來的神仙藥草，所以就把它叫"劉寄奴"。這是唯一用皇帝的名字命名的中藥草，不僅獨特顯赫，而且一直流傳叫到現在。

第三節　蟲鳥型

這類傳說故事的特點，是敘述人們如何從"蟲鳥識藥"治病的啟示中發現中藥。白居易曾以"蟲鳥識藥"為題作詩曰："豆苗鹿嚼解鳥毒，艾葉雀銜奪燕巢。鳥獸不曾看本草，誰知藥性是誰教？"例：芋頭、川芎、菟絲子、紫蘇、神麴、仙鶴草等。

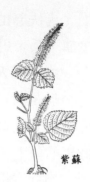
紫蘇

芋頭

傳說從前有位名叫劉易的讀書人，不願做官，隱居在茅屋山中。有一次，他正在書房裏讀書，忽然看見一隻大蜂碰在蜘蛛網上，蜘蛛喜網食物，遂與大蜂展開了搏鬥，結果反被大蜂螫傷了掉在地上，肚子腫得鼓鼓的，像要裂開一樣。只見它慢慢爬入草叢中，用嘴咬破芋頭梗，以蜂螫處摩擦，約有半個時辰，腹部腫脹即消退，行走輕便如常。從此以後，劉易悟出了芋頭可以治蜂毒的道理，凡有人被蜂螫傷的，就把芋頭秧子砸爛如泥，然後敷在患處，即可痊癒。

第四節　愛情型

這類故事，多以男女愛情為主線，貫穿在草藥的發現、採集、治病的過程中，有的為採藥治病而"喜結良緣"，有的為愛情"堅貞不屈"而獻身，有的為愛情在悲痛中迎來了黎明的曙光，有的為愛情則留下了永久紀念的中藥名。例：女貞子、紅豆、當歸、黃連、天麻、鳳仙花、檳榔等。

女貞子

傳說在秦漢時，臨安府有位蘇員外，膝下有一女兒名叫女貞子，因和教書先生產生愛情，蕭牆之下便許配終身。蘇員外嫌貧愛富，把貞子許配給具縣太爺的兒子。貞子秉性剛烈，父母之命，執意不從。臨嫁之日，一氣之下，便懸樑自盡。那位教書先生也憂鬱成疾，被趕

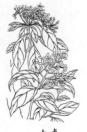
女貞

出門外。後來教書先生到貞子的墳上憑弔，只見墳上長了一株冬青樹，隨摘其果吃，味甘微苦，沁人心肺，好像見到了貞子似的，相思病好了一大半。嗣後每日都來，食果充飢，懷念前情，病竟痊癒。在回家的路上，他興致勃勃地吟道：〝此樹即爾兮，貞潔無瑕兮，幹知吾心兮，葉似吾衣兮，果為吾糧兮，影銘吾身兮，相依為命兮，永不分離兮。〞人們讚揚他們的愛情，也知道了那株冬青樹的果實可以入藥，有補腎益肝的功效，為紀念女貞子對自己的愛情堅貞不屈，故起名曰〝女貞子〞。

第五節　抗暴型

這類故事，主要是反映百姓為了自己的生存藥，面對來自各方的壓迫和邪惡，極力展開反抗鬥爭，或明鬥，或暗計謀取，或逃避藏匿，最終以百姓的勝利、邪惡勢力失敗而告終。並由此產生了中藥名，發展了中藥文化。例：黃精、紫花地丁、丹參、百合、威靈仙、蘆根等。

黃精

這是《本草綱目》上載的一個故事。說是臨安有一婢女，因忍受不了主人的打罵虐待，逃往山林躲避，每天靠挖一種野草根充飢，一天到晚不覺得餓。有一天，她在樹下休息，忽聽得風吹草動，以為老虎要來，急忙縱身騰空上樹，而後又飄然下地，和飛鳥一樣身輕自如，因禍得福。主人聽說後，用計將她誘回，問她每天吃什麼東西，她指了指自己吃過的野草根，經醫師辨識，原來是〝黃精〞。

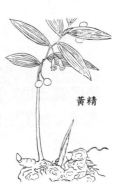

黃精

第六節　獻身型

這類故事，著重反映了人民大眾為採集某種藥物，不怕艱難困苦，不怕流血犧牲，前仆後繼，捨生忘死的獻身精神。例：蛇床子、蒲公英、阿膠、續斷、金櫻子、忍冬藤（金銀花）等。

蛇床子

從前有個村莊，流行一種搔癢症，醫師說東海裏有個蛇島，島上有一種草

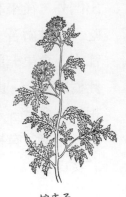

藥可以治這種病，但從來沒有一個人上去過。為了治病，村裏兩名青年先後志願上蛇島採藥，但都一去杳無音信，人們猜測十有八九是被毒蛇咬死了。這時，第三個青年臨危不懼，決心三上蛇島。但他沒有冒然前往，而是走訪了捉毒蛇的人，先學會捉毒蛇的本領，並掌握了毒蛇最怕雄黃酒的弱點，這才帶上行李和雄黃酒，拿上棍棒，奔赴蛇島。果然毒蛇一聞雄黃酒，不是慌忙逃遁，就是盤地不動，然後他便用棍棒挑開毒蛇，採取草藥，終於解救了村民，治好了搔癢病。因為此藥是從蛇腹底下採集的，所以稱為"蛇床"，它的果實就叫"蛇床子"。

蛇床子

第七節　藥效型

這類故事，一般都是省略了原始的發現者，主要反映藥草的性味功效，直接敘述其所治病症。大都是一味中藥，藥到病除，傳奇之神，令人驚嘆不已。例：山楂、蒼朮、枸杞、骨碎補、地龍、霜桑葉、萊菔子、桑寄生、連翹等。

1. 山楂

從前在某座山中，有戶靠著梯田生活的人家。這戶人家有二個男孩子，長男是已經去世的前妻所生的，次男則是繼母所生的。繼母認為長男的存在只會帶來麻煩，為了使自己的親生兒子能順利得到所有的財產，便每天計畫著要秘密地殺掉長男。

「該怎麼做才好呢？既不能用刀，也不能將他推入河川中……」繼母想了又想，終於想到了一個狠毒的方法。「讓那個孩子病死不就得了嗎？」

剛好此時，父親因為工作在身而有好長一段時間不在家。父親叮嚀孩子「要聽媽媽的話哦！」之後就出門去了。父親才剛跨出家門，繼母就對長男說道：「家裡有好多事要做，你也來幫忙吧！」

「我做什麼好呢？」

「你還小，上山去看田吧！我已經幫你做了好吃的便當讓你帶去。」

就這樣，長男每天風雨無阻地上山看田。殘忍的繼母讓他每天帶著沒煮熟的便當去工作。長男不僅年幼，且整天在山中工作，吃了這樣的便當當然消化不良。長男的肚子又脹、又痛，一點辦法也沒有，於是漸漸地瘦了下來，最後長男

終於忍不住對繼母說道 ：「媽媽，這陣子吃了半生不熟的便當，肚子痛得不得了……」

那知繼母竟沒好氣地答道：「 好，不好好做事卻只掛念著吃飯的事。愛吃不吃隨便你！」

長男被罵得無法反駁，只好一個人在山裡哭泣。山上長著一棵山楂樹，長男實在餓得很難受，又不敢吃半生不熟的便當，於是吃了幾個山楂果腹。接連幾天都吃了山楂的長男，肚子竟不再脹痛，且不管吃了任何食物都可以消化。

繼母覺得不可思議，心裡不斷盤想：「這個孩子怎麼一直都不死呢？而且這陣子似乎變胖了……。唉，或許有神明在保佑他也說不定呢！」

突然開始感到害怕的繼母，於是屏除邪念，不敢再有殺害長男的想法了。過了幾天，父親終於回來了。長男經由這件事後，很有自信地告訴父親山楂果可以做藥用。之後，他又發揮智慧，自己將山楂果磨成粉當作藥品出售。

從此之後，山楂被認為是具有健胃整腸、幫助消化等功能的藥物。常見的零嘴「糖葫蘆」，就是將山楂串成一串外裹砂糖漿成串販賣的零嘴。即使是在現代，山楂仍是中國人日常生活中食用的水果。

在中醫學中，山楂的果實稱作「山楂」也稱作「山楂子」，為消化藥（常用來幫助消化肉類食物），而穀類食物則以麥芽為消化藥。除此之外，治療血管擴張、降血壓、心臟疾病、高血壓時，也都運用此藥。

歐洲在很早以前也將山楂當成藥來使用，從洋山楂的果實及葉中提煉出的精華所製成的藥錠，在現今醫學上也常用於治療心臟機能不全的症狀。

山楂既是一種食物，也是一種藥物，廣為古今中外人士所喜用。

2. 尼姑採蒼朮

從前在長江南岸有座名為茅山觀音庵的尼姑庵。在那裡，有個專門為人看病的老尼姑，大家都知道她懂得許多藥草，不論山裏的人或是村裏的人一有病痛就來找她。

但是，老尼姑並非親自上山去採藥，而是命令另一位年輕的尼姑去做這件事。年輕的尼姑每天都照著老尼姑的吩咐，滿山遍野地去尋找草藥，但是她並不知道每種藥草的功效。

而老尼姑非常的貪財，醫藥費付得多的人就用好藥，對只付一點點醫藥費的

人，便用些沒什麼效果的雜草隨便搪塞過去。年輕的尼姑知道老尼姑這樣做不對，但是因為自己沒有醫藥知識，所以再怎麼看不過去也無可奈何。

有一天，有一個身無分文的窮人前來求診。老尼姑對那個人不理不睬，還無由地將他趕了出去。年輕的尼姑看到了這個情形，非常地生氣，於是急忙地跑進房裏，取了一朵開著白花的藥草，並將那位窮人叫住，說道：「請你試用這個藥草。」

然而那個人走後沒多久，年輕的尼姑卻開始緊張起來，「那個人到底是患了什麼病啊？我拿給他的藥草有效嗎？希望服用了之後，情形沒有變壞就好了……」

過了幾天，沒想到那個人又回來了，並誠心地向老尼姑道謝。「您真是個活菩薩！托您的福，我這個顫抖不已的膝蓋已完全痊癒了。」

老尼姑心想，庵中應該沒有治療這種疾病的藥草才對啊……，老尼姑覺得非常不可思議，於是向年輕的尼姑問道：「快說，你到底偷了那種藥草？」

年輕的尼姑因為不懂藥草，所以也無法回答清楚。於是，從此以後她便仔細地觀察，得知那個開著白花的植物名為蒼朮，而且，這味藥並非老尼姑要她採的藥，而是自己採錯放入籠中的藥。

過了不久，年輕的尼姑實在忍受不了老尼姑的態度，於是還俗逃出了觀音庵。此後，這位年輕的尼姑就用蒼朮來治病，治癒了許多罹患神經痛、關節炎等疾病的病人。此外，還發現蒼朮有治療嘔吐、下痢等腸胃疾病的功效。

這則故事流傳於江蘇省南部一帶，於一九七一年被收錄。在故事中提到的蒼朮，在日本江戶時期，由中國傳入日本，有一部分的人栽種。蒼朮藥用部分為根與莖，在中藥處方中，此藥是去「濕邪」的藥物，也用於治療關節痛、神經痛等症狀。

「朮」類植物，在中國自古以來，就被用來去邪氣，在過年時服用（屠蘇散中的一味藥），或在洗澡水中加一些，或燃燒後聞其香等等，藉著這些風俗祈求平息一年的災厄。而在日本京都的八坂神社，從除夕日到過年的那天所舉行的「白朮祭」，也是承襲此一中國傳統而來的。

日本江戶時代，在梅雨季時，和服店或一般家庭都用「朮」來燻房子以達到除濕去霉的目的。燃燒朮時，其煙裏面所產生的某種醛類物質被認定具有殺菌、防霉的功效。所以，「朮」這類植物不僅可製成內服藥發揮其治療各種疾病的效

果，甚至是連煙都可以拿來利用的獨特藥草。

第八節　科學型

　　這類故事，主要反映了藥用植物生長、採收和藥理的科學性。因為，作為藥用植物，有它嚴格的生長期限和短暫的採集時間的科學要求。這些藥物研究的首創精神和植物學的科學管理，以及用現代科技手段揭開中藥〝千古之謎〞，都證明了我們的祖先早已跨入中藥的科技大門，同時又看到了用現代科技手段對中藥藥理的再研究，更發展了一幅廣闊的前景。例：三七、茵陳、夏枯草、洋金花、大棗、蓮子等。

1. 三七的傳說

　　相傳古時有個叫張小二的人，患了一種出血症，危在旦夕。母親急忙請來了一個姓田的郎中醫治，服藥後果然好了。臨走時，郎中將這種藥的種子送給張小二，叫他種花園子裏，長大後可治出血症。

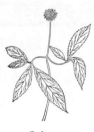

三七

　　一年過去了，草藥長得枝繁葉茂。這時，知府大人的女兒也得了出血症，張小二為了錢財，就把剛長了一年的草藥根莖挖出來，送去給小姐治病，結果血沒有止住，小姐卻一命嗚呼了。知府大人大怒，嚴刑拷打，張小二才說出是〝田郎中給的假藥〞。知府遂派人把田郎中捉到公堂，判其『庸醫製造假藥，圖財謀害殺人』之罪。田郎中申辯說：〝這種藥草對各種出血病均有奇特療效，但必須生長3～7年方才有效，張小二用的藥僅生長了一年，時間太短，沒有藥效，當然止不住血，救不了小姐的性命。〞說完，請知府當場驗證。田郎中隨即從差役手中要過刑刀，在自己大腿上劃了一道大口子，只見鮮血直流，接著他從藥袋裏取出藥來，研成細末，內服外敷，鮮血立即止住，並很快結痂。知府大人這才信服，放了郎中。為記取教訓，郎中給它起名叫〝三七〞，意指其生長年限必須是三至七年才能藥用，因郎中姓田，故又稱〝田三七〞。

2. 三七的傳奇

　　從前，在我國大西南山中住著3戶人家。因缺醫少藥，3家的3個女主人都患疾在身，久治不癒。一天，有個姓田的醫生來到這個山村，他給3個女子逐個

診脈、問病、察舌、觀色後，打開藥箱拿出三色藥給她們治病。

一月之後，這3位女子的病都神奇般地好了。村裏的人都來向這位田醫生詢問，是什麼靈丹妙藥治好了3個女子的病。田醫生答道："這不過是一味山間草藥，名叫'山漆'。這3個女子，1個因外傷造成腰腿疼痛，用本藥可散瘀止痛；1個患肺癆，用此藥可以祛瘀生新；1個傷於產事，此藥能化瘀血而養身。"一藥多功，3位女子的病就這樣治好了。

山裏人把"山漆"叫成了"三七"，又因用藥的醫生姓田，人們就把它稱為"田三七、田七"了。

第九節　醫德型

這類故事著重反映了醫藥人員全心全意為百姓治病的道德情操，他們不計名利，淡泊錢財，以救死扶傷為己任。在選擇醫藥傳人時慎之又慎，把醫德藥德放在首位，這是中醫藥史上人才輩出的一個重要原因。例：杏子（杏仁）、陳皮（青皮）、 白前、墓回頭、知母、牛膝等。

杏子（杏仁）

傳說三國時有位名醫叫董奉，一年他行醫到南昌，就在風景優美的廬山居住下來。他每天給百姓看病不收一文錢，但要求患者在廬山栽杏樹，重病好了栽五株，輕病好了栽一株。就這樣，沒幾年功夫，杏樹以栽到十餘萬株。杏林滿山遍野，蒼鬱蔥蔥，連老虎也喜歡到杏林嬉戲取樂。董奉就用這些成熟的杏子換成穀子，來救濟窮人。有一次，一個投機取巧的年輕人，他給了很少的穀子，卻摘了滿滿一簣筐杏子。這時守護在杏林的老虎，見他以少取多，便吼著追了上去，嚇得那個年輕人拼命逃跑，結果跌倒在地，杏子撒了一地，也顧不上再拾起，回到家裏一看，容器裏的杏子和他給的穀子一樣多，這才恍然大悟，怨恨自己不該投機取巧，貪佔便宜多拿杏子。這就是"虎守杏林"的歷史典故。董奉為什麼要讓病人栽杏樹呢？不僅因為杏子是一種美味可口夏令果品，更重要的是杏仁、杏葉、杏花、杏枝、杏樹皮、根均可入藥。特別是杏仁，它是一味常用的祛痰止咳、平喘潤肺的中藥，董奉用它為百姓療疾，就可不花分文。千年以來，董奉的高尚醫德精神，啟迪著人們的心靈，薰陶著一代代杏林名醫的醫德情操。

第十節　神話型

這類故事，大都披上了一層虛無的神秘色彩，以上帝的造化，天神的恩施，仙翁的飄逸，採取人神變化的手法，使凡人進入仙境，神女下凡人間，虛構或演繹敘述藥草的神奇來源。例：人參、龍鬚草、禹餘糧、卷柏、黨參、栝蔞、烏藥、香附、商桔梗、鹿蹄草、柏子仁、五加皮等。

樹洞中的人參

從前有對兄弟要上山去打獵。有個老人對他們忠告道：「就快要入冬了，山上的天氣變化很快。如果碰上了下雪那就糟了，想下山都沒有辦法。」

或許是初生之犢不畏虎吧！兄弟二人把老人的話只當作耳邊風，帶著弓、箭、食物，穿了皮裘就上山去了。不消幾天，他們便捕獲了許多生禽猛獸。可是，某天下午，天氣突然轉變，開始刮起大風雪來。雪持續地下了二天二夜，將山路都掩蓋掉了，兄弟倆於是被困在山中無法下山。

兄弟倆不得已，找到一個樹木茂盛的窪地躲避，以待天氣好轉。這個窪地有好幾棵高二十多公尺的樹，也有樹幹很粗的樹。兄弟倆在這些樹當中找到一棵已經乾枯的樹，從其中空隙輕輕撥開就出現一個大洞，而挖掘出來的根，其形狀好像有手、有腳似的，看起來就像個人一樣，吃起來味道甚為甘甜。哥哥於是說道：「是甜味就表示對身體有益。」於是二人掘了許多樹根，將之儲存在洞穴中。

只要吃了這種樹根，全身就感到精力充沛。但是，若吃過量，就會流鼻血。於是兩兄弟此後每天都只吃一點，而不過量。就這樣，白天狩獵，晚上在洞中休息，不覺中，冬天過去了。

春天到了，雪融化了，兄弟二人終於可以下山了，而且還背著許多獵物回來。村民們看到這倆兄弟不但沒餓死、凍死，反而變胖且很有精神地回來，都覺得不可思議。

「你們倆還活著啊！真是太好了、太好了。」

「你們在山上到底吃了什麼東西讓你們這麼有精神地回來？」

兄弟二人於是拿出有手有腳長得像人的草根給大家看。村民們誰也不曾看過這種植物，看了之後，都不禁說道：「唉呀！和人長得一模一樣啊！」

從此之後，大家就把這個植物稱之為「人參」。

這個故事是中國的某個中醫在一九三八年所收錄的。

關於人參，應該還有許多相似的傳說。再者，人參的「參」字也寫為「薓」 — 參差不齊的「參」加上草字頭，或許是取其密而多鬚之意吧！

「人參」在藥理作用上，被認定為具有刺激神經、減低壓力、強心、降血糖、增進食慾、安撫精神等多種功效，在中藥中擔任著重要的角色。

第十一節　政治型

這類故事，主要是反映人們在政治鬥爭中，圍繞中藥而展現了一個個喜怒哀樂耐人回味的歷史傳說故事。徐福採靈芝而僑居東瀛，馬援薏苡而奉公，孟太守合浦還珠，姜維的〝虛懷遠志〞，陳勝的忘憂草，剝秦皮來慰忠魂，都是人們利用中藥對他們寄託著一種永久的歷史懷念。例：靈芝草、薏苡仁、珍珠、遠志、秦皮、吳茱萸、御米賣、萱草等。

靈芝的傳說

在中國某地有座冰洞山，山頂上有個大洞，幾乎整年被冰所凍結。洞中的冰閃閃發光，美得無法以言語比喻，宛如人間仙境。

這個地方是治理雨水、河水、海水的「龍王」宮殿，也就是一般所知的「龍宮」。而龍王的女兒常常要下山為重病的母親採新鮮的當歸、芍藥等藥草。

而在山下的岩屋中，住著一個以採草藥為生的年輕人，他與已經臥病三年的爺爺過著貧苦的生活。

這位年輕人用紫竹做了一枝簫，每當明月高照、晚風徐徐吹拂的夜晚，他總是在屋外吹著簫。聽說這個年輕人的簫聲不僅能使人感動，更能使泉水上湧、鳥兒齊鳴、月藏雲後、樹葉落淚。

簫聲美妙的音色使龍王的女兒也感動了，她總是躲在岩屋後面，靜靜地聆聽，聽到激揚之處，還偷偷地掉下淚來。

有一天，年輕人到一個從沒有人去過的地方採草藥。突然，他發現對面有個提著籃子、年紀很輕的美女直朝這邊看。這名女子還對他微笑、點了個頭。年輕人非常驚訝，覺得非常不可思議。在這樣的深山中，為什麼會有這麼美麗的女孩呢？而且，從那高貴的衣裳及優雅的佩飾來看，她絕非普通人 ---- 她一定是仙女下凡。

正當年輕人想東西之時，女孩子忽地消失了。只剩他茫然地站在那裏，向遠

處癡癡眺望。

過了幾天，採藥的年輕人又在深山中遇到了這個女孩子。這個女孩子來到他身邊說道：「 我是龍王的女兒，母親現在正患重病。我一定要找到長生不老的仙草 ---- 靈芝不可。可是找遍了好幾座山，都沒找到。請你幫忙我找靈芝好不好？」

「好啊！我一定能幫你找到的。」年輕人回答道。

二人約好下次見面的時間後，龍王的女兒便回龍宮，而年輕人便立刻出發去尋找靈芝。在通往險崖的路上，年輕人終於找到了靈芝。但是他為了保護靈芝而被蛇咬傷，以致摔落山崖昏迷不醒。

到了約定的時間，年輕人還沒出現。龍王的女兒在附近尋找也找不著 。「他一定是遇到什麼事了……」龍王的女兒心想著，於是循著年輕人的腳印出發去尋找他。

龍王的女兒在山崖下發現了失足掉落山崖正奄奄一息的年輕人，年輕人的手中還緊握著靈芝。龍王的女兒看到這種情形不禁熱淚盈眶。於是她想辦法將年輕人扶下山，讓他在岩屋休養，之後就帶著靈芝回龍宮。

母親吃了靈芝之後不久便痊癒了，母親非常高興，一定要向那位採藥的年輕人道謝。

「不知他想要什麼東西？他也可以從我們家中的稀世珍寶裏挑他想要的任何一物！」母親道。

聽了母親的話，女兒便回答說：「 他什麼都不要！他只喜歡你的女兒。」

母親聽了之後便陷入沉思：「 關於這件事，我必須要和你父親商量……」

龍王或許是已經知道他的女兒想嫁給採草藥的年輕人吧！立刻便把女兒關在冰冷的宮殿中，不許她出門。

僥倖撿回一條命的年輕人，由於一直思念著龍王的女兒，終於變成了一座山。

自古以來，在中藥中象徵祥瑞的靈芝一直擁有最多的傳說，前述的悲劇故事只是其中的一個。另外，還有一個這樣的傳說：

炎帝有一個名為瑤姬的女兒，瑤姬在她要出嫁的那一年，卻突然地死去。炎帝對女兒的早逝感到悲傷，於是封她為巫山的雲神及雨神。

這位美麗的女神，在黎明之際就幻化為一片朝雲，悠閒地在層巒中巡視，而到了黃昏就幻化為瀟瀟雨水，將她內心隱藏的怨恨一股勁地渲洩，流入奔騰千里的長江。聽說，她的精魂零散時便成氣 ，聚集時則凝結為靈芝。

大家都說這就是為什麼巫山產如此多的靈芝的緣故。

在這個充滿浪漫色彩的故事之後，接下來要說的事，其實有些煞風景，但還是必須要介紹靈芝在中藥中的實情讓大家知道。

所謂靈芝，就是有靈性的芝草，也就是「有神奇能力的芝草」，是一種多孔菌科的萬年茸。而萬年茸，其實是指長在柞樹或枹樹上等廣葉樹的樹根，或已切除的分枝上的菌類，但它與一般菌類並不同。普通菌類的莖都長在菌傘的中央，但靈芝的莖部卻長在菌傘的邊緣，且像上了漆似的帶有光澤，顏色從赤褐到赤紫色都有，又稱為「不死草」，乾燥後變成堅硬的軟木質，不會腐爛，永保原形。

菌傘直徑約 5 到 20 公分，長得像腎臟的形狀。莖長 5 到 15 公分，寬約 1.5 到 3 公分左右。聽說在陰暗處只長著莖，形如角的「鹿角芝」最為珍貴。總之，不論其形狀如何或多麼難找到，靈芝的藥效都有被誇大的嫌疑。

那麼，中藥是怎麼利用靈芝呢？實際上，由於靈芝很難找到，所以較諸其他中藥材，無法將它與其他處方併用。但是從 1970 年代之後，中、日兩國致力靈芝人工栽培已經成功，目前已進入藥效試驗階段。

靈芝在 1980 年代的日本，是以「神奇菌類」的身分而在「健康食品」風潮中占了一席之地。然而，靈芝並非「延年益壽」的仙丹，也並非流行性的時髦商品，必須要認清它真正的功效。我們一直都在期待靈芝有治療高血脂症、失眠、神經性疾病、高血壓、狹心症、慢性肝炎、胃炎等疾病的功效，然而這些都仍在求證中。而其用量，若用水煎煮，每日三到六克；服用粉末時一日二到三回，每次服用一公克。靈芝是非常苦的藥，不過目前還沒有任何副作用的報告出現。

第十二節 劇毒型

這類故事，主要是利用有毒中藥或因使用不當，造成了嚴重的惡果，如：有的因政治原因禍罹身亡；有的因圖財害命釀成悲劇；有的因姦情被揭而毒害人命嫁禍他人，使冤案代代相傳；有的因錯用藥物誤傷人命而吃官司坐牢房，這些大都反映了一些真實的中藥歷史傳說故事，藉以警告世人，引以為鑒，對劇毒中藥，切切慎用。例：大黃、馬錢子、巴豆、砒霜、麻黃、斷腸草等。

大黃

四川峨嵋山下有位姓黃的醫師，祖輩均採挖黃連、黃芩、黃精、黃耆和黃根

為人治病，鄉里人都稱呼他"五黃先生"。五黃先生每年上山採藥，都住在山裏一戶名叫馬駿的人家。馬家有了病，他就給診治；馬家對五黃先生也關懷備至，親如一家。不幸，有一年馬家慘遭火災，房舍燒得一乾二淨，妻子也被熊熊烈火奪去了生命，留下父子倆無處安身。五黃先生非常同情，就叫父子倆住在他家，跟他挖"五黃"藥材，掙幾個錢，來維持生活。父子非常感激，就跟五黃先生當了藥農。一年後，他們對"五黃"藥材也能分清了，但不知道如何治病，就給五黃先生說想學醫道。五黃先生想起家訓："醫道深奧精深，切勿輕易傳人。"就對馬家父子說："你們父子性子都很急躁，所以不宜學醫，弄不好要誤傷人命哩！"父子聽了不高興，以為先生不願意教給他們。父子商量後就偷著學，並暗地裏給人看起病來，也治好了幾個人，便沾沾自喜，忘乎所以。一天，有一位三十多歲的孕婦看病，不巧先生出診，馬家父子看見孕婦，身體虛弱，面色蒼白，有氣無力，行走不便，便讓座問道："哪裏不舒服？"孕婦說："這幾天一直拉肚子，渾身困乏無力。"本來應用黃連消炎止瀉，但馬家父子卻給開了大瀉藥黃根。結果孕婦吃了，不但沒有止瀉，反而大瀉不止，沒過三天，就一命歸天。病人丈夫哪肯罷休，一怒之下，就把馬家父子告到官府。縣太爺以"庸醫圖財害命罪"判決時，五黃先生趕到，申明他們誤傷人命是自己責任，把原委說了一遍，縣官亦久聞五黃先生大名，讚他深明大義，便極力從中周旋，最後以"誤傷人命罪"判處賠償死者一筆錢財結案。馬家父子痛哭流涕，再次感謝五黃先生的救命之恩，表示今後一定聽從先生教誨。五黃先生語重心長地說："當醫師不能性子急，不能隨便給人下藥，你們要千萬牢記啊！"為了記取教訓，便將"黃根"改名"大黃"，意為大泄之藥，切勿亂用。

memo

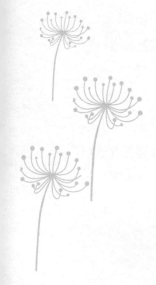

§ 第十七章　中藥名的謎語及俚語

第一節　看謎語，猜中草藥名

一、醣類（Polysaccharides）

1. 司機→猜中草藥名→車前子。
2. 大雪紛飛→猜中草藥名→天花粉。
3. 胎裡紅→猜中草藥名→大棗（生於富貴人家的人）。

二、苷質（Glycosides）

1. 通曉老娘事→猜中草藥名→知母。
2. 世上只有媽媽好→猜中草藥名→光知母。
3. 金日遍野→猜中草藥名→地黃。
4. 金鈿遍野→猜中草藥名→地黃。
5. 低頭思故鄉→猜中草藥名→懷熟地。
6. 舉頭望明月→猜中草藥名→懷熟地。
7. 故鄉→猜中草藥名→熟地。
8. 瞎子走路（因為熟悉這附近的地）→猜中草藥名→熟地。
9. 異國→猜中草藥名→生地。
10. 不知道→猜中草藥名→生地。
11. 初入其境→猜中草藥名→生地。
12. 江山不可複識→猜中草藥名→生地。
13. 總有一日天會晴→猜中草藥名→大青。
14. 空心樹→猜中草藥名→木通。
15. 穿林而過→猜中草藥名→木通。
16. 植物學家→猜中草藥名→草木通。
17. 捎封書信半字無→猜中草藥名→白芷。
18. 黃銅鈴，紫銅身；銅鈴裏邊黑鐵心→猜中草藥名→枇杷。
19. 樹上桃子多又大，桃子裂了開白花，結的籽兒能搾油，採下花兒能紡紗→猜中藥名→枇杷。

20.吉林在變化→猜中草藥名→桔梗。

21.更見吉林起變化→猜中草藥名→桔梗。

22.桃吐丹霞→猜中草藥名→紅花。

23.養在深閨人未識→猜中草藥名→藏紅花。

24.劉關張結義→猜中草藥名→桃仁。

25.三才誰殿後→猜中草藥名→人參。

26.哪一種中藥材最會迷路？（有句話說：人生地不熟。）→猜中草藥名→
　　人參。

27.孩兒拜見父王→猜中草藥名→太子參。

28.工作計畫→猜中草藥名→三七。

29.婦女節前夕→猜中草藥名→三七。

30.包龍圖→猜中草藥名→首烏。

31.黑髮未白→猜中草藥名→首烏。

32.接骨妙醫→猜中草藥名→續斷。

33.芒種降雪→猜中草藥名→麥冬。

34.起宏圖→猜中草藥名→遠志。

35.大鵬凌空→猜中草藥名→遠志。

36.心懷宏圖→猜中草藥名→遠志。

37.雙人木床→猜中草藥名→天麻。

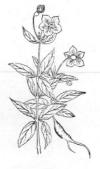

桔梗

三、萜類（Terpenoids）

1.三碗不過崗→猜中草藥名→防風。

2.二八佳人把窗糊→猜中草藥名→防風。

3.敗家子（金銀財寶花光光）→猜中草藥名→金銀花。

4.古城姐妹→猜中草藥名→金銀花。

5.開支公佈→猜中草藥名→金銀花露。

6.長辣椒→猜中草藥名→細辛。

7.老謀深算→猜中草藥名→蒼朮。

8.五月初五→猜中草藥名→半夏。

9.五月將盡六月初→猜中草藥名→半夏。

10. 兩橫一豎→猜中草藥名→半夏。

11. 言語膚淺→猜中草藥名→陳皮。

12. 秋色從西來→猜中草藥名→鬱金。

13. 紅色顧問→猜中草藥名→丹參。

14. 方法論→猜中草藥名→白朮。

15. 無能缺技→猜中草藥名→白朮。

16. 演講技巧→猜中草藥名→白朮。

四、類苯基丙烷（Phenylpropanoids）

1. 天天向上→猜中草藥名→連翹。

2. 老實忠厚→猜中草藥名→厚朴，厚樸。

3. 老實忠誠→猜中草藥名→厚朴，厚樸。

4. 忠誠老實→猜中草藥名→厚朴，厚樸。

5. 下班→猜中草藥名→當歸。

6. 丈夫外出三年整→猜中草藥名→當歸。

7. 丈夫不回家→猜中草藥名→當歸。

8. 解甲歸田→猜中草藥名→當歸。

9. 函悉母病→猜中草藥名→當歸。

10. 不生第二胎→猜中草藥名→杜仲。

11. 豬肉漲價→猜中草藥名→肉桂。

12. 月中神樹→猜中草藥名→桂枝。

13. 上馬前來，李廣定亂→猜中草藥名→蛇床子。

五、生物鹼（Alkaloids）

1. 軍營難混→猜中草藥名→苦參。

2. 人工育珠→猜中草藥名→附子。

3. 黑龍江→猜中草藥名→川烏。

4. 珍珠蚌→猜中草藥名→貝母。

5. 人心不足蛇吞象→猜中草藥名→延胡索。

6. 老娘獲利→猜中草藥名→益母草。

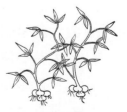

延胡索

六、其他（Others）

1. 豹的女朋友是誰？→猜中草藥名→烏龜（因為抱得美人歸—豹得美人龜）。

第二節　中藥俚語

在養生方面，儘管很多民間諺語至今仍適用，但在套用的時候，還應結合個人身體的實際情況，靈活運用，不可一成不變。

1. 一味草藥，氣死名醫。
2. 有食藥，有行氣；有燒香，有保庇。
3. 吃對藥，青草一葉；吃不對藥，人參一石。
4. 鐵不冶煉不成鋼，人不養生不健康。
5. 三分吃藥，七分調理。
6. 西醫看的是"人的病"，中醫看的是"病的人"以及"預防生病的人"。
7. 看西醫是明明白白的死，看中醫是糊里糊塗的活。
8. 吃藥不忌嘴，醫生跑斷腿。
9. 人老足先衰，寒從腳下起。
10. 早喝鹽湯如參湯，晚喝鹽湯如砒霜。
11. 日吃西瓜，半夜反症。
12. 病來如山倒，病去如抽絲
13. 十方九草，離不了甘草。
14. 生贏雞酒香，生輸四片板。
15. 離家千里，不吃枸杞。
16. 人參邰人無罪，大黃救人無功。
17. 早睡早起，賽過人參補身體。
18. 吃飯慢慢吞，賽過吃人參。
19. 大蒜是個寶，常吃身體好；要想身體好，常洗冷水澡。
20. 大蒜不值錢，能防痢疾與腸炎。
21. 一日兩蘋果，毛病繞道過。
22. 常吃棗，身體好。
23. 一日食三棗，長生不會老。

24. 一日三棗，青春不老。

25. 一日三棗，紅顏不老。

26. 一日一棗，長生不老；五穀加紅棗，勝過靈芝草；小姐若要皮膚好，煮粥莫忘加紅棗。

27. 一日七棗，百歲不顯老，要使皮膚好，粥裡加紅棗。

28. 男不離韭，女不離藕。

29. 女子三日不斷藕，男子三日不斷薑。

30. 蘿蔔出了地，郎中沒生意。

31. 冬吃蘿蔔、夏吃薑。上床蘿蔔、下床薑。冬季吃蘿蔔、賽過小人參。

32. 冬吃蘿蔔夏吃薑，不勞醫生開藥方。

33. 蘿蔔上了街，藥方把嘴。管你傷風不傷風，三片生薑一根蔥，鼻子不通，吃點大蔥。

34. 黃連樹下彈琵琶，是苦中作樂。

35. 啞巴吃黃連～有苦說不出

36. 家有半邊蓮，可以伴蛇眠。

37. 若要不失眠，煮粥加白蓮。

38. 若是心血虛氣不足，煮粥添加桂圓肉。

39. 撐得一把地榆，不用明月寶珠。

40. 有病無病，防風通聖。

41. 生梨飯後化痰好，蔥辣薑湯治感冒。

42. 安神生津數烏梅，抑制癌症獼猴桃。

43. 小兒要安康，荊芥薄荷湯。

44. 冬令遇黑三分補。黑芝麻、黑豆、黑木耳、黑糯米。

45. 安神生津數烏梅，抑制癌症獼猴桃。

46. 家中一碗綠豆湯，清熱解毒賽神方。

47. 知母貝母款冬花，專治咳嗽一把抓。

48. 寧得一把五加，金玉再多不拿，補腎祛風除濕，強身保健最佳。

49. 血虛夜不眠，米粥煨桂圓。

50. 穿山甲、王不留，婦女吃了乳長流。

51. 家有劉寄奴，不怕刀砍頭。

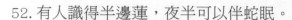

52. 有人識得半邊蓮，夜半可以伴蛇眠。

53. 識得八角蓮，可與蛇共眠。

54. 身藏扛板歸，嚇得蛇倒退。

55. 屋有七葉一枝花，毒蛇不進家。

56. 七葉一枝花，深山是我家。

57. 家有七葉一枝花，無名腫毒一把抓。

58. 細辛不過錢，過錢命相連。

59. 不怕到處痛得凶，吃了元胡就輕鬆。

60. 家有地榆皮，不怕燒脫皮；家有地榆炭，不怕皮燒爛。

61. 鐵腳威靈仙，骨見軟如棉。

62. 一味丹參，功同四物。

63. 識得千里光，全家能治瘡。

64. 核桃山中寶，補腎又健腦；

65. 四月茵陳五月蒿，七八月間當柴燒。

66. 百味中藥都是草，採下山來都是寶。

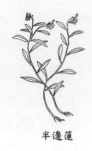

半邊蓮

各　論

§ 第一章　解表藥

什麼叫做〝解表〞？解表就是發散表邪或解除表證。當有外邪侵犯人體，因而出現表證時，用來發散表邪、解除表證的藥物就稱為解表藥。

解表藥多具有辛散輕揚的特性，辛能發散。解表藥一般都具有疏肌解表、促使發汗的作用。

所謂發汗，就是能使表邪及某些傳染病初期病人經過出汗或微似出汗而從肌表外解，故適用於治療侵犯肌表的外感疾病，即邪在肌表的病症。也即《內經素問》所說的〝其在皮者，汗而發之〞的意義。此亦即指解表（發汗）法的治療原則；通過發汗，使病人退熱，自覺頭身爽快，達到解除表證的目的。

所謂解肌，從廣義來說，和發汗解表的意思是相同的。但從嚴格的意義來說，解肌即適用於病邪（致病因素）已向深入一層發展的表證，即前人所說之〝邪入肌肉〞，臨床表現發熱、身痛、肢酸、多汗。身熱不因汗出而有所減退，同時伴有惡寒、惡風、脈浮等症狀，也就是說，汗雖出而表證仍未解，此時須用桂枝等藥物發汗解肌，通過微微發汗後，使病邪自然從肌表解除。從現代醫學觀點看，仍屬發汗解熱的範疇。解表藥的臨床應用，有以下幾點：

1. 感受外邪，出現表症者。

外邪（即外界致病因素，如：風寒、風熱、風濕、暑氣等）侵犯人體，大多始於皮毛，然後由肌表入裏，當邪在表時，出現惡寒、發熱、頭痛、身痛、項背強、全身或四肢酸軟，有汗或無汗、脈浮等表證，此時便應及時使用來解散表邪。

2. 表邪鬱閉，麻疹透發不暢者；水腫初期或麻疹、初期兼有表證者，咳喘，風濕所致之肢體疼痛以及其他疾病具有表證需要發汗解表者等。

某些解表藥，除了有發汗解熱作用外，還具有促使斑疹透發、散濕、消腫、消散瘡瘍、止咳平喘、緩和疼痛等功效，用於治療麻疹初起、透發不暢、疹出不透、麻毒內陷者，解表藥可引導氣機向表，透發疹毒；水腫初期或瘡瘍初起兼有惡寒、發熱表證；外感濕邪，濕氣在表，出現肢體疼痛、頭脹身重、脈浮等表濕見證，以及其它疾病具有表症需發汗解表者，均可用解表藥。

另外有些解表藥，如：柴胡、升麻，有升提作用；有些，如：葛根有升陽止

瀉作用。由於外邪有寒熱之差別，而解表藥雖具有發散的通性，但性質上有寒、涼、溫、熱之不同。根據解表藥的性能，在臨床功用上，可以分為辛溫解表（發散風寒）藥和辛涼解表（發散風熱）藥兩類。

第一節　辛溫解表（發散風寒）藥

辛溫解表藥，性味多為辛溫，發汗作用較強，故以發散風寒為其主要作用。適用於外感風寒所致的惡寒重、發熱輕、有汗或無汗、鼻塞或流清涕、頭痛、身痛、舌苔薄白、口不渴、脈浮緊或浮緩等寒象比較突出的風寒表症（即表寒證）。對於咳嗽氣喘、腳氣水腫及風濕痛等初起具有上述表症的，也可應用。

第二節　辛涼解表（發散風熱）藥

辛涼解表藥，性味多為辛涼，發散作用亦較辛溫解表藥緩和，以發散風熱為其主要作用。適用於外感風熱初起所致的發熱重、微惡風寒、頭痛目赤，而以咽乾、口渴、有汗或無汗、咽喉腫痛、扁桃腺炎、痰稠黃、大便秘結、小便黃短、舌苔薄白而乾或薄黃、舌紅、脈浮數等熱象比較突出的風熱表症（即表熱證）。至於風熱所致的咳嗽與麻疹不透，或瘡瘍初起具有表症者，也可選用。

◎應用注意事項◎

解表藥雖能透過發汗解除表證，但汗出過多能耗散陽氣，損傷津液；因此，凡自汗、盜汗、熱病傷津以及陰虛發熱等症，都應慎用。

一、解表藥雖有辛散發汗共性，但其性質又分溫、涼，故用以治療表證時必須注意辨證準確，分清表寒證或表熱證，以免藥石誤投，貽誤治療。

二、解表藥發汗作用有強有弱，須視病症具體表現選擇應用。

三、熱病初起，有表證者，才能使用，無表證者，則禁用，又如：發熱而不惡風寒，成裏證者，則不宜用。若有表證及裏證，應先解表後治裏，若兩者俱急，則宜表裏雙解。

四、對解表藥發汗力較強的藥物應控制用量，以周身微汗為宜，不可過量使用，中病即止，汗源於血，若用過量發汗太多，大汗淋漓會耗傷津液，可能導致亡陽或傷陰的惡果，如果亡陽，應急用回陽斂汗之藥來補救。

五、溫暖季節及東南地區用量宜小，寒冷季節及西北地區用量可酌情增大：

春氣候溫暖，夏季炎熱，腠理疏鬆，易出汗，解表藥用量宜減輕；秋季氣候寒涼，冬季嚴寒，腠理緻密，汗液不易外泄，故用量宜加重。

六、解表藥一般忌用於凡屬陽虛惡寒，陰虛發熱，及素有自汗、久病體虛及失血等症之患者，對此類病患若有表證需要發汗者，如：陽虛之病人，在發汗的同時，要兼補陽氣，可採用助陽採表法，陰虛之病人，在發汗的同時，應滋補津液，一般採用養陰發汗法，又體虛氣血不足者，因外感而必須使用時，須配合補養藥，此為祛邪扶正兼顧，防止因汗更傷正氣，而產生亡陽、亡陰的不良效果。

七、肝陽上亢及上部出血患者，一般禁用升提發汗藥，以免引起血壓升高發生中風，或加劇出血。

八、解表藥多屬辛散輕揚（芳香）之品，不宜久煎，以免有效成份揮發。

九、發汗時，要避免風寒，以防止再次受邪。

◎其他具有解表功效的藥物◎

一、散寒解表：藿香、蒼朮（化濕藥）、獨活（祛風濕藥）、細辛
二、宣散透邪：金銀花、連翹（清熱藥）
三、疏散風熱：白僵蠶（平肝息風藥）

常用藥物，如：

		熱	溫	涼	寒	辛	鹹	酸	苦	甘	毒	肺	大腸	腎	膀胱	肝	膽	心	小腸	脾	胃
01	藁本		○			○									○						
02	羌活		◎			◎			◎					◎	◎						
03	防風		○			○				○		○			○					○	
04	麻黃		◎			◎			微			◎			◎						
05	細辛		○			○					小	○		○							
06	荊芥		◎			◎						◎				◎					
07	白芷		○			○						○								○	○

		性				味					毒	肺	大腸	腎	膀胱	肝	膽	心	小腸	脾	胃
		熱	溫	涼	寒	辛	鹹	酸	苦	甘											
08	香薷		微			◎						◎								◎	◎
09	紫蘇葉		微			○						○								○	○
10	生薑		微			◎						◎								◎	◎
11	辛夷		○			○						○									○
12	桂枝		◎			◎				◎		◎			◎			○			
13	蒼耳子		○			○			○	○	小	○				○					
14	蔥白		◎			◎						◎									○
15	薄荷			○		○						○				○					
16	蟬蛻			◎			◎			◎		◎				◎					
17	菊花			○					○	○		○				○					
18	升麻			微		◎				微		◎	◎							◎	◎
19	蔓荊子			微		○			○						○	○					○
20	柴胡			微		◎			◎							◎	◎				
21	牛蒡子				○	○			○			○									○
22	桑葉				◎				◎	◎		◎				◎					
23	葛根				平	○				○										○	○
24	木賊				平				◎	◎		◎				◎	◎				
25	浮萍				○	○						○									
26	淡豆豉				◎	◎			微	◎		◎									◎

§ 第二章　瀉下藥

　　凡能刺激腸道引起腹瀉，或潤滑大腸，而促使排便或排除胸腹積水的藥物，稱瀉下藥。

　　瀉下藥可通利大便，排除積滯、水飲及其他有害物質，有的並能清泄實熱，主要適用於便秘、積滯、水飲及實熱內結之證。有些瀉下藥還具有利尿作用。

　　瀉下藥主要用於裏實證，其主要功用，大致分為三點：一為通利大便，排除腸道內的宿食積滯、燥屎以及其它有害物質。一為清熱瀉火，使實熱壅滯，通過瀉下而緩解。一為逐水退腫和破瘀的作用，或與逐水及行血藥同用後，可以增強逐水、破瘀之功效。所謂「裏實」，大概可以分為三類：

　　第一類是熱積便秘。溫熱性疾病，病情向裏發展，邪熱進入腸胃，引起失水，使腸胃津液耗失，腸道分泌減少，若腸內液體量剩百分之五十，則糞便難移行，熱和燥屎積結在裏，稱為熱積便秘。此時要用瀉下藥通便以清熱瀉火。從現代醫學觀點看，這種裏實證，是發熱性疾病過程中出現的便秘及其伴隨的症狀。由于發熱引起失水，腸道分泌減少，糞質乾燥，排便困難而致便祕（一般認為腸內容物的液體量降到 50％ 時，糞便在腸內就很難向前進行），而用中藥通便所以能夠清熱瀉火，主要是由于某些瀉下藥兼有瀉下和抗菌的作用，在清除腸內積糞和有毒物質的同時，抑制了炎症的發展。

　　第二類是寒積便秘。寒邪影響腸胃，使腸胃功能低下，蠕動差，排便不暢，糞便積結在裏，並兼有虛寒證候，即所謂陰寒結聚，形成寒積便秘。從現代醫學觀點看，這類便祕是由於某些致病因素使胃腸道功能低下，腸管蠕動無力，排便困難，並往往兼有全身性虛寒證候，此時須用瀉下藥並配溫裏祛寒藥，以解除便秘。

　　第三類是停飲（也稱留飲），就是水液或滲出物停留在胸膈或腹部，都屬實邪在裏，從現代醫學觀點看，屬于胸腔積液（胸水）、腹腔積液（腹水），要用峻下逐水藥以逐水退腫。

　　此外，至於某些器官的炎症及一般習慣性便秘也可使用瀉下藥，但以正氣未衰者才可。

◎應用注意事項◎

　　一、表證未解，不宜用瀉下藥。有兼表證者，應配合其他藥物治療，如：體

虛者，宜攻補兼施，或先攻後補；有瘀血者，應配合活血藥。

二、瀉下藥中除潤下藥較和緩之外，其餘均屬峻烈，易傷正氣，宜用於邪實
　　正氣不虛者，故對久病正虛、年老、體弱者，以及孕婦、產後、月經期
　　均應慎用或忌用。

根據瀉下作用和適應範圍的不同，瀉下藥可分為攻下藥、潤下藥和逐水（峻
下逐水）藥三類：

第一節　攻下藥

攻下藥，大多性味苦寒，有較強的瀉下攻積作用，善治積滯、便秘諸證，並
能清熱瀉火，對熱結便祕者尤為適宜，配熱藥也可治寒積便秘。依藥性有寒溫之
不同，又分為寒下與溫下：

一、寒下藥

性味多屬苦寒，既能通便，又能瀉火（熱），適用於裏熱便秘實證，實熱壅滯、
潮熱、譫語、口乾渴、大便燥結、宿食停積、腹脹滿而痛；或濕熱下痢、裏急後重；
或熱盛迫血妄行造成吐血、衄血；或風火眼病；舌苔焦黃，脈滑數等。此外對上
部充血、出血，兼見便祕者，也可用寒下藥，此即上病下取之方法。

二、溫下藥

性味辛溫，具祛寒通便作用，適用於寒積便祕（脾虛寒積，臍下硬結，便祕），
腹冷痛，手足不溫、舌苔白滑、脈沈弦或沈遲，可用附子、乾薑和大黃同用以溫
通寒結；如：陰寒痼結，腹脹水腫，體力尚可者，可用巴豆霜溫逐寒積。

第二節　潤下藥

潤下藥，大多味甘平質潤，富含油脂，以植物的種仁或果仁居多，富含油脂，
具有潤燥滑腸作用，使大便易於排出，瀉下力較緩，而不致峻瀉。適用於熱盛傷
津，病後津液虧耗，年老體弱，血少津枯，或婦女胎前產後血虛所致腸燥便秘，
習慣性便泌等。

臨床上還應根據不同病情，適當地與其他藥物配伍應用，如：熱盛津傷而便
秘者，可與養陰藥配伍；兼血虛者，宜與補血藥配伍；兼氣滯者，宜與理氣藥配伍。

第三節 逐水藥

　　逐水（峻下逐水）藥，大多苦寒有毒，藥力峻猛，用於全身水腫，能引起劇烈腹瀉，有的兼有利尿作用，能使體內大量積水從大小便排出，以達到消除腫脹的目的。適用於臟脹、水腫、停飲、胸腹積水、痰飲結聚‧喘滿壅實、胸脘痞悶、苔黃脈弦等正氣衰（實證且體質強壯）者。最近有人用於治療晚期血吸蟲病的腹水症候，可改善症狀。

　　本類藥物藥力既猛，又有毒性，用時須注意劑量、配伍和禁忌。

　　常用藥物，如：

	性				味					毒	肺	大腸	腎	膀胱	肝	膽	心	小腸	脾	胃
---	熱	溫	涼	寒	辛	鹹	酸	苦	甘	---	---	---	---	---	---	---	---	---	---	---
01 芒硝				○				○			○	○								○
02 大黃				◎				◎				◎			◎					◎
03 蘆薈				○				○				○			○					○
04 番瀉葉				◎				◎	◎			◎								
05 火麻仁				平					○			○							○	○
06 郁李仁				平	◎			◎	◎			◎						◎	◎	
07 蓖麻子				平	○				○		○	○								
08 甘遂				◎					○	○	○	○	○	○						
09 牽牛子				○				○		○	○	○	○							
10 商陸				◎				◎		○	○	○	○							
11 大戟				○	○							○								
12 芫花		◎			◎			◎		◎	◎	◎	◎							
13 續隨子		○			○					○		○	○			○				
14 巴豆	◎				◎					大		◎								◎

memo

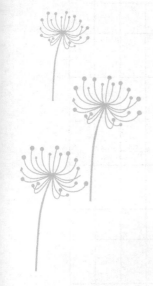

§ 第三章　祛風濕藥

　　凡具有祛除肌肉和筋骨的風濕、解除痹痛、舒筋活絡的作用的藥物，統稱為祛風濕藥，其中部分藥物並有不同程度的補肝腎、壯筋骨的功效。從現代醫學觀點看它們分別具有鎮痛、消炎、促進血液循環（散寒）、解熱等作用。

　　本類藥物具有祛風、散寒、除濕及通絡、舒筋、止痛等作用。適用於治療由風、寒、濕所致的痹證（其中有些也可用於治療外感表證），症見肢體疼痛、麻木不仁、關節不利、筋脈拘急等。所謂「痹證」，主要症狀是關節肌肉疼痛或麻木，大致又可分為四類：

1. 行痹：風氣偏勝，又稱風痹。表現為痛無定處，呈游走性，多見於風濕性關節炎。
2. 痛痹：寒氣偏勝，又稱寒痹。表現為疼痛劇烈，痛有定處，遇寒則痛加劇，且有關節屈伸不利，多見於風濕性和類風濕性關節炎。
3. 著痹：濕氣偏勝，又稱濕痹。表現為疼痛固定，且肢體沉重，肌膚麻木，多見於類風濕性關節炎、肌肉風濕，以及變性性關節炎。

以上〝三痹〞，病程以慢性經過為主。

4. 另外，還有〝熱痹〞，發病急驟，關節紅腫熱痛，伴有全身發熱、口渴、苔黃、脈數，屬急性風濕性關節炎或慢性的急性發作。

　　應用祛風濕藥治療痹證時，應根據病證性質、疼痛部位、患者年齡、體質和病程等選擇適當藥物，並作必要的配伍。

1. 從病情來說，如：病邪在表，配祛風解表藥；病邪入絡，配活血通絡藥；久痹氣血兩虛者，配補氣養血藥；肝腎虧損腰痛足弱者，配補養肝腎藥等。
2. 從病證性質來說，偏於寒的，多選獨活、威靈仙、千年健、五加皮、木瓜、虎骨等溫性藥；偏於熱的，多選豨薟草、絡石藤、絲瓜絡等涼藥。
3. 從疼痛部位來說，痛在上肢的，習慣上多選用羌活、桑枝等；痛在下肢的，多選用獨活、木瓜、蠶砂；至於絡石藤、海風藤、威靈仙等藥，上下肢都可通用。雖然，這樣區分不一定有很大意義，因為許多病人是上下肢都有疼痛，常用多種祛風濕藥配伍，同時，凡有鎮痛作用的藥物，不論對上肢或下肢都能緩解疼痛，因此，似乎不必拘泥於分上下肢用藥，但前人的這

些用藥經驗仍然值得我們今後在臨床上加以研究。

4. 從患者年齡、體質、病程來說，小孩、少年的痺證一般病程較短，體質尚好，發病常與咽炎、扁桃體炎、外感表證有關，故用藥時多選氣味較淡薄的、兼有一定解表、清熱作用的祛風濕藥，如：銀花藤、桑枝、絲瓜絡、絡石藤等。但如體質較弱和病程較長則應配補益藥。老人的痺證一般病程較長，體質較差，氣血虛弱，要用味厚兼有一定強壯作用的祛風濕藥，如：千年健、鹿銜草、五加皮、獨活等，並注意配黃耆、杜仲、續斷、桑寄生、當歸、雞血藤等調補肝腎和補益氣血的藥物，以增強體質和加強鎮痛作用。

5. 配伍方面，治行痺以祛風為主，應加配解表祛風藥，如：防風、羌活之類；治痛痺以散寒為主，應加配溫裏祛寒藥，如：附子、乾薑之類；治著痺以去濕為主，應加配利水化濕藥，如：薏苡仁、蒼朮之類；治熱痺以清熱為主，應加配清熱藥，如：石膏、知母之類。

6. 最後，還要特別指出，治痺證往往不能單靠服藥，常需配合各種外治法（如：藥物熱熨、藥酒外擦、推拿按摩等），才能收到更好效果。

第一節　止痺痛藥

有止痛、祛風寒濕痺作用。

第二節　舒筋活絡藥

用於骨關節拘攣、肢體麻木。

第三節　祛風濕強筋骨藥

有補益肝腎、強健筋骨作用。

◎應用注意事項◎

多數祛風濕藥性味較燥烈，凡陰虛、血虛者宜慎用。

常用藥物，如：

		性				味					毒	肺	大腸	腎	膀胱	肝	膽	心	小腸	脾	胃
		熱	溫	涼	寒	辛	鹹	酸	苦	甘											
01	蒼耳子		○			○			○	○	小	○				○					
02	蠶沙		◎			◎			◎							◎				◎	◎
03	蘄蛇		○					○		○	頭部					○					
04	豨薟草				◎				◎					◎		◎					
05	絡石藤			微					○					○		○		○			
06	桑枝				平				◎				○			◎					
07	絲瓜絡				平				○	○						○					○
08	蛇蛻				平		◎		◎							◎					
09	秦艽				平	○			○					○		○	○				○
10	清風藤				平				◎							◎				◎	
11	海風藤		微			○			○							○					
12	白花蛇		◎				◎		◎	◎						◎					
13	桑寄生				平				○	○				○		○					
14	穿山龍				平				◎												
15	老鸛草				平	○			○												
16	獨活		◎			◎			◎					◎	◎						
17	粉防己／木防己				○	○			○				○		○						

		性			味					毒	肺	大腸	腎	膀胱	肝	膽	心	小腸	脾	胃
		熱	溫	涼	寒	辛	鹹	酸	苦	甘											
18	威靈仙		◎			◎	◎								◎						
19	雷公藤				○				○		大					○		○			
20	木瓜		◎					◎								◎				◎	
21	伸筋草		○			○			○					○		○				○	
22	臭梧桐			平	微				◎							◎	◎			◎	
23	虎骨		○			○				○				○		○					
24	五加皮		◎			◎			◎					◎		◎					

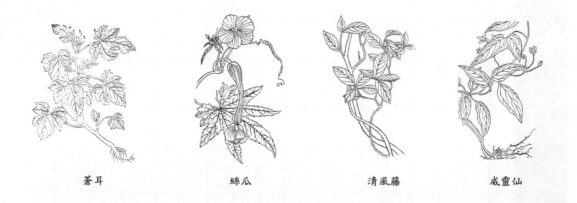

蒼耳　　　　　　絲瓜　　　　　　清風藤　　　　　　威靈仙

§ 第四章　化濕利尿藥

　　凡具有芳香化濕，利水滲濕作用的藥物，稱為化濕利尿藥。根據藥物性味和作用的不同，化濕利尿藥可分為二大類：芳香化濕藥和利水滲濕藥。

第一節　芳香化濕藥

　　本節所指的〝濕〞，主要是指〝濕邪〞滯於中焦（脾、胃）而引起的消化系統和全身的症狀。主要表現有脘腹脹悶、噁心嘔吐、或吐酸水、不食不飢（食慾不振，也不覺餓）、大便溏薄而不爽、舌苔白膩或黃膩，脈濡緩，並有頭痛或身痛等。從現代醫學觀點看，大多見於由病原微生物或飲食不慎而引起的急性胃炎、胃腸型流行性感冒，以及消化不良。在腸傷寒的一定階段，也可見以上症狀。

　　芳香化濕藥大都具有健胃作用，有的還具有抗菌和抗流感病毒的作用，故能治療上述疾患。

　　芳香化濕藥，大多辛溫香燥，有芳香辟濁化濕運脾的作用，功能行氣化濕，健脾助運，主要適用於中焦濕阻：溫濁內阻，脾為濕困，運化失調所致的胸腹痞滿、嘔吐泛酸、食少體倦、口甜多涎、大便稀溏，舌苔白（厚）膩等證。主治食慾不振、肢體困重。也可用於治療暑濕、濕溫以及霍亂等證。

◎應用注意事項◎

　　芳香化濕藥氣味芳香，入煎須後下，不宜久煎；利水滲濕藥易傷陰，對陰虛津虧者應慎用。

第二節　利水滲濕藥

　　本節所指的〝濕〞，包括兩方面的含義：即包括身上水分過多（H_2O retention in tissue）和濕熱證。

一、指有形的水分在體內滯留，又分：

　　1.水腫：凡屬裏證，腫在腰以下，尤其下肢水腫明顯者，適宜用利水滲濕藥以利尿消腫。

　　2.痰飲：〝痰〞指稠濁的液體，〝飲〞指清稀的液體。

　　"痰飲"是指由於病理原因而積留在呼吸道、消化道和體腔內的液體（包括：分泌物、滲出液和吃入飲食進去的液體），例如：慢性支氣管炎患者，因其支氣管擴張、某些類型的慢性支氣管炎，就有大量痰液積存在呼吸道；又如：胃下垂者、胃炎、胃擴張等就會引起水分或分泌物在胃內積留；再如：體腔內的異常積液（胸水、腹水）等，都屬於痰飲，此些均可適當配合使用利水滲濕藥治療。如：舌苔白膩濕，如其有濕邪內蘊，可用茯苓、蒼朮去濕。

二、指"濕"與"熱"相結合而成的各種"濕熱證"：

　　包括淋濁（例如：尿道感染或泌尿系統結石）、濕溫（例如：腸傷寒、乙型腦炎等）、發黃（黃疸）、瘡疹等，也適宜用利水滲濕藥治療。

　　利水滲濕藥，性味大多甘、淡、平、寒，主要具有使小便通暢（利）或攻逐（排除）體內水濕的藥物，即能使尿量增多，也就是排除人體內滯留之多餘水液，經排尿量之增加而驅除，並且可使濕和熱（毒素）從小便排出，小便淋漓，澀痛症狀得以解除，藥理作用主要是利尿。所以，利水滲濕藥，大體上又可稱為利尿藥（但不完全等於利尿藥）。適用於水濕停蓄體內所產生的多種病症，如：小便不利、泄瀉、或水腫、痰飲、以及濕邪、濕熱所致的淋濁（淋病）、婦女白帶、關節疼痛、黃疸，瘡疹等證。

◎應用注意事項◎

一、有的利尿劑（如：豬苓），服得太多，易利尿太甚而傷陰，津液耗甚，而有口乾、咽乾、煩燥之症狀，所以陰虛（自汗，舌紅無苔、咽乾口渴、盜汗）或熱病津液耗損者，不宜用利水藥。

二、老人和體虛弱者，對使用藥力猛之利尿藥，應注意。如使用不當，會造成腎功能衰竭。

三、體虛或水腫已久者，應參用溫補藥。

四、治濕熱症，應與清熱藥同用。

常用藥物，如：

茵陳蒿

		性				味					毒	肺	大腸	腎	膀胱	肝	膽	心	小腸	脾	胃
		熱	溫	涼	寒	辛	鹹	酸	苦	甘											
01	蒼朮		○			○			○											○	○
02	砂仁		◎			◎														◎	◎
03	厚朴		○			○			○			○	○							○	○
04	藿香		微			◎						◎								◎	◎
05	佩蘭			平		○														○	○
06	草果		◎			◎														◎	◎
07	白豆蔻		○			○						○								○	○
08	草豆蔻		◎			◎														◎	◎
09	薏苡仁			微						○淡		○								○	○
10	冬瓜皮			微						◎淡		◎							◎	◎	
11	石韋			微					○	○		○			○						
12	萹蓄			微					◎						◎						
13	茵陳蒿			微		○			微							○	○			○	○
14	地膚子				◎				◎	○				◎	◎						
15	防己			○		○			○					○	○					○	
16	關木通			◎					◎						◎			◎	◎		
17	瞿麥			○					○						○			○	○		
18	海金沙				◎					◎淡					◎				◎		
19	滑石				○					○淡					○						○

		性				味					毒	肺	大腸	腎	膀胱	肝	膽	心	小腸	脾	胃
		熱	溫	涼	寒	辛	鹹	酸	苦	甘											
20	王不留行				平				◎							◎					◎
21	赤小豆				平			○		○								○	○	○	
22	茯苓				平					◎淡		○		◎				◎		◎	
23	豬苓				平					○淡				○	○						
24	澤瀉				◎					◎淡				◎	◎						
25	石膏				大	○				○		○									○
26	木通				◎				◎	淡				◎		◎		◎	◎		
27	通草				微					○淡		○									○
28	萆薢				微				◎							◎					◎
29	葫蘆				○					○		○		○							○
30	螻蛄				◎		◎				小		◎		◎				◎		
31	車前子				○					○		○		○		○					
32	燈心草				微					◎淡				◎				◎	◎		
33	冬葵子				○					○			○		○					○	
34	玉米鬚				平					◎											
35	半邊蓮				○					○淡			○					○	○		
36	金錢草				微					◎淡				◎	◎	◎	◎				
37	垂盆草			○						○淡						○	○		○		

§ 第五章　溫裏藥

　　凡具有溫性或熱性。能溫散裏寒、振奮陽氣，具有散寒止痛及溫運健脾之功，主要用於治療裏寒證的藥物，稱為溫裏藥，又稱祛寒藥、溫裏祛寒藥。所謂「裏寒」，大概包括兩方面情況：

　　第一是陰寒自裏而生，表現出顯著的寒象。程度稍輕的有手足冷、畏寒、面色蒼白、口不渴、喜熱飲、小便清長、大便稀溏、苔薄白、脈遲等陽虛表現，多見於患慢性病而全身功能衰弱、能量代謝降低的患者；程度嚴重的則為亡陽證，臨床表現四肢冰冷、畏寒、自汗、口鼻氣冷、大便清稀、脈沉微，多見於休克、虛脫等循環衰竭的患者。

　　第二是寒邪入侵臟腑，又稱臟寒，主要是脾胃虛寒。表現有嘔吐、呃逆、泄瀉、胸腹冷痛等胃腸功能障礙的症狀。從現代醫學觀點看，一般多屬於受寒後或飲食生冷後所引起的急性胃炎、急性胃腸炎。

　　溫裏藥有的是由於具有強心、反射性興奮血管運動中樞的作用，促進全身或局部的血液循環，故能回陽救逆，溫經散寒；有的溫裏祛寒藥具有健胃作用，能加強胃腸道消化吸收功能，改善能量代謝，並有抗菌等作用，故能溫中〝暖胃〞而止嘔止瀉。

　　寒邪侵入人體有傷於表者，有傷於裏者。寒傷於表，宜用辛溫解表藥；寒傷於裏，宜用溫裏藥。

　　溫裏藥具有溫經散寒、止痛、溫腎、助陽、回陽等作用。適用於：(1) 寒邪內侵，脾胃陽氣受困所致的脘腹冷痛、食慾不振、或陽氣不足之嘔吐、泄瀉痢疾等症。(2)心腎陽虛、陰寒內盛所致的畏寒肢冷、面色蒼白、小便清長、舌淡苔白、脈象沉細；或汗出不止、四肢逆冷、下痢清穀、呼吸微弱、脈微欲絕等亡陽之症。

◎應用注意事項◎

　　本類藥物味多辛苦、性多溫熱燥烈，易耗傷津液，凡屬熱性病及陰虛患者應慎用或忌用。

　　常用藥物，如：

	性				味					毒	肺	大腸	腎	膀胱	肝	膽	心	小腸	脾	胃
	熱	溫	涼	寒	辛	鹹	酸	苦	甘											
01 肉桂	大				○				○				○		○		○		○	
02 胡椒	◎				◎							◎								◎
03 蓽撥	○				○							○								○
04 高良薑	◎				◎														◎	◎
05 花椒	○									小			○						○	○
06 小茴香		◎			◎								◎		◎				◎	◎
07 吳茱萸		○			○			○		小					○				○	○
08 附子	◎				◎					◎			◎				◎		◎	
09 乾薑		○					澀		○						○				○	
10 細辛		○			◎						◎		○				◎			
11 丁香		○			○								○						○	○
12 烏頭	◎				◎			◎		大					◎		◎		◎	
13 八角茴香		○			○								○		○				○	○

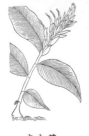
高良薑

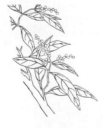
吳茱萸

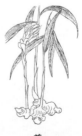
薑

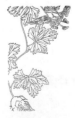
烏頭

§ 第六章　清熱藥

　　凡以清解裏熱為主要作用的藥物，稱為清熱藥。在開始談清熱藥的應用之前，先要明確兩個概念。

一、中醫所講的〝熱〞，從症狀來說，不但指發熱（體溫升高），而且也指沒有發熱（體溫不升高）的一些〝熱象〞，凡有口乾咽燥、面紅眼赤、大便乾結、小便黃赤、舌紅苔黃、脈數、五心煩熱（所謂〝五心〞，包括兩手心、兩足心和心前區），都算是熱症。

二、中醫所講的〝熱〞，從發病的部位、性質和病情輕重來說，分表熱和裏熱。表熱的特點是發熱、惡風、頭痛、口渴、汗出不多、脈浮數，治療宜用解表退熱法（詳見本書各論・第一章）。至於裏熱，它的特點是發熱、口乾渴、煩燥、小便黃短、苔黃、大便乾結或兼有便秘、腹脹。

　　本章介紹的清熱藥，就是主要用來清裏熱的。由於清熱藥藥性都屬寒涼，具有解熱、降火、解毒、消炎、抗菌、燥溼、涼血、解暑、清虛熱等作用，以清泄熱邪，大致用於臟腑火熱證，各種血熱證，故主要用於治療用於熱病高熱、痢疾、口乾、口渴、煩燥、面紅、神昏、譫語、躁狂、小便黃短、便秘或乾結、血熱、熱毒、腹脹或熱痢、熱瀉、溼熱黃疸、溫熱病、癰腫、外瘍內癰、蒸勞熱、溼熱、暑熱及虛熱、實熱、瘡毒、以及目赤腫痛、咽喉腫痛，舌紅、脈數、苔黃等所表現的各種裏熱證、即是《內經》所說「熱者寒之」的意義。

　　由於裏熱有各種類型的臨床表現，及發病因素之不同與病情所處的階段不同，為了方便掌握本章各種清熱藥的特點，治療時要根據病因和病情，再依據各藥之作用特性不同、各藥的專長，將清熱藥分為下列七小類：1.清熱瀉火藥。2.清肝明目藥。3.清熱涼血藥。4.清熱解毒藥。5.清熱燥濕藥。6.清熱解暑藥。7.清虛熱藥。〝不同質的矛盾，只有用不同質的方法才能解決。〞應用清熱藥時，應該辨明熱證屬氣分還是血分，屬虛證還是實證，適當投藥。

◎應用注意事項◎

一、　〝不但要看到事物的正面，也要看到它的反面。〞清熱藥藥性多屬苦寒，服用時間過長和分量過多，對身體會產生不良影響，故〝熱象〞消退後

即不宜使用，不可多服久服，以免損傷陽氣，故對於陽氣不足者、或脾胃虛弱者、食少泄瀉者應慎用；苦寒燥濕藥又可能傷陰，應予慎用，如：遇真寒假熱的證候，當忌用。

二、病邪在表，惡寒發熱者及真寒假熱者均應忌用。如：表裏俱熱，當先解表或表裏同治。且清熱藥不可用於寒證。

三、清熱藥又必須根據兼夾病症予以適當配伍，如表邪未盡裏熱又盛，可配解表要同用；濕熱者可配利水滲濕藥；熱盛裏實者可配攻下藥；熱盛動風者，可配息風藥、熱入心包、神志昏迷者，可配開竅藥；血熱妄行者可配止血藥；邪熱傷陰者可配養陰藥等。此外，如裏熱氣血兩燔（註1），又可清氣涼血相兼同用。

四、清熱藥品種繁多，性能各異，在應用時必須根據熱證類型及邪熱所在部位，選擇適當的清熱藥進行治療。

五、清熱藥應用時，必須視病情輕重及藥物質地，斟酌用量，並注意用法。

(註1)氣血兩燔：指氣分和營分邪熱熾盛的病機。主要病狀有壯熱、煩渴、神志昏迷、斑疹隱約可見、舌絡苔黃燥等。如斑疹較多，或有吐血、衄血、便血，抽搐等血分症狀者，又稱為氣營兩燔。

第一節　清熱瀉火藥

清熱瀉火藥，具有〝寒涼折火〞的性能（從現代醫學觀點看，大致相當於消炎、抗菌、解熱、鎮靜、降壓等作用），能清解氣分實熱，清熱作用較強，對氣分實熱症，有瀉火泄熱的作用。故適用於治療下列幾種熱證：

1. 溫熱病熱入氣分，症見高熱神昏、譫語、煩渴引飲、汗多、脈洪實有力、舌紅、苔黃或燥。

2. 火熱目赤等裏熱熾盛的症候，症見煩燥失眠，口瘡。

3. 肝膽火旺，症見劇烈頭痛、口苦目赤、脇痛、口乾、口苦、耳鳴、易怒。

4. 胃火上逆，症見口苦、口渴、口臭、嘔吐、牙齦腫、出血。

5. 腎火亢盛，症見夢遺，腰酸。

6. 風火、風熱等引起的眼病等。

◎應用注意事項◎

對於體質虛弱的患者，使用本類藥物時，當考慮照顧正氣，勿使克伐太過，必要時可與扶正藥物配伍應用。

第二節　清肝明目藥

清肝明目藥，有清肝火而明目、退目翳的功效，適用於肝火亢盛、目赤腫痛、目生翳膜等症、其中有些藥物尚可用於肝陽上擾的症候。

第三節　清熱涼血藥

清熱涼血藥主要是用來治療〝血熱〞證候的，能清血分和營分實熱，對血分實熱有涼血清熱作用。所謂血熱，是指在溫熱病熱入血分（相當於感染性疾病的極期和晚期或敗血症期），出現皮膚斑疹、吐血、衄血、便血、血熱發斑疹等併發症，以及由〝血熱妄行〞而引起的其他急性出血。

從現代醫學觀點看，〝血熱妄行〞的實質是由於器官發炎、充血，加上體溫增高使血流加速、血管通透性增加，毛細血管易於破裂出血（也包括：熱性病時其他原因所致的出血）。一般以鼻出血和吐血較常見。清熱涼血藥能通過解熱等作用，清熱而涼血（即減輕炎症充血，降低體溫，從而降低血管通透性，此外，也包括：降低血壓、減低血流速度、促進血液凝固等作用），達到止血目的。

清熱涼血藥也用於治溫熱病邪入營分，而引起的熱甚心煩、夜熱早涼、舌絳而乾、脈數、神昏、高熱、譫語、煩燥兼有出血或發斑疹等證候、甚至神昏譫語等實熱證。

有些清熱涼血藥具有養陰滋液的作用。本節藥物中，如：鮮生地、玄參等有清熱涼血兼養陰滋液的作用，故在熱病傷陰時，應用此類藥物有標本兼顧之效。

其中一部分清熱涼血藥與養陰藥配合，可治療陰虛內熱（表現有潮熱、盜汗、咽乾痛、舌絳紅等證候）。熱邪入于營分、血分，往往傷陰耗液。

清熱涼血藥，一般適用於熱在血分的病症，如果氣血兩燔，可配合清熱瀉火藥同用。

第四節　清熱解毒藥

凡功能清熱邪、解熱毒，即有消炎、抗感染、抗菌作用，有入氣分、血分的，

適用於治療各種熱毒病症的藥物，就叫清熱解毒藥。

在中醫學裏，〝毒〞的含義範圍較廣。本節所講的〝毒〞，泛指感染性疾病所致的發熱和伴隨的病理改變（包括：各種毒性反應）。各種化膿性感染（瘡瘍、癰腫、肺癰、乳癰、腸癰）、痢疾和一部分病毒性傳染病（流行性腮腺炎、乙型腦炎）均屬熱毒範疇。

熱毒病症主要是指丹毒、疔瘡、斑疹、熱痢、癰腫、瘡毒、瘟疫、喉痺、痄腮（腮腺炎）、痢疾、咽喉腫痛及毒痢，乳癰、腸癰、肺癰等各種感染性疾病（熱毒）等，由於火熱癰盛、鬱結成毒的病症。其中部分又可用於各種毒蛇咬傷。

清熱解毒藥具有不同程度的消炎、利尿和抗感染作用，主要用來治療上述疾病。至於抗感染的原理，部分藥物（如：金銀花、連翹等）經試驗證實是由於具有減毒、抗菌和抗病毒的作用，但有些藥物（如：穿心蓮）臨床抗感染效果良好，但實驗未能證實有顯著的抑菌作用。其抗感染原理尚須進一步研究。

本節藥物都能清熱解毒，但由於各藥性能不同，所以在應用上又各有特長，在應用於時必須作適當的選擇與配伍。若熱毒在氣分，而火熱熾盛者，應配伍清熱瀉火藥；若熱毒在血分，可與清熱涼血藥配合應用；挾濕者，可與燥濕藥配合應用。此外，痢疾裏急後重，宜配行氣藥；瘡癰屬虛者，宜配補益藥等等。但發斑、瘡瘍、喉痺、痢疾等疾患，若屬於陰症、寒症者，則不宜使用清熱解毒藥。

第五節　清熱燥濕藥

清熱燥濕藥，藥物的性味大多寒涼，偏於苦燥，苦能燥濕，寒能清熱，主要有清熱化濕、抗菌、解熱、消炎的作用，適用於濕熱內蘊或濕邪化熱的症候，如：心煩口苦、小便短赤、澀痛、下痢泄瀉、濕熱痢疾、濕熱黃疸、耳腫疼痛流膿以及由濕熱所致的小便不利、尿澀、尿痛、黃疸、瘡癤癰腫、關節腫痛、滴蟲性陰道炎、膿性白帶、頑固的皮膚真菌、濕疹等病症。常用藥物亦為常用的瀉火解毒藥，宜互相參證。

◎應用注意事項◎

清熱燥濕藥一般不適用於津液虧耗或脾胃虛弱等症，如需使用，亦應分別配伍養陰或益胃藥同用。

第六節　清熱解暑藥

　　主要用於清解暑熱（即中暑）、暑濕。暑熱常見於夏季，表現有發熱、出汗、煩渴、小便短赤、舌紅苔黃而乾，脈洪數等症狀。本類藥物由於具有利尿散熱、止渴生津等作用，故能治療暑熱證。因暑病常夾濕邪，故常配化濕藥，又暑熱易傷津耗氣，故再配益氣生津藥。

第七節　清虛熱藥

　　清虛熱藥性多寒涼，具有涼血清虛熱、退骨蒸的功效，能清陰虛而致的發熱，適用於久熱傷陰或陰虛發熱、溫熱病後期、熱灼陰液早涼，以及久病陰傷而致的夜熱骨蒸潮熱、低熱不退等。症見午後潮熱、五心煩熱、虛勞骨蒸、肌肉消瘦、面赤唇紅、盜汗、低熱不退，舌紅、脈細數等。

◎其他具有清熱功效的藥物◎

1. 清心：燈心草（利水滲濕藥）、麥冬（補虛藥）。
2. 清肝：桑葉、菊花（解表藥）、蘆薈（瀉下藥）、車前子（利水滲濕藥）、羚羊角、鉤藤、石決明、珍珠母等。
3. 清泄大腸：馬兜鈴（化痰止咳平喘藥）。
4. 清暑：滑石（利水滲濕藥）。
5. 清熱生津：茅根（止血藥）。
6. 清熱安胎：苧麻根（止血藥）。
7. 涼血清心：丹參、鬱金（活血祛瘀藥）。
8. 涼血祛風：凌霄花（活血祛瘀藥）。
9. 涼血消癰：絡石藤（祛風藥）。
10. 清熱燥濕：大黃（瀉下藥）。
11. 清熱化濕：海桐皮（祛風濕藥）。
12. 清熱解毒：牛蒡子、菊花、升麻（解表藥）、大黃（瀉下藥）、金錢草、垂盆草（利水滲濕）、虎杖、豨薟草（祛風濕藥）、羚羊角（平肝息風藥）、甘草（補虛藥）等。
13. 清熱消腫止痛：冰片（開竅藥）。
14. 清虛熱：秦艽（祛風濕藥）。

15.除熱止汗：穭豆衣（黑豆種皮）（平肝息風藥）。

常用藥物，如：

No.	藥	性				味					毒	肺	大腸	腎	膀胱	肝	膽	心	小腸	脾	胃
		熱	溫	涼	寒	辛	鹹	酸	苦	甘											
01	蘆根				○					○		○									○
02	石膏				大	◎				◎		◎									◎
03	夏枯草				○	○			○							○	○				
04	知母				◎				◎			◎		◎							◎
05	梔子				○				○			○						○			○
06	淡竹葉				◎					◎	淡							◎	◎		◎
07	天花粉				微				微	○		○									○
08	鴨跖草				◎				◎	◎		◎			◎						◎
09	穀精草			微		○				○						○					○
10	決明子			微			◎		◎	◎				◎		◎					
11	青葙子			○					○							○		○			
12	玄參				◎		◎		◎					◎	◎						◎
13	犀角				○			○	微							○		○			○
14	紫草				◎				◎							◎		心包			
15	牡丹皮		○			○								○				○			
16	生地黃				◎				◎	◎				◎		◎		◎			

		性				味					毒	肺	大腸	腎	膀胱	肝	膽	心	小腸	脾	胃
		熱	溫	涼	寒	辛	鹹	酸	苦	甘											
17	赤芍				微				○							○					
18	白蘞				微	◎			◎									◎			◎
19	敗醬草				微	○			○					○		○					○
20	連翹				微				◎			◎						◎	◎		
21	拳參				微			澀	○		小	○	○			○					
22	射干				◎				◎		小	◎				◎					
23	山豆根				○				○			○	○								○
24	鴉膽子				◎				◎		○		◎			○					
25	白頭翁				○				○					○		○					
26	漏蘆				◎		◎		○					◎							◎
27	白薇				○		○		○						○	○					
28	蒲公英				◎				◎	◎						◎					◎
29	金銀花				○					○		○									○
30	牛黃			◎					◎							◎		◎			
31	土茯苓				平					○淡						○					○
32	馬勃				平	◎						◎									
33	貫眾				微			澀	○		小					○				○	
34	青黛				◎		◎					○				◎					◎
35	大青葉				大				○			○						○			○

	性 熱	溫	涼	寒	味 辛	鹹	酸	苦	甘	毒	肺	大腸	腎	膀胱	肝	膽	心	小腸	脾	胃
36 板藍根				◎				◎									◎			◎
37 穿心蓮				○				○			○	○						○		○
38 魚腥草				微	◎						◎						◎			
39 北豆根				○				○		小	○	○								○
40 野菊花				微	◎			◎			◎				◎					
41 金蕎麥			○	微			澀				○									
42 四季青				◎			澀	◎			◎						◎			
43 紫花地丁				○	○			○							○		○			
44 七葉一枝花				微				◎		小					◎					
45 秦皮				微			澀	○				○			○	○				
46 黃芩				◎				◎			◎	◎				◎	◎			
47 黃柏				○				○				○	○	○						
48 苦參				◎				◎				◎	◎		◎		◎		◎	
49 黃連				○				○							○	○	○			○
50 龍膽草				◎				◎							◎	◎				
51 馬尾連				○				○				○			○		○			

	性				味					毒	肺	大腸	腎	膀胱	肝	膽	心	小腸	脾	胃
	熱	溫	涼	寒	辛	鹹	酸	苦	甘											
52 胡黃連				◎				◎				◎			◎		◎			◎
53 三顆針				○				○			○				○					○
54 荷葉			平				澁	◎							◎		◎		◎	
55 西瓜				○					○					○			○			○
56 銀柴胡			微					◎							◎					◎
57 青蒿				○	微			○							○	○				
58 地骨皮				◎				◎			◎		◎		◎					
59 鱉甲				○		○							○		○					

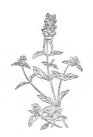
夏枯草

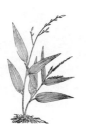
淡竹葉

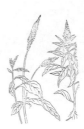
青葙

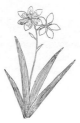
射干

memo

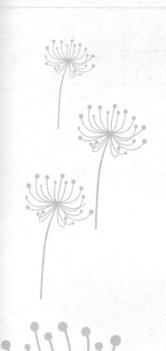

§ 第七章　理氣藥

　　凡能調理氣機，以治療氣滯、氣逆證為主的藥物，即主要用於治療〝氣滯〞引起的胸腹疼痛等證候的藥物，稱為理氣藥。

　　根據中醫學概念，如果氣、血壅滯不通，就會發生疼痛，所謂〝不通則痛〞。如果氣、血調和暢達，疼痛就不會發生，原有的疼痛也會消失，所謂〝通則不痛〞。從現代醫學觀點看，〝氣〞泛指體內各器官系統的生理功能。所謂〝氣滯〞，亦即指生理功能的障礙，尤其指消化系統生理功能障礙，引起胃腸蠕動或分泌功能失常，出現疼痛等症狀。

　　理氣藥大多辛溫芳香，善於行散或泄降，具有行氣消脹、順氣寬胸、止痛、疏肝解鬱、降逆順氣、止呃平喘等功效，即具有調脾氣，和胃氣，舒肝氣，理肺氣之不同作用。理氣藥所以能夠行氣化滯而解除疼痛，主要是由於它們具有健胃、驅風、解痙、止嘔等作用，調整胃腸功能，使之恢復正常。適用於：1.脾胃氣滯，脘腹痞滿或脹痛，食慾不振。2.肝鬱氣滯，脅肋脹痛，乳房結塊或疝痛。3.胃氣上逆，噁心嘔吐，噯氣呃逆。4.肺氣上逆，胸悶咳喘等。

　　引起氣滯、氣逆證的原因很多，如：飲食不節，冷熱失調，情志不遂，痰飲，瘀血等。因此，臨床上應根據氣滯的種類、證候的屬性（寒、熱）、疼痛的部位以及合併的症狀等不同證候，選用不同的理氣藥，並隨證配伍其他相關藥物同用，以提高臨床療效。從氣滯的種類來說，大致有三種表現形式：

一、脾胃氣滯

　　有脘腹脹悶、疼痛、噯氣吞酸、噁心嘔吐、腹瀉或便秘。多見於消化不良、胃腸神經官能症、慢性胃炎或潰瘍病。治療宜行氣導滯，選用有健胃、解痙、鎮痛作用的理氣藥，如：木香、陳皮、枳實、香櫞皮等。

二、肝鬱氣滯

　　因肝氣過盛，疏泄差，鬱滯而發痛。由於肝主疏泄（疏泄脾胃而助消化），主謀慮（與精神活動有關），當肝氣鬱滯而不能調達舒暢時，有胸悶脅痛、食慾不振，或嘔吐酸水，情緒抑鬱或煩悶不安，以及疝痛。在婦女則可影響到月經不調。以上症狀多見於慢性肝炎，也可見於胃腸神經官能症等。治療宜疏肝行氣解

鬱，選用香附、枳殼、烏藥、素馨花等。

氣滯主要指上述兩種，但也可包括：肺氣壅滯。

三、肺氣壅滯

肺氣宜肅降，如果有壅滯而不能清肅下降，就會出現喘咳。治療宜降氣定喘，選用有降氣寬胸作用的藥物，如：沉香、檀香等。

從證候屬性來說，氣滯而屬於熱證者，常選川楝子、枳實、救必應等苦寒藥；屬於寒證者，則選沉香、烏藥、兩面針等辛溫藥。

從部位來說，氣滯所致的胸背徹痛，選薤白、枳實；脇痛，選川楝子、枳殼、青皮、橘絡、延胡索；胃脘痛，選香附、木香；臍腹痛，選烏藥、木香；小腹痛或臍以下痛，選沉香、烏藥、川楝子。以上僅提示用藥的主次，但實際上往往各藥兼用。

從合併的症狀來說，胸腹疼痛而兼有腹瀉者，用木香；兼有腸鳴者用烏藥；兼有月經失調者用香附（月經過少者用）、玫瑰花（月經過多者用）；兼抑鬱或煩悶不安者，用合歡皮、香附；痰多者用陳皮、橘紅；兼有胸悶噯氣者，用香櫞皮、陳皮、枳殼。

在應用理氣藥時，還須注意：1.理氣藥多屬香燥之品，久服多服易損肝陰，如：平素肝陰虛者須用理氣藥時，宜加白芍等性較柔潤的藥物；2.理氣藥多含揮發性成分，一般不宜久煎。

◎應用注意事項◎

理氣藥性多溫燥，易耗氣傷陰，故氣虛、陰虛患者應慎用。

常用藥物，如：

		性				味					毒	肺	大腸	腎	膀胱	肝	膽	心	小腸	脾	胃
		熱	溫	涼	寒	辛	鹹	酸	苦	甘											
01	烏藥		○			○						○		○	○					○	
02	薤白		◎			◎			◎			◎	◎					◎			◎
03	陳皮		○			○			○			○								○	

		性				味					毒	肺	大腸	腎	膀胱	肝	膽	心	小腸	脾	胃
		熱	溫	涼	寒	辛	鹹	酸	苦	甘											
04	沉香		◎			◎			◎					◎						◎	◎
05	青皮		○			○			○							○	○				○
06	荔枝核		◎			◎		澀		◎						○					◎
07	枳實				微	○			○	○				○						○	○
08	川楝子				◎				◎		小					○			◎		◎
09	香附			平		○			微	微						○			三焦		
10	柿蒂			平				澀	◎												◎
11	枳殼		○			○			○	○										○	○
12	木香		◎			◎			◎						◎		◎		三焦	◎	◎
13	大腹皮	微				○									○					○	○
14	厚朴		◎			◎			◎			◎	◎							◎	◎
15	甘松		○			○				○										○	○
16	佛手柑		◎			◎			◎			◎				◎				◎	◎
17	橘皮		○			○			○			○								○	
18	檀香		◎			◎						◎								◎	◎
19	鬱金			○		○			○							○	○	○			
20	延胡索		◎			◎			◎							◎		◎		◎	
21	八月札			○					○					○		○				○	
22	玫瑰花		◎					微		◎						◎				◎	
23	綠萼梅			平				○澀						○		○					○
24	九香蟲		◎				◎							◎		◎				◎	

memo

§ 第八章 理血藥

凡能治理血分疾病的藥物，即能疏通血脈，消散瘀血，促進血行或制止出血的藥物，稱為理血藥。

所謂血分疾病，是以出血、瘀血、血虛為主要表現的一系列病證。所以，治療血分疾病的大法，不外乎活血、止血、補血三類。理血藥大體上也就分為活血、止血、補血、涼血四大類。後者將於補益藥一章內介紹，本章先介紹活血化瘀藥和止血藥。

第一節 活血化瘀藥

活血化瘀藥（又稱活血藥）主要用於治療〝血瘀〞。所謂血瘀，就是由於病理原因而引起的血脈瘀滯，以及由此而產生的一系列證候：

1. 瘀痛

由於瘀血凝滯，〝不通則痛〞。常見的有小腹瘀痛（如：月經痛、盆腔炎的鬱血疼痛）、真心痛（心脈血滯而致的心絞痛、心肌梗死等）、跌打損傷和內臟出血後瘀血內停而致的疼痛、內臟器官炎症充血性疼痛，以及其他原因引起的內臟器官或肢體較頑固的疼痛。瘀痛的特點是：局限性深部痛，性質為閃痛和刺痛，持續時間較長，宜用活血藥祛瘀止痛。

2. 癰瘍

包括：膿腫、潰瘍、炎症性和化膿性病變，如：脫疽（血栓閉塞性脈管炎）、腸癰（急性闌尾炎）。中醫認為這些病變的發生往往與氣血凝滯有關，也要用活血祛瘀法治療。

3. 癥瘕

即腹中腫物。堅硬不移而成塊，有徵可查的，稱為〝癥〞；腫物時聚時散，看之有形，但觸之無物，似真似假者，稱為〝瘕〞。從現代醫學觀點看，癥包括：肝脾腫大、腹腔和盆腔包塊（血積、囊腫等）、腫瘤等，而瘕則指胃腸痙攣蠕動所形成的胃蠕動波、腸環，以及腹部氣脹等。不過，一般把〝癥〞與〝瘕〞相提

並論，統稱為〝癥瘕〞。中醫認為癥瘕由積瘀而成，要用活血化瘀藥攻逐積瘀。

總的來說，從現代醫學觀點看，〝血瘀〞的病理學實質大概可歸納為兩種情況：一是血液循環障礙，包括：出血、鬱血、血栓的形成、局部缺血、水腫；二是局部組織增生或變性。

活血化瘀藥的作用按其強弱可分為：和血、行血、破血。和血即和利血液的運行，作用較平和，從調整全身功能著手，去除血脈阻滯的因素，如對熱證，涼血以瀉熱；對寒證，溫經以散寒，寒熱適當，血脈自然通行無阻，這就是和血；行血是使瘀血流動消散，不再停滯，其作用中等；破血又稱逐瘀，是攻逐停滯於體內程度較重的瘀血，作用較峻猛。從現代醫學觀點看，活血化瘀藥的主要作用包括：

(1) 擴張血管，如：毛冬青，能改善血循環，解除鬱血或供血不足的狀態；

(2) 鎮痛，如：延胡索；

(3) 抗菌消炎，如：丹參；

(4) 抗腫瘤，或使增生性病變軟化或吸收，如：莪朮；

(5) 促進或抑制子宮收縮，從而達到調經目的，如：益母草、川芎等；

(6) 促吸收，促進在血管外的自體血液和血塊的吸收，如：三稜、莪朮。

有些活血化瘀藥還可能有抗凝血作用。但總的來說，中藥活血化瘀藥的藥理作用有許多東西沒有弄清楚，有待今後進一步研究。

臨床應用上，活血化瘀藥較少單獨使用，一般都隨證與其他藥配伍，例如：配止血藥以達到止血而不留瘀的目的；配理氣藥以氣行促血行，加強鎮痛作用；配補益氣血藥物以調補身體及緩和活血化瘀藥的刺激性。

活血化瘀藥多屬味辛苦而性溫，辛能散瘀行滯，苦能泄利通降、溫可通血脈、促進血行，故本類藥物善於走散，具有疏通血脈，促進血行、消散瘀血、通經、活絡、續傷、利痺、定痛、及消腫散結等功效。主要適用於血行失暢、瘀血阻滯、血滯經閉、產後瘀阻腹痛、痛經、跌打損傷、骨折、風濕痺痛、癥瘕瘡腫、胸脅刺痛、肢體不遂、癥瘕積聚、胸痺等病證。

使用活血化瘀藥，應配理氣藥，以增強行血散瘀的作用。此外，還須根據不同病因、病情配伍有關藥物，才能收到更好的療效。如：寒凝血瘀者，當配溫裏藥；瘀熱癥瘕者，當配清熱解毒藥；痺證關節疼痛者，當配祛風濕藥；體弱者，當配益氣養血藥。

◎應用注意事項◎

活血化瘀藥這類藥物易耗血動血，婦女月經過多、血虛經閉或孕婦當慎用或忌用。

第二節　止血藥

止血藥主要用於咯血、吐血、衄血、尿血、便血、崩漏（子宮出血）、紫癜、鼻衄（鼻出血）及創傷出血等出血病證。

中藥止血藥的作用原理還未完全闡明。據初步實驗資料，大概與下列作用有關：作用於凝血過程，縮短凝血時間，如：白芨、小薊等；使局部血管收縮，縮短出血時間，如：三七等。前人一向認為許多止血藥炒黑成炭後，止血效果更好，根據現代實驗研究的資料，不少止血藥（如：茜草根、槐花米、蓮蓬等）炒成炭後，其縮短出血時間的作用確比生品為優，但側柏炭、小薊炭等的凝血作用則反比生品略差。

根據性能、作用、功效不同可分：

1. 涼血止血：用於血熱妄行，血色鮮紅。
2. 收斂止血：用於出血不止，神疲乏力。
3. 化瘀止血：用於出血兼血瘀阻者。
4. 溫經止血：用於虛寒性出血、血色淡。

使用止血藥，應從整體出發，根據出血病因和具體證候，選用相應止血藥，並進行必要的配伍。如：血熱妄行之出血，選用涼血止血藥，且配伍清熱涼血或瀉火的藥物；虛寒性出血者，選用溫經止血藥，且配伍溫陽、益氣藥物。除瘀滯出血者外，均可在辨證基礎上配伍收斂止血藥同用。具有涼血止血作用和收斂止血作用的藥物，如應用不當，常有留瘀之弊。出血兼有瘀血者不宜單獨使用，應酌加活血祛瘀藥，以達到止血而不留瘀的目的。

◎應用注意事項◎

一、根據寒熱虛實用藥。

寒證出血（多見於慢性出血）常用艾葉、伏龍肝等溫藥；熱證出血（多見於肺胃積熱、小腸濕熱、血熱妄行和其他急性出血）常用側柏葉、槐花、大小薊、

茜草根等寒涼藥，並根據虛實情況適當配伍。血熱妄行屬於實證，應與清熱涼血藥同用，如：犀角（牛角）、丹皮、赤芍等；屬於陰虛陽亢的，須配養陰藥，如：阿膠、熟地、旱蓮草等；屬於氣虛不能攝血的，則須與補氣藥同用。實證出血如伴有瘀血，治療宜清宜降，用化瘀止血法，選用花蕊石、降香、三七、生蒲黃等兼有祛瘀作用的止血藥。

二、根據出血部位用藥。

習慣上，鼻衄多選用茅根、黑山梔；肺胃出血（咯血、吐血）多選用白芨、茜草根、藕節；便血多用槐花、地榆；尿血多用蒲黃、小薊、紫珠草；子宮出血或月經過多常用血餘炭、陳棕炭。有些止血藥各部位出血都可用，如：三七、仙鶴草等。以上分法只是大體如此，不要拘執，最重要的還是根據寒熱虛實用藥。

三、根據出血原因用藥。

止血不能單靠止血藥，還要針對出血的原因進行治療，例如：肝氣上逆而致的吐血、嘔血、鼻衄，要從平肝止血法治療，選用黑山梔、降香、生石決、鬱金等藥。前人所說的〝見痰休治痰，見血休治血〞，就是強調了〝治病求其本〞針對病因進行治療。

常用藥物，如：

		性			味					毒	肺	大腸	腎	膀胱	肝	膽	心	小腸	脾	胃
		熱	溫	涼	寒	辛	鹹	酸	苦	甘											
01	丹參				微				○							○		○			
02	赤芍				微				◎							◎					
03	當歸		○			○				○						○		○			○
04	雞血藤		◎						◎	◎						◎					
05	川芎		○			○										○	○	心包			
06	紅花		◎			◎										◎		◎			
07	乳香		○			○										○		○			○
08	延胡索		◎			◎				◎						◎		◎		◎	

		性				味					毒	肺	大腸	腎	膀胱	肝	膽	心	小腸	脾	胃
		熱	溫	涼	寒	辛	鹹	酸	苦	甘											
09	五靈脂		○						○	○						○					
10	鬱金				◎	◎			◎							◎	◎	◎			
11	益母草				微	○			○							○		心包			
12	馬鞭草				微				◎							◎				◎	
13	虎杖				微				○					○		○	○				
14	牛膝				平		○	◎						◎		◎					
15	蘇木				平	○				○						○		○		○	
16	沒藥				平	◎			◎							◎		◎		◎	
17	山楂		微					○		○						○				○	○
18	莪朮		◎			◎			◎							◎				◎	
19	薑黃		○			○			○							○				○	
20	急性子		◎			◎			◎		小			◎		◎					
21	穿山甲				微		○									○					○
22	三棱				平	◎			◎							◎				◎	
23	桃仁				平				○	○	小		○			○		○			
24	血竭				平		◎			○						◎		◎			
25	水蛭				平		○		○		小					○					
26	三七		◎						微	◎			◎			◎		◎			◎
27	茜草			○					○							○		○			
28	蒲黃				平					◎						◎		◎			
29	卷柏				平	○										○					

		性				味				毒	肺	大腸	腎	膀胱	肝	膽	心	小腸	脾	胃
		熱	溫	涼	寒	辛	鹹	酸	苦	甘											
30	大薊			◎					◎	◎	◎					◎					◎
31	小薊			○						○						○		○			
32	側柏葉				微			澀	◎			◎	◎			◎					
33	地榆				微			○	○					○		○					○
34	槐花				微				◎				◎			◎					
35	白茅根				○					○		○			○						○
36	白芨				微			澀	◎	◎		◎				◎					◎
37	藕節				平			澀		○		○				○		○		○	○
38	仙鶴草				平				◎			◎				◎				◎	
39	紫珠草				平			澀	○												
40	艾葉		◎			◎			◎					◎		◎				◎	
41	炮薑		○			○			○							○				○	○

其他如：降香、澤蘭、乾漆、月季花、自然銅、劉寄奴、毛冬青、地鱉蟲、石見穿、鬼箭羽、夜明砂、王不留行、水紅花子、苧麻根、羊蹄、百草霜、棕櫚等。

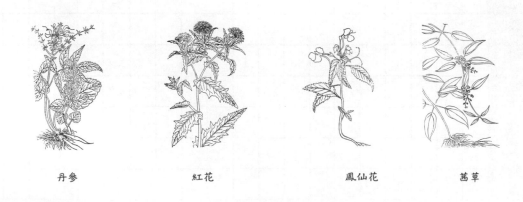

丹參　　　　　紅花　　　　　鳳仙花　　　　茜草

§ 第九章　化痰止咳平喘藥

凡能消除痰濁的藥物，稱化痰藥；凡能減輕或制止咳嗽和喘息的藥物，稱止咳平喘藥。兩者合於一章，故稱為化痰止咳平喘藥。

在中醫學裏，〝痰〞是指由於病理原因而積留在呼吸道、消化道以及肌肉皮膚之間的黏稠性液體。由於〝肺為貯痰之器〞，故臨床上化痰以治肺為主。但是，痰證並不限於咳嗽、痰多等肺經症狀，實際上，其證候表現是多種多樣的。

痰涎積留於肺，就會咳嗽、喘滿、胸悶或脅痛，見於急性、慢性氣管炎、肺氣腫、支氣管擴張，以及肺炎、百日咳、肺結核等之咳嗽。治療宜開肺化痰，排除呼吸道內異常的分泌物，減少炎症刺激、消除咳嗽反應，選用有祛痰止咳作用的藥物，如：貝母、杏仁、紫菀、款冬等。

痰涎鬱於腸胃，就會噁心、嘔吐、胃呆、脘悶，亦可兼有咳嗽。可見於胃腸型感冒、胃腸神經官能症、急性消化不良、慢性胃炎等。治療宜和胃化痰，選用有鎮吐、健胃作用的藥物，如：半夏、旋覆花、枇杷葉等。

痰濁滯於經絡，會有瘰癧、癭瘤，中醫認為是由痰與熱結合成〝痰火〞所致，見於慢性淋巴結炎、單純性甲狀腺腫等。治療宜軟堅消痰，選用有消炎、清熱、補充碘質等作用的藥物，如：昆布、海藻、象貝等。

痰濁蒙蔽心竅，會有中風昏迷、痰涎壅阻、牙關緊閉、兩手握拳，可見於腦血管意外、癲癇等。治療宜散風除痰，選用有鎮靜、鎮痙、祛痰作用的藥物，如：天南星、白附子等。按照痰的性質，臨床辨證上又分風痰、寒痰、濕痰、熱痰、燥痰等類型。

風痰：外感風邪而生痰，證見咳嗽喉癢，或有惡寒發熱，脈浮滑或浮數。治療宜宣肺化痰，在疏散風邪的基礎上加用化痰藥。

熱痰、燥痰：由風溫、風熱、秋燥而引起，或由內熱過甚而引起，證見咳吐稠痰、口燥咽乾，或有發熱汗出、脈滑數。用清化熱痰法治療，選用寒性化痰藥。

寒痰、濕痰：由脾腎陽虛而生痰，證見咳嗽、痰多清稀、畏寒肢冷、氣短喘促、脈多弦滑。用溫化寒痰和燥濕化痰法治療，在健脾益腎基礎上選用溫性化痰藥。

第一節　化痰藥

化痰藥不僅用於因痰引起的咳嗽、氣喘，並可用於因痰濁引起的癲癇、驚厥、瘰瘤、瘰癧等病證。

化痰藥之性有涼潤和溫燥之分：

1. 涼潤化痰（清化熱痰）藥

這類藥物多屬寒性，適用於熱痰、燥痰以及由痰火所致的瘰癧、瘰瘤、由痰熱所致的驚癇等病證。由於涼潤化痰藥分別具有祛痰、鎮咳、抗菌、消炎、鎮靜、鎮驚等作用，故能治療上述痰證。

2. 溫燥化痰（溫化寒痰）藥

溫燥化痰藥多屬溫性，主要適用於治療寒痰、濕痰病證。作用一般比較強烈，要注意炮製方法和掌握用量。熱痰、燥痰者不宜用。

第二節　止咳平喘藥

止咳平喘藥主要用於咳嗽氣喘證候。它們分別具有鎮咳、祛痰、抗菌、利尿、通便等作用，通過不同的途徑而收到止咳平喘的效果。

一般來說，止咳只是治標，處方時應當注意標本兼顧，配伍適當藥物，消除引起咳嗽的病因。

咳喘有外感、內傷之別，外感咳喘，在使用這類藥物時，宜配伍解表宣肺藥同用，首選杏仁、款冬花；內傷咳喘，則宜配伍補養藥、清肺、溫肺、補肺、降肺氣或斂肺等藥同用，首選百部、紫菀。寒咳配辛溫祛寒藥，首選紫菀、蘇子；熱咳配清熱藥，首選桑白皮；燥咳配養陰潤燥藥，首選枇杷葉。咳而喘者選杏仁；咳而聲音嘶啞者選木蝴蝶；咳而浮腫者選桑白皮；咳而胸悶者選蘇子。臨證時要認真辨病辨證，靈活用藥。此外，中醫認為〝治痰之要在於調氣〞，所以在使用化痰藥時，可適當配伍一些理氣藥。

◎應用注意事項◎

咳嗽兼有咯血者，不宜用強烈而有刺激性的溫燥化痰藥，否則有加重咯血的不良作用。外感咳嗽早期，痰多或咯痰不爽，不宜早用收斂止咳藥。

常用藥物，如：1.白芥子、半夏、瓜蔞、竹瀝、皂莢、荸薺、天竹黃、浮海石、黃藥子、豬膽汁、明黨參、羅漢果、鳳凰衣、旋覆花等。2.白果、桑白皮、洋金花、

華山參、鐘乳石、滿山紅、款冬花等。

		性			味					毒	肺	大腸	腎	膀胱	肝	膽	心	小腸	脾	胃
		熱	溫	涼	寒	辛	鹹	酸	苦	甘											
01	白前		微			◯				◯		◯									
02	芥子		◎			◎						◎									◎
03	天南星		◯			◯			◯		有	◯				◯				◯	
04	白附子		◎			◎				◎	有					◎					◎
05	竹茹				微					◯		◯									◯
06	前胡				微	◎			◎			◎									
07	浙貝母				微				◯			◯						◯			
08	川貝母				微				◎	◎		◎						◎			
09	昆布				◯		◯		◯					◯		◯					◯
10	胖大海				◎					◎		◎	◎								
11	桔梗				平	◯			◯		小	◯									◯
12	百部(苦)		微						◎	◎	小	◎									
13	杏仁		◯						◯		小	◯	◯								
14	紫菀		◎			◎			◎			◎									
15	馬兜鈴				微	微			◯			◯	◯								
16	枇杷葉			◎					◎			◎									◎
17	葶藶子					◯	◯		◯			◯	◯		◯						

		性				味					毒	肺	大腸	腎	膀胱	肝	膽	心	小腸	脾	胃
		熱	溫	涼	寒	辛	鹹	酸	苦	甘											
18	海藻				◎	◎			◎			◎		◎							◎
19	礞石				平	○	○							○		○		○			
20	瓦楞子				平		◎					◎				◎					◎
21	焊菜				平	○			○												

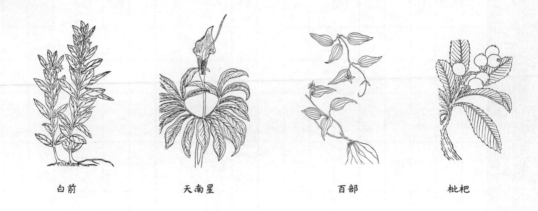

白前　　　　　　天南星　　　　　　百部　　　　　　枇杷

§ 第十章　補益藥

　　補益藥主要用於治療虛證。凡具有補益人體氣、血、陰、陽之不足，以增強抗病能力，消除各種虛弱證候作用的藥物，稱為補益藥。即對氣虛、血虛、陰虛、陽虛等四類虛證，具有補虛扶弱之作用，因而補益藥，也可稱為補虛藥、補養藥。補益藥根據其作用的不同，相對應地分為補氣藥、補血藥、補（養）陰藥和補（助、壯）陽藥四類。

　　補益藥在臨床上，適用於各種虛證，補氣血陰陽之不足，一方面用於久病體虛之人，以增強其體質，消除衰弱症狀，輔助康復，益壽延年。補益藥一方面也可增強機體的抗病能力，適用於病邪未盡而正氣已衰的病證，可在袪邪（邪乃致病因素也）的藥物中，適當配伍補益藥，用於邪盛正虛的病人，以達到〝扶正袪邪〞的目的。某些補益藥，如：人參，還可扶正固脫，以救治危重虛脫病證。

　　在臨床上用藥，根據虛證的不同類型而予以不同之補益藥，如：氣虛者用補氣藥，血虛者用補血藥，陰虛者用補陰藥，陽虛者用補陽藥。

　　由於人體氣血陰陽有著相互依存、互相轉化的關係，氣虛和陽虛是表示人體功能的不足；血虛和陰虛表示人體體液的損耗。因此，補氣與補陽，補血和補陰往往相須為用。如：遇氣血兩方，陰陽俱虛的證候，用氣血並補或陰暢並補的方法。

◎應用注意事項◎

一、不要迷信補藥。要克服〝見藥不見人〞的錯誤觀點，充分發揮人的主觀能動作用。虛弱者日常應注意進行適當的身體鍛鍊，增強體質，防重於治，不要單純依靠藥物，更不可濫服補藥。

二、對於虛症，除必要才使用補益藥。如：有些虛弱者，用了補養藥，反而造成虛火上炎，有口乾、煩燥、無法入眠、消化不好等症，即表示其不堪補。

三、要防止所謂〝閉門留寇〞。這個〝寇〞，就是病邪，尤其是指引起炎症和癰瘍的感染因子。對於有外感表證，外邪（感染因子）尚未完全清除及一切實證（實邪未淨）的患者，補養藥不宜過早應用，以免〝留邪（病邪留滯）〞，必須用時，也應以袪邪藥為先，或攻補兼施，以增強抵抗力，

扶正祛邪。從現代醫學觀點看，許多補養藥由於有收斂、抗利尿、止瀉、止汗等作用，不利於病邪（毒素）從小便、大便或發汗而解，所以會〝留邪〞。

四、脾胃虛弱、消化不良者，應慎用滋膩之補血、滋陰藥。補氣、補陽藥多溫燥之性，故對陰虛火旺，肝陽上亢者應慎用。

要警惕所謂〝虛不受補〞。凡虛弱病人服用補藥或補品後，如果出現虛火上炎症狀，如：口乾、唇焦、煩躁、晚上不能安眠，以及消化不良、腹脹等，稱為〝虛不受補〞。其原因一方面是由於這些虛弱病人消化吸收功能太差、脾腎虛弱、抵抗力低，平日易受風邪、暑熱的侵襲而生病，使胃腸功能進一步惡化，而許多補藥比較膩滯，不易吸收，服用過多反會加重消化不良，讓風邪、暑熱乘虛而入，侵害身體（所謂助邪）；另方面，陰虛患者由於身體消耗、體液不足，神經系統功能不平衡，表現交感神經興奮，而許多補養藥（特別是補氣藥和助陽藥）能使人體功能亢盛，興奮神經系統（尤其交感神經系統），使原有〝虛火〞症狀加重（所謂助火）。

所以，對於上述這些病人，應該首先實脾和中，滋水制火，亦即在補虛之前，先扶胃氣，以提高消化吸收功能，促進新陳代謝，然後再給予補藥調理；陰虛者更不可一味溫補，而應以滋養陰液為主。用天冬、麥冬、沙參、玉竹等，如：《金匱要略》之麥門冬湯（麥冬、法半夏、人參、甘草、大棗、粳米）、吳鞠通之沙參麥冬湯（沙參、麥冬、玉竹、甘草、桑葉、扁豆、花粉）均宜用於虛不受補的陰虛病人。

五、補血、補陰藥，多寒涼黏膩，故對陽虛陰盛，脾胃虛弱者不宜使用。

六、在服用補虛藥時，應適當配伍健脾胃藥同用，以免影響消化吸收。

第一節　補氣藥

補氣藥，性味大多屬甘平或甘溫，增強機体的活動能力，主要用於治療氣虛證，重在補肺、益脾之氣。主治脾氣虛弱和肺氣虛弱等病症。

中醫所講的「氣」，一般指人體各系統器官的生理功能。〝氣虛〞就是指人體各系統器官生理功能的不足、機體活動能力的衰退，因而〝肺氣虛〞及〝脾氣虛〞的症狀：就是指呼吸系統和消化系統生理功能不足，補氣藥能增強生理功能

和體力，用於症見少氣（自感氣不足）、懶言、氣短（呼吸困難）、聲音低微、神疲體倦、四肢乏力、動則氣喘、頭暈自汗、食慾不振、大便溏瀉、腹脹滿、腸鳴、腹痛、面色淡白、舌淡脈虛弱、內臟（如：胃、子宮、腎）下垂等。

脾氣虛：則表現食慾不振、大便稀爛或泄瀉、腹部虛脹、腸鳴、腹痛、神倦、四肢乏力，甚至浮腫、脫肛等。

肺氣虛：則表現短氣、少氣（自感氣不足，但並不是呼吸困難）、少氣懶言、氣息喘促易出虛汗、活動時氣喘、聲音低微、面色淡白、自汗等。

由於氣血關係密切，氣為血之帥，血的生成和運行，有賴於氣的作用，氣旺可以生血，故補氣藥也常用於血虛症，即臨床上之「血脫益氣」之治法，尤其在大失血時而致血虛者，急當補氣以固脫。因補氣藥味多甘，一般較膩滯，多服易引起胸悶腹脹、食慾減退，必要時可加入許少理氣藥，如：木香、枳殼等同用。

黨參

常用藥物，如：

	性				味					毒	肺	大腸	腎	膀胱	肝	膽	心	小腸	脾	胃
	熱	溫	涼	寒	辛	鹹	酸	苦	甘											
01 白朮		○						○	○										○	○
02 大棗		◎							◎										◎	◎
03 西洋參			○					微	○		○		○				○			
04 人參		◎						微	◎		◎		◎				◎		◎	
05 黨參				平					○		○								○	
06 山藥				平					◎		○		◎						◎	◎
07 甘草				平					○		○						○		○	○
08 薏薯		微							◎		◎								◎	
09 扁豆		微							○										○	
10 飴糖		◎							◎		◎								◎	◎
11 蜂蜜				平					○		○	○							○	

		性			味					毒	肺	大腸	腎	膀胱	肝	膽	心	小腸	脾	胃
		熱	溫	涼	寒	辛	鹹	酸	苦	甘											
12	太子參		◎						◎	◎								◎		◎	
13	刺五加		微			○				微				○				○		○	

第二節 補血藥

　　補血藥，性味大多屬甘平，具有滋陰補血、養血的作用，重在補心、肝血虛。主要用於治療血虛證，主要適應證可見：面色萎黃、少華（無光采）、唇爪（指甲）蒼白、頭暈目眩、耳鳴、視力減退、神疲氣短、心悸、失眠、健忘、皮膚乾燥以及婦女月經不調、或月經量少、色淡、舌淡、脈細弱等，甚至經閉。

　　少數之補血藥為含維生素 B_{12} 或 B 群等、或增加紅血球而直接達到補血作用，大多為補充人體之營養或改善神經系統，而起間接功能。

　　血虛不僅可由貧血引起，而且也可由某些心病和肝病引起。按中醫理論，心主血、肝藏血，血虛的發生與心、肝二經有密切關係。現代醫學也觀察到如有神經官能症（以血管系統功能紊亂為主要表現者）、心臟病心功能不全（一、二級）、慢性肝炎等，也可出現上述血虛症狀，而且往往能通過補血治療，使症狀緩解。由此，就不難理解：

1. 補血藥的作用不一定在於〝補血〞。實驗證明，真正能夠直接刺激造血器官，促進造血功能的補血藥，為數是不多的。多數補血藥是通過滋養強壯作用，或改善全身營養狀況，或改善神經系統功能，而起到間接促進造血功能、護肝、鎮靜等作用，從而減輕或消除血虛症狀。

2. 補血藥常需與養陰藥同用，相輔相成，對矯治血虛和陰虛，更能發揮應有的作用。

3. 單純用補血藥而療效不佳者，或對氣血兩虛的病人，在補血的同時酌加補氣藥，能收到更好的療效。

一般氣血兩虛者用補血藥之同時，須配用補氣藥；又血虛兼

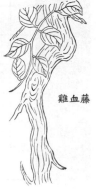

雞血藤

陰虛者，則須配用滋陰藥。此外，補血藥性多黏膩，為防止久服多服引起消化不良，可加入健胃（助消化）和中的藥物配伍應用，以免引起脘腹脹滿、消化不良、便溏等症狀。

常用藥物，如：

		性			味					毒	肺	大腸	腎	膀胱	肝	膽	心	小腸	脾	胃
		熱	溫	涼	寒	辛	鹹	酸	苦	甘											
01	何首烏		微					澀	○	○				○		○					
02	當歸		◎						◎	◎						◎		◎		◎	
03	地黃				○				微	○				○		○		○			
04	龍眼肉			平						◎								◎		◎	
05	阿膠			平						○		○		○							
06	白芍			微				◎	◎	◎						◎				◎	
07	雞血藤		○						○	○						○					

第三節　補陰藥

　　補陰藥，又稱養陰藥，性味大多甘寒，其經過調節體液代謝，來達到能滋養陰液、清熱、生津、增液通便、潤燥等作用，主要是用來補養肺、胃、肝、腎之陰。適宜於治療諸臟陰虛所致的病證。由於陰虛主要來自先天之腎陰和後天之胃陰，故多數養陰藥側重用於滋腎陰或養胃陰。通常指腎陰不足，也有肺陰不足、胃的津液不足（胃陰傷）、肝陰虧者。

　　在中醫學裏，〞補陰〞這個概念常用多種術語來概括。〞養陰〞一詞用得最多，泛指補養腎陰、肝陰或清養胃陰、肺陰；〞滋陰〞一詞用得也很普遍，多指滋補腎陰，又稱〞滋腎〞；〞育陰〞，多指補肝陰。總的來說，從現代醫學觀點看，所謂〞養陰〞、〞滋陰〞、〞育陰〞，其實質可能是主要通過調節體液代謝，從而收到利尿清熱、潤燥化痰、增液通便、生津解渴、鎮靜寧神、止血補血、滋養強壯的效果。近年來，有些研究還初步發現某些養陰藥具有降血壓和降膽固醇的作用。看來，前人的經驗在老人常服的補養劑中重視以養陰藥配伍，不是沒有道理的。

常用藥物，如：墨旱蓮、黑脂麻、桑椹。

		性				味					毒	肺	大腸	腎	膀胱	肝	膽	心	小腸	脾	胃
		熱	溫	涼	寒	辛	鹹	酸	苦	甘											
01	天門冬				○				○	○				○		○					
02	桑寄生			平					◎	◎				◎		◎					
03	黃精			平						○		○		○						○	
04	枸杞子			平						◎				◎		◎					
05	山茱萸		微					○		○				○		○					

它們之主要症狀為：

一、肺陰虛

肺陰虛，程度輕者表現為肺陰不足，僅有乾咳少痰、音啞、咳血、虛熱、口渴咽乾（口乾舌燥）、皮膚枯燥，或吐涎沫，或吐濁痰（可見於上呼吸道炎和氣管炎的一定階段）等，治宜生津潤肺，用沙參、麥冬、玉竹、百合等甘寒清潤之品。若症程度重者為肺痿，有潮熱、盜汗、久嗽、吐痰、盜汗、吐血、脈細數（多見於肺結核）等，治宜養陰補氣，除用上述潤燥之品外，需加參、耆等益氣。

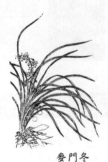

麥門冬

常用藥物，如：

		性				味					毒	肺	大腸	腎	膀胱	肝	膽	心	小腸	脾	胃
		熱	溫	涼	寒	辛	鹹	酸	苦	甘											
01	南沙參				微					微	○	○									○
02	北沙參				微					微	◎	◎									◎
03	麥門冬				微					微	○	○						○			○
04	玉竹				微					◎		◎									◎
05	百合				微						○	○						○			

二、胃陰虛

胃陰虛，即胃的津液不足，表現為食慾減退、津少口乾舌燥、心熱煩渴、大便秘結（多見於熱病傷津，由發熱引起機體失水所致）、胃中虛嘈、舌絳、剝苔、甚或有嘔穢等症。宜用甘寒柔潤之品清養胃陰，選用石斛、麥冬、沙參等藥。

由此可見，清養胃陰和肺陰用藥有相同之處，可以說養胃陰也就是養肺陰，這也如前人所說的："肺金全持胃陰以生，胃氣潤肺以資其益也。"從現代醫學觀點看，沙參、麥冬、玉竹、石斛等藥由於分別具有解熱、利尿、通便、祛痰等作用，故對肺胃陰虛所呈現的燥熱症狀，可收到緩解的效果。

常用藥物，如：沙參、麥冬等。

		性				味				毒	肺	大腸	腎	膀胱	肝	膽	心	小腸	脾	胃
		熱	溫	涼	寒	辛	鹹	酸	苦	甘										
01	石斛				微			微		○		○		○						○

三、肝陰虛

至於肝陰虛，臨床上有兩類型表現：肝血虛或陽亢之症狀等。有些患者肝陰虛的表現與肝血虛相同，實際上往往就是由於肝血虛所致，二者都有，如：視力減退、夜盲、兩眼乾澀、頭暈、耳鳴、爪甲乾枯等表現，常見於慢性肝病，可用女貞子、旱蓮草，配合補血藥等治療。另外一些肝陰虛患者表現為肝陽上亢（陰虛導致陽亢），有眩暈、耳鳴、口燥、咽乾、睡眠不安、舌質紅、脈細數等症狀，可見於高血壓病。治療宜用龜板、鱉甲等藥，由於這些藥有鎮靜和滋補作用，可以調理肝陰肝陽平衡的失調，補陰而抑陽，使肝陽上亢的症狀消失，這也就是所謂"育陰潛陽"或"養陰潛陽"。

常用藥物，如：

		性				味				毒	肺	大腸	腎	膀胱	肝	膽	心	小腸	脾	胃
		熱	溫	涼	寒	辛	鹹	酸	苦	甘										
01	女貞子			○				○	○					○		○				
02	鱉甲				微		◎							◎		◎				
03	龜板			○			○			○				○		○		○		
04	旱蓮草				微			◎		◎				◎		◎				

四、腎陰虛

腎陰虛，是許多慢性病所共有的虛弱症候群，主要表現是：頭暈、耳鳴、腰膝痠軟、五（手）心煩熱、午後低熱、遺精、盜汗、小便短赤、舌紅少津、脈細無力等。由於腎虛不能養肝，腎陰虛常引起肝陰虛，統稱肝腎不足。養陰藥，常用藥物，如：女貞子、旱蓮草、龜板、鱉甲、桑寄生、黑芝麻等，都是同時補益肝腎的藥物。

第四節　補陽藥

補陽藥，又稱助陽藥，性味大多屬溫性，帶甘或鹹味，主要用於陽虛證。陽虛證包括：腎陽虛、脾陽虛、心陽虛等。由於腎為先天之本，又為氣之根，因此，陽虛證主要指腎陽虛，補陽多從補腎著手，補陽藥也主要是用於補腎陽。即重在補腎助陽、強壯筋骨、促進生長發育、調節代謝、增強人之能量及

骨碎補

抵抗力等作用，對腎陽不足、腎精虧損者有助陽益精髓作用。主治腎陽虛損的病證，主要適應證可見：畏寒肢冷、腰膝酸軟、尿頻、陽萎早泄、宮冷不孕、白帶清稀等。此外，還有腎不納氣之虛喘和脾腎陽虛之久瀉。

常用藥物，如：

		性				味				毒	肺	大腸	腎	膀胱	肝	膽	心	小腸	脾	胃
		熱	溫	涼	寒	辛	鹹	酸	苦	甘											
01	續斷		微			○			○					○		○					
02	菟絲子		微			微				微				◎		◎				◎	
03	淫羊藿		○			○				○				○		○					
04	肉蓯蓉		◎				◎			◎			◎	◎							
05	鹿茸		○				○			○				○		○					
06	狗脊		◎						◎	◎				○		◎					
07	骨碎補		○						○					○		○					

		性				味					毒	肺	大腸	腎	膀胱	肝	膽	心	小腸	脾	胃
		熱	溫	涼	寒	辛	鹹	酸	苦	甘											
08	杜仲		◎							◎				◎		◎					
09	冬蟲夏草				平					○		○		○							
10	蛤蚧				平	◎						○		◎							
11	鎖陽		○							○			○	○						○	
12	巴戟天		微			◎				○				◎		◎					
13	韭菜子		○			○				○				○		○					
14	胡桃仁		◎							◎		○	○	◎							
15	胡蘆巴		○						○					○		○					
16	黃狗腎		◎				◎							◎							
17	紫河車		○							○	○	○		○				○			
18	益智仁		◎			◎								◎						◎	
19	陽起石		○				○							○							
20	潼蒺藜		◎							◎				◎		◎					
21	補骨脂		○			○			○					○						○	

（說明）：潼蒺藜即指沙苑子、沙苑蒺藜。

一、腎陽虛

　　主要表現是全身功能衰退。一般的症狀，是：神倦畏寒（怕冷）、四肢不溫、腰膝痠軟、舌質淡白、苔白、脈沉而弱、自汗、耳鳴等。如：生殖泌尿功能受影響，

則有陽萎、早泄、遺精、白帶清稀、夜尿、小便清長或頻數。如：呼吸功能受影響則有喘嗽。如：消化功能受影響，則有泄瀉（尤其黎明前泄瀉）。

腎陽虛發生的原理十分複雜，至今還未完全弄清。根據臨床觀察和實驗資料，其中一部份原因與內分泌功能和能量代謝的異常改變有關。腎陽虛病人的血清蛋白結合碘往往低於正常值（可能由於甲狀腺功能不足）、24 小時尿中 17 羥皮質類固醇測定值低於正常最低數（可能由於垂體—腎上腺皮質功能紊亂，興奮功能降低）、體內糖分解率降低（可能由於能量代謝改變），而經補腎藥治療後，上述異常變化可逐漸恢復正常，原來腎陽虛所見證候也可逐漸消失。此外，還發現補陽藥能增強人體抵抗力（耐凍能力），能對抗大劑量皮質素的消耗作用。

因此，可以認為，補陽藥的作用原理大概包括：1.調節腎上腺皮質功能；2.調整能量代謝，使糖代謝合成加強；3.滋養強壯；4.促進性腺機能；5.促進生長發育；6.增強機體抵抗力。

中醫學裏關於〝補陽〞這個概念，常見用許多術語來概括，例如：〝助陽〞、〝扶陽〞、〝壯陽〞、〝溫腎〞、〝補腎〞等，其實質都是一樣的，主要是指補腎陽。

選用補陽藥時，可參考各類藥物的特點：第一類，壯陽能力強，但藥源較少，價錢較貴，如：鹿茸、蛤蚧、海狗腎等；第二類，壯陽能力可靠，價錢一般，來源較充足，臨床較常用，如：巴戟、胡蘆巴、補骨脂、菟絲子、狗脊、沙苑子、肉蓯蓉、益智仁等；第三類，除壯陽外，兼有一定滋陰作用，如：肉蓯蓉、鎖陽、續斷、杜仲、冬蟲夏草等。

二、心陽虛

呈現冷汗淋漓、面色恍白、脈細欲絕或脈結代（心律不整脈）等。

三、脾陽虛

有完穀不化、便溏、泄瀉、食慾不振。

由於腎為先天之本，故助陽藥主要用於溫補腎陽。

因氣虛及陽虛均表機體活動之衰退，氣虛，常易導致陽虛；陰虛者，常兼血虛，而血虛，易導致陰虛，故補氣和補陽，補血和補陰，往往相須為用。且某些補氣藥兼有溫補助陽作用，補血藥大多也有滋陰功能，補陰藥大多有補血功能，肋陽藥也大多有補氣的作用，故可靈活使用補養藥。

§ 第十一章　鎮痙安神藥

凡是能平肝息風、解痙的藥物為鎮痙藥。具有鎮靜、安神作用的藥物稱為安神藥。

第一節　鎮痙藥

鎮痙藥，又稱平肝息風藥、熄風鎮痙藥。風病，是使人體致病的一種因素，與其他病邪結合而使人致病，可分為外風、內風。治療原則：外風宜疏散，用解表藥；內風宜平息，用鎮痙藥。本節所講的風，是指內風而言，主要是由臟腑病變所致。常見的原因有肝腎陰虛、肝陽上亢、高熱、血虛等，造成〝肝風內動〞、〝熱極生風〞和〝血虛生風〞。

〝肝風內動〞，多由肝腎陰虛、肝陽上亢引起，證候一般表現為頭痛、頭昏、眩暈、眼花、耳鳴，其甚者則更有心煩、作嘔、心悸、肌肉震顫，多見於高血壓病和動脈硬化。治療除滋養肝腎外，宜平肝熄風，選用有降壓或鎮靜作用的藥物，如：鈎藤、天麻、白蒺藜、石決明等。

如上述病情進一步發展，則出現手足震顫、四肢抽搐，或突然昏倒、神志不清、口眼歪斜、半身不遂、語言不清等中風症狀，多見於腦血管意外。治療宜鎮痙熄風，選用有抗驚厥、降壓和通絡化痰（改善血循環、促進神經功能恢復）作用的蟲類藥，如：全蠍、蜈蚣、地龍、僵蠶等。

〝熱極生風〞，是溫熱病時由高熱或感染因素而致的證候，表現為抽搐、角弓反張（在小兒稱為急驚風），多見於流行性腦膜炎、乙型腦炎、肺炎等熱盛期，以及小兒上呼吸道炎高熱。治療宜清熱熄風，選用有解熱和抗驚厥作用的藥物，如：羚羊角（羚羊角骨）、僵蠶、玳瑁等。

〝血虛生風〞，是血虛不能養肝，引動內風，出現頭暈、眼花、耳鳴、四肢麻木，嚴重者甚至可出現四肢搐搦、昏倒等證狀，多見於貧血、神經官能症、病後身體虛弱等，治療應以養血為基礎，加用熄風藥，如：白蒺藜、天麻、石決明等。有些反覆發作的癲癇，也可運用養血熄風法進行治療而取效。

熄風，就是消除上述幾種風證症狀的一種治法。故此類鎮痙藥物具有平息肝風、潛陽鎮靜的作用。主要適用於肝陽上亢之頭痛、眩暈；肝風內動之抽搐、痙攣、

口噤、口眼歪斜及角弓反張及肝炎上炎等病證。

第二節　安神藥

　　安神藥具有鎮靜、催眠、抗驚厥作用。主要用於治療心神不安、煩躁失眠多夢、心悸、癲狂等證候。它起的作用主要是鎮靜而安定精神。按藥物性質的不同，安神藥可分為重鎮安神藥和養心安神藥。

　　1.重鎮安神藥：來源於礦石和介殼類物質。其質較重，故前人認為墜氣鎮攝，名為重鎮安神，主要是鎮心寧神（治驚悸失眠）、鎮肝潛陽（治肝陽上亢）、鎮肺斂氣（治哮喘咳嗽）、鎮胃降逆（治嘔吐呃逆）。從現代醫學觀點看，這是屬於鎮靜藥和安定藥一類，各種藥雖自有其不同用途，但共通作用離不開〝鎮靜〞二字。

　　礦石類藥物的副作用較多，尤其易傷胃氣，引起食慾減退或消化不良，只可暫服，並注意酌情配伍養胃健脾之品。個別藥物，如：朱砂，更不可久服，以免引起蓄積中毒。

　　2.養心安神藥：來源於植物，主要作用亦為鎮靜，治心血虛和肝陰虛所致的驚悸、失眠（前人認為通過養心柔肝而取效），藥性較平和，副作用較少。

　　上述兩類藥物可單用，也可配合同用，使鎮靜作用更全面而增強。

◎應用注意事項◎

　　安神藥此類藥物是屬於對證治療之品，故只宜暫用，不可久服、中病即止。

　　常用藥物，如：

　　一、鎮痙藥，如：玳瑁、珍珠母、代赭石、羅布麻、決明子、紫貝齒、白殭蠶、生鐵落等。

		性				味					毒	肺	大腸	腎	膀胱	肝	膽	心	小腸	脾	胃
		熱	溫	涼	寒	辛	鹹	酸	苦	甘											
01	紫石英		○							○		○		○				○			
02	蜈蚣		◎			◎					有					◎					
03	石決明			○			○									○					

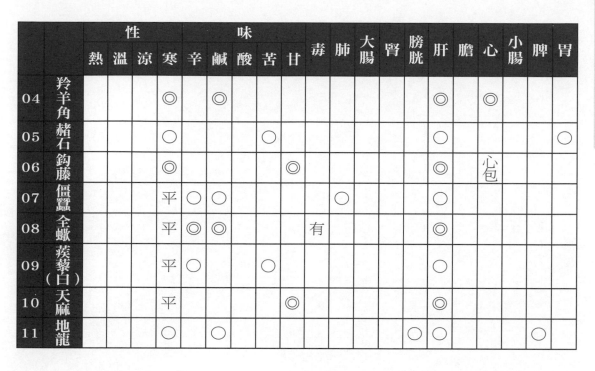

		性				味					毒	肺	大腸	腎	膀胱	肝	膽	心	小腸	脾	胃
		熱	溫	涼	寒	辛	鹹	酸	苦	甘											
04	羚羊角				◎		◎									◎		◎			
05	赭石				○				○							○					○
06	鈎藤				◎					◎						◎		心包			
07	僵蠶				平	○	○					○				○					
08	全蠍				平	◎	◎				有					◎					
09	蒺藜（白）				平	○			○							○					
10	天麻				平					◎						◎					
11	地龍				○		○								○	○				○	

二、安神藥，如：鐵砂、硃砂、靈芝、柏子仁、合歡皮等。

		性				味					毒	肺	大腸	腎	膀胱	肝	膽	心	小腸	脾	胃
		熱	溫	涼	寒	辛	鹹	酸	苦	甘											
01	遠志		○			○			○			○						○			
02	磁石				◎	◎	◎							◎		◎		◎			
03	珍珠				○		○			○						○	○	○			
04	牡蠣				微		◎	澀						○		○		○			
05	硃砂				微				○	○								○			
06	酸棗仁				平					◎						○		◎			
07	琥珀				平					○					○	○		○			
08	龍骨				平			澀		◎				◎		◎		◎			
09	茯苓（神）				平					○淡				○				○		○	

memo

§ 第十二章　開竅藥

　　凡以開通心竅，甦醒神志為主要功效的藥物，稱開竅藥、芳香開竅藥。開竅藥味辛氣香，其性偏於走竄發散，有通關、開竅、醒神、回蘇之功效，能使昏迷者神志清醒之藥物。主要適用於竅閉證，如：癲癇、中風突然昏厥，或熱病邪陷心包所引起的神志昏迷。

　　神志昏迷或突然昏厥有脫證、閉證之分。脫證，常見神昏冷汗，肢冷脈微欲絕，當回陽固脫，不宜用開竅藥。閉證，以口噤、握拳、脈有力為辨證依據，可用開竅藥。

　　所謂閉證，其基本表現是：神志昏迷、口噤（牙關緊閉）、握固（兩手握拳）、血壓基本正常或增高，無呼吸衰竭或循環衰竭的表現。又分：熱閉、寒閉之分。

1. 熱閉：多兼有高熱（也有不發熱者）、煩躁、譫語、抽搐、面赤、氣粗、苔黃、脈洪數或弦數。多見於溫病熱入營分，如：流行性腦膜炎、乙型腦炎的極期，重症肺炎、化膿性感染等疾患的敗血症期，以及中暑、肝病、尿毒症和某些類型的腦血管意外等所致的昏迷。宜用涼開法，開竅藥須配清熱解毒藥同用。

2. 寒閉：兼有面青身冷、苔白脈遲，或驟然昏倒，或痰涎上涌，多見於中風（腦血管意外）、中毒等所致的昏迷。宜用溫開法，開竅藥須配祛寒（辛溫）行氣藥同用。

　　開竅藥能興奮中樞神經系統而蘇醒；鎮靜而除煩，抗驚厥而止痙，故能治療上述閉證，但往往要配合其他藥同用，才能收到良好效果。開竅藥的有效成分多為辛香而有揮發性，故除菖蒲外，一般內服均只入丸、散劑，不入煎劑。

◎應用注意事項◎

　　開竅藥性偏走竄發散，多用易耗散元氣，只可暫用。並忌用於脫證。凡神志昏迷是由大汗、大吐、大失血引起，表現虛脫、休克者，屬於脫證，要用溫裏祛寒藥和補氣藥，不宜用開竅藥。

常用藥物，如：

		性				味					毒	肺	大腸	腎	膀胱	肝	膽	心	小腸	脾	胃
		熱	溫	涼	寒	辛	鹹	酸	苦	甘											
01	石菖蒲		微			○			○									○		○	
02	麝香		◎			◎												◎		◎	
03	蘇合香		○			○												○		○	
04	冰片				微	◎			◎								◎	◎			

§ 第十三章　消導藥

　　凡具有消食積功效，以治療食積不化之證的藥物，稱為消食藥、消導藥。

　　本類藥物大多味甘、性平溫，主要善於開胃消食、導行積滯。有健運脾胃、消食化積、除脹和中之效。適用於飲食過量、運化不及，或脾胃虛弱、運化無力所致的食積內停，症見脘腹脹滿、噯腐吞酸、噁心嘔吐、消化不良及大便失常等。

　　消導藥大多數具有促進胃液分泌、胃腸蠕動和消化食物的作用，故能開胃消滯而治消化不良。凡消化功能減退，而引起消化不良、食慾不振、飲食積滯者，均可酌情應用。

　　臨床應用本類藥物時，尚需根據不同證候作適當配伍。如：食積內停，氣機不暢，則配伍行氣藥同用；宿食積滯，鬱而化熱，則可與苦寒輕下藥相配；如：食積而兼脾胃虛弱者，則宜與補氣藥同用。

◎應用注意事項◎

1. 食滯常是氣滯和氣虛的表現之一，治療食滯時，消導藥常與理氣藥和補氣藥同用。

2. 食滯有熱滯、寒滯之分。熱滯表現為口臭噯腐、脘腹滿悶、喜寒惡熱、舌苔黃膩、脈滑有力，多見於與外感或內熱有關的消化不良，治療宜配合清熱藥；寒滯表現為泛酸惡心、口吐清涎、脘腹滿悶、喜熱惡寒、舌苔白膩、脈細而弱，多見於與脾胃虛寒和傷於冷食有關的消化不良，治療宜配合溫中和胃之品。

3. 腸內積滯情況較重者，往往要配合瀉下藥，才能清瀉積滯。

常用藥物，如：麥芽、穀芽、神麴、雞內金。

		性			味				毒	肺	大腸	腎	膀胱	肝	膽	心	小腸	脾	胃
		熱	溫	涼	寒	辛	鹹	酸	苦	甘										
01	山楂		○					○		○					○				○	○
02	萊菔子				平	◎			◎		◎								◎	◎

memo

§ 第十四章　驅蟲藥

凡能驅除或殺滅腸道寄生蟲、止痛、消積的藥物，稱為驅蟲藥。中藥驅蟲藥的特點是：

1. 藥力雖不及西藥驅蟲藥強，但毒性和副作用較小。

2. 奏效雖不及西藥驅蟲藥快，但藥效尚持久。

3. 部分中藥驅蟲藥兼能健胃，作用較全面。

4. 用藥時，能兼顧患者體質和原有的其他疾病，適當配伍，體質虛弱者也可用。

驅蟲藥主要適用於治療蛔蟲、蟯蟲、鈎蟲、絛蟲及薑片蟲等消化（腸）道寄生蟲病。寄生蟲病患者，常見繞臍腹痛，時作時止，不思飲食，或多食易飢，嗜食異物，久則面色萎黃，形體瘦等症狀。

中藥驅蟲藥中，用途較廣，能對抗多種寄生蟲的有檳榔、榧子肉、雷丸等。在選擇藥物時，驅蛔蟲，首選使君子和苦楝根皮；驅蟯蟲，首選榧子肉，其次鶴虱；驅鈎蟲，首選貫眾，其次雷丸；驅絛蟲，首選南瓜子，其次檳榔。

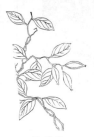

檳榔

使用驅蟲藥時，應根據體質的強弱、病情的緩急而配伍相對應的藥物。如：有積滯者，由於腸寄生蟲病患者常有消化不良、肚腹脹痛，故應用驅蟲藥時，常隨證配伍消食藥，如：神麯、山楂之類，使腸中積滯減少；或配理氣活血藥，如：枳實、當歸之類，以減輕氣脹和腹痛；為加強驅蟲效果，有些驅蟲藥還需配瀉下藥，如：大黃、火麻仁之類，使蟲體和蟲卵易於排出；脾胃虛弱者，可酌配健運脾胃之品；體質虛弱者，應攻補兼施。久患寄生蟲病而致氣血虛弱者，又需酌加補氣補血藥。

使君子

◎應用注意事項◎

驅蟲藥宜空腹時服，使藥力作用於蟲體，以提高療效。驅蟲藥物一般有毒，故使用時應注意用量。孕婦及老弱者應慎用。

常用藥物，如：鶴虱、貫眾、榧子、鶴草芽等。

		性				味					毒	肺	大腸	腎	膀胱	肝	膽	心	小腸	脾	胃
		熱	溫	涼	寒	辛	鹹	酸	苦	甘											
01	檳榔		○		○	○			○				○							○	○
02	蕪荑		◎			◎			◎											◎	◎
03	使君子		○							○	小									○	○
04	雷丸				◎				微		小		◎								◎
05	苦楝皮				○				○		○					○				○	○
06	南瓜子					平				◎			◎								◎
07	仙鶴草					平		澀	○					○		○				○	
08	石榴皮		◎					◎澀			◎		◎	◎							
09	鴉膽子				○				○		小		○			○					
10	白頭翁				◎				◎				◎								
11	常山			○	○	○			○		○	○				○		○			
12	青蒿				◎	◎			◎					◎		◎	◎				

§ 第十五章　收斂藥

凡具有收斂固澀作用，主要用於治療各種滑脫病證的藥物，稱為收斂藥，又稱固澀藥、收澀藥。

所謂滑脫，就是指大小便、汗液、精液的滑利脫失，以及內臟器官脫垂（如：子宮脫垂）等，多由久病體虛、元氣不固，或服用攻下和破血藥太多，傷及元氣而引起。從現代醫學觀點看，與體弱而致植物神經失調（故有自汗、盜汗、腸管蠕動和分泌亢進而有泄瀉）、肌張力降低、括約肌功能減退（故有脫肛、遺尿）等因素有關。

本類藥物大多味酸、澀之品，具有斂汗固表、斂肺止咳、澀陽止瀉、固精、攝精縮尿、收斂止血、固崩止帶等作用。適用於久病體虛、正氣不固所致的自汗、盜汗、久咳虛喘、久瀉、久痢、遺精、滑精、遺尿、崩漏帶不止等滑脫病證。此外，亦有斂瘡作用，適用於瘡瘍久潰不斂。

收斂藥側重於治病，目的在於及時斂其耗散，防其因滑脫不禁而導致正氣衰竭，變生他證。故應用時當需與相應的補益藥配伍同用，以期標本兼顧。如：氣虛自汗，配補氣藥同用；陰虛盜汗配補陰藥同用；脾腎虛的久瀉久痢，帶下等，配健脾補腎藥同用；腎虛遺精、滑精，遺尿等，配補腎藥同用；肺腎虛損的久咳喘，配補肺益腎藥同用等等。

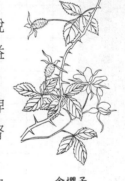

金櫻子

固澀藥多含鞣質，有較強的收斂作用或抗菌作用，有的還有止血、鎮咳和強壯作用，故能治療滑脫證候。許多固澀藥不同程度地兼有上述數項作用，在用藥時應注意選擇。斂腸止瀉，選用訶子、肉果；固精止泄選用金櫻子、芡實、蓮鬚；斂汗選用糯稻根、麻黃根、浮小麥；固縮小便選用桑螵蛸、覆盆子；斂肺鎮咳選用訶子、五味子；固經止血選用五倍子；而山萸肉、五味子則為強力的固澀藥，較廣泛應用於各種滑脫證。

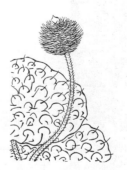

芡

◎應用注意事項◎

收斂藥性澀斂邪，故凡表邪未解，或內有濕滯，以及鬱熱未清者，均不宜用。

常用藥物，如：蓮子、麻黃根、浮小麥、罌粟殼、覆盆子、烏賊骨、刺蝟皮等。

		性				味				毒	肺	大腸	腎	膀胱	肝	膽	心	小腸	脾	胃
		熱	溫	涼	寒	辛	鹹	酸	苦	甘											
01	肉豆蔻		○			○							○							○	○
02	石榴皮		◎					澀◎					◎								
03	赤石脂		○					澀○	○				○								
04	海螵蛸		◎				◎	澀						○		○					
05	五倍子				○			澀○				○	○	○							
06	明礬				◎			澀◎					◎			○				◎	◎
07	椿皮				○			澀○	○				○			○					○
08	禹餘糧				微			澀		◎			◎								
09	訶子				平			澀○	○			○	○								
10	烏梅				平			澀◎				○	○			◎					
11	金櫻子				平			澀○						○	○	○					
12	蓮子				平			澀		◎				◎				◎		◎	
13	芡實				平			澀		○				○						○	
14	桑螵蛸				平		◎			◎				◎		◎					
15	五味子		○					○		○		○		○				○			
16	山茱萸		微					◎		◎				◎		◎					

§ 第十六章　湧吐藥

　　本類藥物長於升散、湧泄，能使病邪從口湧泄而去。如：瓜蒂、常山、膽礬、藜蘆等。

◎應用注意事項◎

　　由於毒性大（大多有毒）、藥力峻猛，中病即止，謹防過量中毒，嘔吐後應休息、切勿立即進食，以免重傷胃氣。

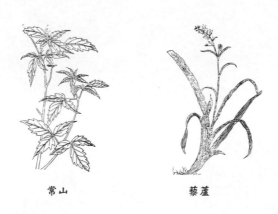

常山　　　　　　　　藜蘆

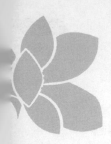

memo

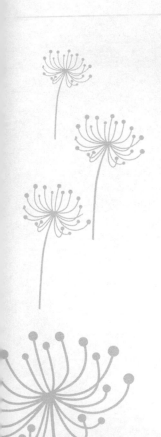

§ 第十七章　抗腫瘤藥

第一節　癥瘕

　　所謂癥瘕，婦女胞中結塊，伴有或痛或脹或滿或出血者，稱之。癥者，指腹中結硬塊的病症。堅硬不移，痛有定處；瘕者，推之可移，痛無定處。大抵癥屬血病，瘕屬氣病。但氣血密切相關，癥瘕亦難分割，故統稱為癥瘕。西醫所稱的女性生殖器官腫瘤，屬於癥瘕。中醫療法分為中藥療法、固有成方、穴道療法。

第二節　腫瘤

第一項　緒論

　　腫瘤（tumor, neoplasm）是一種常見病、多發病，其中惡性腫瘤是目前危害人類健康最嚴重的一類疾病。

　　我國最為常見和危害性嚴重的腫瘤為肺癌、鼻咽癌、食管癌、胃癌、大腸癌、肝癌、乳腺癌、宮頸癌、白血病及淋巴瘤等。特別是肺癌發生率近年來有明顯的增加，值得重視。

　　腫瘤是機體在各種致瘤因素作用下，局部組織的細胞在基因水準上失掉了對其生長的正常調控，導致異常增生而形成的新生物。這種新生物常形成局部腫塊，因而得名。

　　正常細胞轉變為腫瘤細胞後就具有異常的形態、代謝和功能，並在不同程度上失去了分化成熟的能力。它生長旺盛，並具有相對的自主性，即使後來致瘤因素已不存在時，仍能持續性生長，不僅與機體不協調，而且有害無益。

　　機體在生理狀態下以及在炎癥、損傷修復時的病理狀態下也常有組織、細胞的增生。但一般來說，這類增生有的屬于正常新陳代謝所需的細胞更新；有的是針對一定刺激或損傷的適應性反應，皆為機體生存所需。再者，所增生的組織能分化成熟，並能恢復原來正常組織的結構和功能。而且這類增生是有一定限度的，一旦增生的原因消除後就不再繼續增生。但腫瘤性增生卻與此不同，二者有著本質上的區別。

　　根據腫瘤生物學特性及其對機體危害性的不同，一般分為良性和惡性腫瘤兩

大類。這種分類在腫瘤的診斷、治療和判斷預後上均有十分重要的意義。

第二項 抗腫瘤藥物

抗腫瘤藥物是指抗惡性腫瘤的藥物，又稱抗癌藥，主要指直接殺滅腫瘤細胞而起作用的藥物。

一、抗腫瘤藥物的分類及作用機制

～傳統抗腫瘤藥物～

根據目前臨床上使用的抗腫瘤藥物的作用機理，可以大致將其分為四類：直接作用於 DNA，破壞其結構和功能的藥物；干擾 DNA 合成的藥物；抗有絲分裂的藥物；基於腫瘤生物學機制的藥物。

1. 直接作用於 DNA 的藥物：

(1) 烷化劑類。從有機化學的角度看，烷化劑和 DNA 之間的反應。實質是親核取代反應。烷化劑上有較好的離去集團。能在體內形成缺電子的活潑中間體或其他具有活潑親電性集團的化合物，DNA 中含有富電子的集團（如胺基、醯基、羥基、羧基、磷酸基等），在和 DNA 反應時，烷化劑或通過生成正碳離子的途徑與 DNA 發生 SN2 反應，或直接和 DNA 按 SN1 的方式進行烷基化，從而影響或破壞 DNA 的結構和功能，使 DNA 在細胞增殖過程中不能發揮作用。

(2) 金屬鉑絡合物。順鉑絡合物進入腫瘤細胞後水解成水合物，該水合物在體內與 DNA 的兩個鳥嘌呤鹼基 N7 位絡合成一個封閉的五元螯合環，從而破壞了兩條多聚核苷酸鏈上嘌呤基和胞嘧啶之間的氫鍵，擾亂了 DNA 的正常雙螺旋結構，使其局部變性失活而喪失複製能力。反式鉑絡合物則無此作用。

(3) 博來黴素類。博來黴素類抗腫瘤藥物是一種天然存在的糖肽類抗腫瘤抗生素，它直接作用於腫瘤細胞的 DNA，使 DNA 鏈斷裂和裂解，最終導致腫瘤細胞死亡。

2. 干擾 DNA 合成的藥物：

作用機制：干擾 DNA 合成的藥物又稱為抗代謝抗腫瘤藥物，通過抑制 DNA 合成中所需的葉酸、嘌呤、嘧啶及嘧啶核苷代謝途徑，從而抑制腫瘤細胞的生存和複製，導致腫瘤細胞死亡。

藥物分類：葉酸拮抗物、嘧啶拮抗物、嘌呤拮抗物

3.抗有絲分裂的藥物：

作用機制：藥物干擾細胞周期的有絲分裂階段（M 期），抑制細胞分裂和增殖。在有絲分裂的中期細胞質中形成紡錘體，複製後的染色體排列在中間的赤道板上，到有絲分裂的後期，這兩套染色體靠紡錘體中的微管及馬達蛋白的相互作用向兩極的中心體移動 抗有絲分裂藥物作用於細胞中的微管，從而阻止了染色體向兩極中心體的移動，抑制腫瘤細胞的分裂和增殖。

有絲分裂抑製劑與微管蛋白有很強的親和力，這些抑製劑大多數是從高等植物提取的天然產物及衍生物。

4.基於腫瘤生物學機制的藥物

～新型抗腫瘤藥物～

傳統抗腫瘤藥物都是通過影響 DNA 合成和細胞有絲分裂而發揮作用的，這些腫瘤藥物的作用比較強，但缺乏選擇性，毒副作用也比較大。人們希望能提高抗腫瘤藥物的靶向性，高度選擇地打擊腫瘤細胞而不傷害正常組織。

隨著生命科學學科的發展，有關腫瘤發生和發展的生物學機制逐漸被人們所認識。抗腫瘤藥物的研究開始走向靶向合理藥物設計的研究途徑，產生了一些新的高選擇性藥物。

二、藥物分類及作用機制

1.靶向藥物。從抗腫瘤藥物靶向治療的角度看，可將其分為三個層次：

(1)第一層次：把藥物定向地輸入到腫瘤發生的部位，如臨床上已採用的介入治療，這是器官水平的靶向治療。亦稱為被動靶向治療。

(2)第二個層次：利用腫瘤細胞攝取或代謝等生物學上的特點，將藥物定位到要殺傷的腫瘤細胞上，即細胞靶向，它帶有主動定向的性質。如利用瘤細胞抗原性質的差異，製備單克隆抗體，單抗與毒素、核素或抗癌物的偶聯物。定向地積聚在腫瘤細胞上，進行殺傷，效果較好。

(3)第三個層次：分子靶向，利用瘤細胞與正常細胞之間分子生物學上的差異。包括基因、酶、信號傳導、細胞周期、細胞融合、吞飲及代謝上的不同特性，將抗癌藥定位到靶細胞的生物大分子或小分子上，抑制腫瘤細胞的生長增殖，最後使其死亡。

2.血管抑製劑藥物的發展。腫瘤生長必須有足夠的血液供應。在癌發展和轉

移的過程中新的血管生長是必要的條件。新的血管生成涉及到多種環節，例如在血管內皮基底膜降解時金屬蛋白酶活性增加。血管內皮細胞增殖、重建新生血管及形成新的基底膜時有許多生長調節因數參與。包括纖維生成因數 (FGF)、血管內皮細胞生長因數 EGF)、血小板源性生長因數 (PDGF)、血管生成素 (Angiogenin)及轉化生長因數 (TGF)。它們能促進新生血管的生成·使 DNA 合成增加。另有一些調節因數能抑制血管內皮的生長，如血管抑素、內皮抑素、干擾素 α 和干擾素 γ 等。針對上述不同的環節及有關靶點，已研發出多種血管生成抑製劑，例如對金屬蛋白酶有抑製作用的 Marimastat，抑制血管內皮生長的內皮抑素 Endostatin，抑制整合蛋白識別的 Vitaxin 抗體及非特異性抑製劑反應停等。此類新藥進入臨床試用的已有數十種，對多種腫瘤及腫瘤轉移顯示出治療效果，它們與常用抗癌藥合用時能提高療效，但其確切療效仍需臨床驗證的最後報告。

第三項　飲食防癌

"只要配合得好，紅黃白綠黑的五彩食物皆是抗癌藥。"對於腫瘤患者來說，單靠食物治療腫瘤力量薄弱，必須有正確有效的抗癌治療為基礎。

　1.紅色：包括大棗、山楂、番茄、桑椹、紅酒、草莓、紅蘋果等。

紅色食品富含番茄紅素、胡蘿蔔素、鐵和部分胺基酸，此類食品含有大量抗氧化劑，能夠降低患上癌症等慢性疾病的危險。

　2.黃色：主要指黃豆，包括：豆類和豆製品，還有黃色的水果和蔬菜以及蛋類，如：黃豆芽、金針菜、柿子、柑橘、南瓜、香蕉等。

黃色果蔬的優勢在於富含兩種維生素 A 和 D、纖維素、果膠，能消除體內細菌毒素和其他有害物質，很好地保護胃腸黏膜，對於防止食管癌、胃癌、腸癌等疾患發生有一定的作用。

　3.綠色：主要指綠葉蔬菜和瓜果，主要包括：芹菜、青瓜、菠菜、青椒、空心菜、綠豆、綠茶等。

綠色的食物都含有大量的纖維素，能清理腸胃防止便秘，減少直腸癌的發病率。另外，經常吃綠色蔬菜能讓我們的身體保持酸城平衡，更大程度上避免癌症的發生。

　4.白色：包括：大米、山藥、海鮮、白薯、白醋、百合、魚肉、雞肉、茭白、火龍果、白木耳、白蘿蔔等。

此類食品含有豐富的澱粉、糖分、蛋白質等，很多就是主食，它們能夠為身體提供很多必要的營養物質，有助於提高機體的免疫力，防止腫瘤的發生。

5. 黑色：指有保健功效的黑色食物，如：烏雞、甲魚、墨魚、香菇、紫菜、香菇、紫米、黑豆、黑木耳、黑芝麻等。

現代醫學認為："黑色食品"不但營養豐富，且多有補腎、防衰老，保健益壽、防病治病、烏髮美容等獨特功效。

第三節　抗癌中藥

抗癌中藥以青草藥效果較佳（與一般中藥材不同），雜症中醫師較喜歡採用，如：了哥王、腫節風、龍葵、石上柏等，以往需要自行上山採摘，現時大部份藥材批發行已經有售；另外，介紹一些爬蟲類抗癌中藥，如蟾蜍、蜈蚣、壁虎等，牠們都有共同特性，就是以毒攻毒。

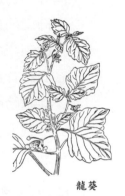

龍葵

一、十大抗癌中藥

三七、全蠍、黃耆、當歸、靈芝、蟾蜍、西洋參、紅豆杉、絞股藍、冬蟲夏草。

二、抗癌中藥分類

◎依藥效特性分類：

1. 解毒類：山豆根能治喉癌、食道癌、扁桃腺癌、胃癌及肝癌等。

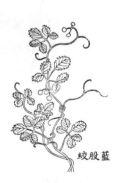

絞股藍

2. 軟堅散結類：夏枯草能治胃癌、甲狀腺癌、乳腺癌、肝癌及惡性淋巴瘤等。

3. 活血化瘀類：丹參能治食道癌、胃癌及腸癌等。

4. 化痰類：紫菀能治肺癌。

5. 利水滲濕類：澤瀉能治胃癌、腸癌、子宮頸癌及膀胱癌等。

6. 扶正類：薏苡仁能治各種常見腫瘤。

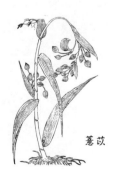

薏苡

7. 止痛類：白芍能治胃癌、腸癌、肝癌及骨肉瘤。

8. 止血類：三七能治各種腫瘤（瘀血型）。

9.其他類：長春花能治絨毛膜癌。

◎依藥理分類：

1.誘導血癌細胞凋亡：大黃、白朮、黃連、紫草、蛇床子。

2.誘導肝癌細胞凋亡：丹參、知母、柴胡、黃芩、黃柏。

3.抑制腫瘤生長：白芍、青蒿、黃連、冬蟲夏草、白花蛇舌草。

4.抑制乳癌細胞生長：厚朴、柴胡、茯苓、黃芩、當歸。

5.抑制愛滋病毒生長：土茯苓、天花粉、紫花地丁。

6.抑制胃癌細胞生長：知母、黃連、山慈姑。

7.抑制肺癌細胞生長：大黃、黃芩、黃連、厚朴、柴胡。

8.抑制前列腺癌細胞生長：三七、厚朴、黃芩、射干、水飛薊。

9.抑制口腔癌細胞生長：黃連。

10.抑制食道癌細胞生長：黃連、山慈姑。

11.抑制膀胱癌細胞生長：厚朴。

12.抑制大腸癌細胞生長：水飛薊、金銀花、積雪草。

13.抑制子宮頸癌細胞生長：艾葉。

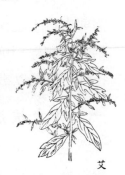

艾

三、其他概念

美國國家癌症研究院 (National Cancer Institute, NCI) 將一中藥複方列入抗癌藥物藥典，其從許多科學驗證得知，此中藥複方為具有抗氧化及免疫調節與抗腫瘤活性作用的口服中草藥液劑，此複方包括冬蟲夏草、白花蛇舌草、豬苓、黃耆、人參、廣藿香、白朮、女貞子等14種中草藥，且目前仍不斷在進行更廣泛之研發。

衛生福利部中醫藥司中藥藥證科也曾指出，已獲得核發外銷專用許可證抗癌中成藥的適應症有固本培元、滋陰起陽、益氣補血、清熱解毒、利濕化痰、活血化瘀、軟堅散結等。由於中藥典籍並沒有西醫所稱的「腫瘤」字眼，而針對腫瘤的治療，都是以清熱解毒、活血化瘀及軟堅散結來做治療。

§ 第十八章　外用藥

　　外用藥常指以外用為主的藥物。主要應用於身體外表的局部，通過藥物與患部的直接接觸起治療作用。概括地說，具有解毒、消腫、解毒，殺蟲、止癢、收斂、止血、排膿、止痛、發泡、化腐、生肌、斂瘡、活血及收濕等作用。適用於癰疽瘡癤、疥癬、外傷、蛇蟲咬傷以及五官疾患等。由於疾病發生的部位及表徵不同，所以用藥的形式和方法很多，如：有貼敷、塗擦、熏洗、吹喉、點眼等。其中，有些藥物也可酌情內服。

　　外用藥有局部出血時可用以止血；有感染發炎，出現紅腫熱痛時用以解毒抗炎，消腫止痛；患部分泌物過多時用以收斂；有腐敗壞死組織時用以脫腐；患部組織生長不良，久不癒合時用以生肌收口等。

　　按照病變和藥效的不同，外用藥可分別選用單味或複方，製成粉劑、水劑或軟膏。作局部敷、塗、擦、摻，或煎水熏洗等。由於局部和整體是互相聯繫的，必要時還應採用局部與全身治療相結合的方法，除局部用藥外，給予內服藥物。另方面，對某些全身性疾病，有時也可以通過以藥物外用於體表，收到緩解症狀的效果。

　　外用藥多以外用為主，其中，有一些也可以供內服（例如：用於治療腫瘤）。但，由於多有毒性，內服時，應注意避免過量，創面過大時，外用藥物不宜過多，以防吸收中毒。有些藥物刺激性較強，也不宜在頭面部、會陰處應用，以免發生反應。

◎常作外用藥的藥物◎

　　本類藥物大多具有不同程度的毒性，使用時要謹慎。如：外用，需經過配製後用；如：內服，應嚴格控制某劑量，並宜製成丸散服用。

　　常用藥物，如：硫磺、雄黃、砒石、輕粉、升藥、鉛丹、硼砂、白礬、皂礬、石灰、火硝、大蒜、斑蝥、蟾酥、硼砂、狼毒、樟腦、松香、兒茶、守宮、象皮、露風房、木鱉子、密陀僧、爐甘石、馬錢子、蛇床子、露蜂房、大風子、木槿皮、土槿皮、絲瓜絡、瓦楞子、蟲白蠟、木芙蓉葉。

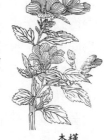

木槿

參考文獻

（※ 依作者或編輯單位筆劃順序排列）

◎丁景和，1998，藥用植物學，上海市：上海科學技術出版社。

◎卜訓生，淺論如何提高中藥調劑質量，現代中藥研究與實踐，2008；3：55-56。

◎三采文化，2006，中藥材實用圖典，臺北市：三采文化出版事業有限公司。

◎于虹，2003，臨床常用百藥精解，天津市：天津科學技術出版社。

◎中國藥品生物製品檢定所、廣東省藥品檢驗所，2002，中國中藥材真偽鑑別圖典（1～4冊），廣州：廣東科技出版社。

◎中華人民共和國衛生部藥典編修委員會，1996，中華人民共和國藥典中藥彩色圖集，廣州市：廣東科技出版社。

◎中華人民共和國衛生部藥政管理局、中國藥品生物製品檢定所，1998，中藥材手冊，北京市：人民衛生出版社。

◎孔令武、孫海峰，2000，現代實用中藥栽培養殖技術，北京市：人民衛生出版社。

◎孔增科、陳靜岐，1994，中藥調劑手冊，天津市：天津科學技術出版社。

◎方鼎、沙文蘭、陳秀香、羅金裕、高成芝、陶一鵬、覃德海，1986，廣西藥用植物名錄，南寧：廣西人民出版社。

◎毛文山，1996，中藥真偽鑑別，西安市：陝西科學技術出版社。

◎王文全，2012，中藥資源學，北京市：中國中醫藥出版社。

◎王世民，2004，中醫方藥手冊，北京市：人民軍醫出版社。

◎王付，2004，用方臨證指要，北京市：學苑出版社。

◎王付，2004，經方配伍用藥指南，北京市：中國中醫藥出版社。

◎王書林，2004，中藥材 GAP 概論，北京市：化學工業出版社。

◎王國華、盧志雁、崔德彬，2005，簡明中藥臨床手冊，北京市：中國醫藥科技出版社。

◎王盛民，2005，中藥材檢索鑑別手冊，北京市：學苑出版社。

◎王緒前，2008，臨床中藥用藥鑑別速覽，北京市：人民衛生出版社。

◎江蘇新醫學院，1992，中藥大辭典（上、下冊），上海：上海科學技術出版社。

◎行政院衛生署中華藥典中藥集編修小組，2004，中華中藥典，臺北市：行政院衛生署。

◎何玉鈴、林宜信、張永勳，2006，臺灣市售易混淆中藥圖鑑，臺北市：行政院衛生署中醫藥委員會。

◎吳其濬[清]，1992，植物名實圖考，臺北市：世界書局。

◎吳瑪琍、孔增科，1993，中藥飲片鑑別（上、下冊），天津市：天津科學技術出版社。

◎李永春，1996，實用中醫辭典，臺北市：知音出版社。

◎李時珍［明］，1994，本草綱目，臺北市：國立中國醫藥研究所。

◎李時珍［明］，2004，本草綱目（白話精譯），赤峰市：內蒙古科學技術出版社。

◎李時珍［明］，2015，圖解本草綱目，南京市：江蘇鳳凰美術出版社。

◎李廣慶，1995，中藥調劑學概論，北京市：中國醫藥科技出版社。

◎李德茂，2010，中醫學概論，臺中市：中國醫藥大學中醫學院。

◎李繼明、杜婕僡，2004，中醫中藥入門一本通，北京市：人民軍醫出版社。

◎李鐵男，2010，中藥方劑學（第2版），北京市：人民衛生出版社。

◎汪訒庵［清］，1986，醫方集解、本草備要，臺北市：文光圖書有限公司。

◎沈連生，2006，中藥圖典，北京市：華夏出版社。

◎那琦、謝文全、李一宏輯校，1989，重輯嘉祐補註神農本草［宋 · 掌禹錫等］，臺中市：私立中國醫藥學院中國藥學研究所。

◎那琦、謝文全、林豐定輯校，1998，重輯開寶重定本草［宋 · 劉翰、馬志等］，臺中市：私立中國醫藥學院中國藥學研究所。

◎那琦、謝文全、林麗玲輯校，1988，重輯本草拾遺［唐 · 陳藏器］，臺中市：華夏文獻資料出版社。

◎那琦、謝文全輯校，1997，重輯名醫別錄［魏晉］，臺中市：中國醫藥學院中國藥學研究所。

◎卓大宏，2002，中藥臨床應用，惠州市：廣東人民出版社。

◎尚志鈞輯校，1998，開寶本草［宋 · 劉翰、馬志等］輯復本，合肥：安徽科學技術出版社。

◎岡西為人，1982，重輯新修本草［唐 · 蘇敬等］，臺北市：國立中國醫藥研究所。

◎易道出版社，1983，新編中藥炮製法，臺中市：易道出版社。

◎林仲昆，1966，中藥藥理學，臺中市：中國醫藥學院出版組。

◎林宗輝，2006，圖解中醫藥概論，臺中市：文興出版事業有限公司。

◎林宜信、張永勳、陳益昇、謝文全、歐潤芝等，2003，臺灣藥用植物資源名錄，臺北市：行政院衛生署中醫藥委員會。

◎林景彬，1985，常用中藥藥理與應用，臺中市：中國醫藥學院出版組。

◎林慧怡，2012，簡明中藥彙編，臺北市：行政院衛生署中醫藥委員會。

◎姚廷芝、董維光，1999，中藥真偽經驗鑑別，濟南市：山東科學技術出版社。

◎紀俊元、張繼、宋長義，2002，常用中藥材真偽對照鑑別圖譜，瀋陽市：遼寧科學技術出版社。

◎胡乃長、王致譜輯注，1988，圖經本草［宋 · 蘇頌］輯復本，福州：福建科學技術出版社。

◎胡同瑜，2012，實用中藥品種鑑別，北京市：人民軍醫出版社。

◎胡昌江，2008，臨床中藥炮製學，北京市：人民衛生出版社。

◎胡慧華、劉丹陽、陳雲華，中藥調劑的歷史沿革與發展，中國藥業，2013；22(19)：
　　1-3。

◎苗明三、李振國，2000，現代實用中藥質量控制技術，北京市：人民衛生出版社。

◎唐志書、李敏，2009，中藥學筆記圖解，北京市：化學工業出版社。

◎唐慎微〔宋〕，1976，重修政和經史證類備用本草（金・張存惠重刊），臺北市：南天
　　書局有限公司。

◎唐慎微〔宋〕，1977，經史證類大觀本草（柯氏本），臺南市：正言出版社。

◎孫思邈〔唐〕，1990，備急千金要方，臺北市：國立中國醫藥研究所。

◎徐君，2003，中藥圖譜，北京市：中醫古籍出版社。

◎徐國鈞、何宏賢、徐珞珊、金蓉鸞，1996，中國藥材學（上、下冊），北京：中國醫藥
　　科技出版社。

◎徐頌芬、徐頌軍，1999，簡明本草藥用分類，深圳市：廣東人民出版社。

◎馬子密、傅延齡，2002，歷代本草藥性匯解，北京市：中國醫藥科技出版社。

◎馬遷、楊勇，2002，中醫臨床用藥禁忌手冊，北京市：中國協和醫科大學出版社。

◎高學敏，2000，中藥學（上、下冊），北京市：人民衛生出版社。

◎高學敏，2003，中藥學，北京市：中國中醫藥出版社。

◎國家中醫藥管理局《中華本草》編委會，1999，中華本草（1～10冊），上海：上海
　　科學技術出版社。

◎國家藥典委員會，1985，中華人民共和國藥典（一部），北京市：人民衛生出版社。

◎寇宗奭〔宋〕，1987，本草衍義（重刊），臺中市：華夏文獻資料出版社。

◎張永勳、何玉鈴，2009，中藥彩色圖鑑，臺北市：行政院衛生署中醫藥委員會。

◎張永勳、何玉鈴、黃世勳，2008，中藥學概論，臺中市：文興出版事業有限公司。

◎張廷模，2006，中藥學（第2版），長沙市：湖南科學技術出版社。

◎張貴君，1995，中藥材及飲片原色圖鑑，哈爾濱市：黑龍江科學技術出版社。

◎張貴君，2000，現代實用中藥鑑別技術，北京市：人民衛生出版社。

◎張貴君，2002，中藥商品學，北京市：人民衛生出版社。

◎張貴君，2002，臨床中藥應用鑑別圖譜，北京市：人民衛生出版社。

◎張萬福，1998，現代中藥材商品手冊，北京市：中國中醫藥出版社。

◎張賢哲，1990，本草備要解析，臺中市：中國醫藥學院出版組。

◎張賢哲，2007，道地藥材圖鑑（1～4），臺中市：中國醫藥大學。

◎張賢哲、蔡貴花，1991，中藥炮製學，臺中市：中國醫藥學院出版組。

◎張曉杰，2009，皮膚病常用中藥，北京市：人民衛生出版社。

◎張鋼綱，2002，常用中草藥新用途手冊，北京市：中國中醫藥出版社。

◎張穗堅，2002，中國地道藥材鑑別使用手冊，廣州市：廣東旅遊出版社。

◎張豐強，2000，臨床大本草，北京市：華夏出版社。

◎曹暉校注，2004，本草品匯精要［明‧劉文泰等纂修］校注研究本，北京：華夏出版社。

◎梁頌名，2004，中藥方劑學，廣東市：廣東科技出版社。

◎章恪、章紅英，2009，常用中藥功效鑑別，北京市：學苑出版社。

◎許錦柏，2007，中藥調劑員（高級），北京市：中國勞動社會保障出版社。

◎許鴻源，1972，臺灣地區出產中藥藥材圖鑑，臺北市：行政院衛生署中醫藥委員會。

◎許鴻源，1980，中藥材之研究，新北市：新醫藥出版社。

◎郭長強，2011，中藥飲片炮製彩色圖譜，北京市：化學工業出版社。

◎郭國華，2007，臨床中藥辭典，長沙市：湖南科學技術出版社。

◎陳世傑、林宗輝、黃世勳，2011～2013，中藥飲片彩色圖鑑：臨床常用300種（上、中、下），臺中市：臺中縣藥師公會。

◎陳石中，1973，中醫藥理學，臺北市：五洲出版社。

◎陳存仁，1970，中國藥學大辭典，臺北市：旋風出版社。

◎陳存仁，1975，中國醫學大辭典，臺北市：旋風出版社。

◎陳重明、黃勝白，2005，本草學，南京市：東南大學出版社。

◎陳欽銘，1977，當代中藥學，臺北市：協進圖書有限公司。

◎陳興興、劉強，2012，常用中藥快速鑑別，北京市：中國醫藥科技出版社。

◎陸奎生，1972，中藥藥理大辭典，臺北市：台聯國風出版社。

◎彭文煌、黃世勳，2010，中藥藥理學，臺中市：文興出版事業有限公司。

◎童承福，2011，臺灣常用中藥材炮製實務彙編，臺北市：行政院衛生署中醫藥委員會。

◎童承福、謝文聰，2008，常用中藥炮製實務，臺中市：中國醫藥大學。

◎舒普榮，2001，常用中草藥彩色圖譜與驗方，南昌：江西科學技術出版社。

◎雲南省藥材公司，1993，雲南中藥資源名錄，北京：科學出版社。

◎馮耀南、莫宗明、黃文青、高明、劉明、陳學鵬、蘇耀富、劉儉，1990，常用中藥材真偽鑑別，廣州：廣東科技出版社。

◎黃上邦，1997，現代本草學，高雄市：莊松榮製藥廠有限公司。

◎楊洪軍、黃璐琦，2011，中藥飲片用量標準研究，福州市：福建科學技術出版社。

◎葉明、劉壽永，2004，實用考試速記中藥，北京市：學苑出版社。

◎葉建洪，2005，家庭實用中草藥手冊，廣州市：廣州出版社。

◎董方言，2001，現代實用中藥新劑型新技術，北京市：人民衛生出版社。

◎臧堃堂，2004，常用中藥調劑與彩色圖譜，北京市：中信出版社。

◎蒲紹卿、蒲仁昌、蒲麗娜，2004，中藥歌賦，北京市：中醫古籍出版社。

◎趙中振，2003，香港中藥材圖鑑，香港（九龍）：香港浸會大學中醫藥學院。

◎趙中振、李應生，2005，香港容易混淆中藥，九龍：香港浸會大學中醫藥學院。

◎趙中振、陳虎彪，2010，常用中藥材鑑別圖典，香港：萬里機構。

◎趙學敏［清］，1985，本草綱目拾遺，臺北市：宏業書局有限公司。

◎劉公望，2000，中藥學，北京市：華夏出版社。

◎劉啟庭（述），王福席、蘇玲、劉荔、徐磊，臨證本草，北京市：中醫古籍出版社。

◎劉淑鈴，2012，新編本草學，臺中市：文興出版事業有限公司。

◎劉漢清、倪健，2005，中藥藥劑學，北京市：科學出版社。

◎廣西壯族自治區藥品檢驗所，1997，中藥材真偽鑑別圖譜，南寧市：廣西科學技術出版社。

◎盧宏民，1976，中藥大辭典，臺北市：五洲出版社。

◎盧贛鵬、劉立茹，2005，常用中藥材傳統鑑別，北京：人民軍醫出版社。

◎蕭培根，2002，新編中藥誌（1 ～ 4 冊），北京：化學工業出版社。

◎蕭培根、連文琰等，1998，原色中藥原植物圖鑑（上、下冊），臺北市：南天書局有限公司。

◎閻文玫，1999，實用中藥彩色圖譜，北京：人民衛生出版社。

◎閻玉凝，2006，中藥鑑定學，北京市：人民衛生出版社。

◎閻萍，2005，中藥調劑技術，北京市：化學工業出版社。

◎謝文全，2004，本草學，臺中市：文興出版事業有限公司。

◎謝文全、李妍槿輯校，2000，重輯重廣英公本草［偽蜀 ‧ 韓保昇等撰］，臺中市：私立中國醫藥學院中國藥學研究所。

◎謝文全、黃耀聰輯校，2002，重輯經史證類備急本草［宋 ‧ 唐慎微等撰］，臺中市：私立中國醫藥學院中國藥學研究所。

◎謝文聰，2008，輕鬆認識中藥，臺中市：中國醫藥大學。

◎謝宗萬，1996，全國中草藥匯編（上、下冊），北京：人民衛生出版社。

◎闕甫伈、鄧正賢、李明明，2009，現代中藥學，臺中市：華格那企業有限公司。

◎顏焜熒，1974，常用中藥之藥理，臺北市：國立中國醫藥研究所。

◎譚德福，2010，中藥調劑學，北京市：中國中醫藥出版社。

◎蘭茂［明］，1975~1978，滇南本草（1 ～ 3 卷），昆明：雲南人民出版社。

◎顧觀光輯［清］，2006，神農本草經［後漢］，臺中市：文興出版事業有限公司。

◎龔千鋒，2003，中藥炮製學，北京市：中國中醫藥出版社。

◎龔士澄，1997，臨證用藥經驗，北京市：人民衛生出版社。

◎欒仁懷（著），馬繼紅（整理），2013，藥海拾貝～同仁堂老藥工手記，北京市：人民軍醫出版社。

◎衛生福利部中醫藥司 http://www.mohw.gov.tw/CHT/DOCMAP/

國家圖書館出版品預行編目(CIP)資料

中藥概論 / 李昭瑩作 . -- 初版 . -- 臺中市：文

興印刷，民 106.03

　　面；　公分 . --（中醫藥教材；1）

ISBN 978-986-6784-27-9（平裝）

1. 中藥學

　　　414　　　　　　　　　　　106001437

中醫藥教材 01（CG01）

中 藥 概 論

出版者：文興印刷事業有限公司

地址：407 臺中市西屯區漢口路 2 段 231 號

電話：(04)23160278　傳真：(04)23124123

E-mail：wenhsin.press@msa.hinet.net

網址：http://www.flywings.com.tw

作者：李昭瑩

發行人：黃文興

總策劃：賀曉帆、黃世杰

美編 / 封面設計：銳點視覺設計 (04)22428285

總經銷：紅螞蟻圖書有限公司

地址：114 臺北市內湖區舊宗路 2 段 121 巷 19 號

電話：(02)27953656　傳真：(02)27954100

初版：中華民國 106 年 3 月

定價：新臺幣 380 元整

ISBN 978-986-6784-27-9（平裝）

歡迎郵政劃撥

戶名：文興印刷事業有限公司

帳號：22785595